# 实用骨科疾病诊疗精解

张玉民 ◎著

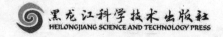

黑龙江科学技术出版社
HEILONGJIANG SCIENCE AND TECHNOLOGY PRESS

图书在版编目(CIP)数据

实用骨科疾病诊疗精解 / 张玉民著. -- 哈尔滨：
黑龙江科学技术出版社，2023.7
ISBN 978-7-5719-1972-6

Ⅰ.①实… Ⅱ.①张… Ⅲ.①骨疾病-诊疗 Ⅳ.
①R68

中国国家版本馆CIP数据核字(2023)第107011号

## 实用骨科疾病诊疗精解
### SHIYONG GUKE JIBING ZHENLIAO JINGJIE

| | | |
|---|---|---|
| 作 者 | 张玉民 | |
| 责任编辑 | 孔 璐 | |
| 封面设计 | 邓姗姗 | |
| 出 版 | 黑龙江科学技术出版社 | |
| | 地址：哈尔滨市南岗区公安街70-2号 邮编：150007 | |
| | 电话：（0451）53642106 传真：（0451）53642143 | |
| | 网址：www.lkcbs.cn | |
| 发 行 | 全国新华书店 | |
| 印 刷 | 黑龙江龙江传媒有限责任公司 | |
| 开 本 | 787mm×1092mm 1/16 | |
| 印 张 | 17 | |
| 字 数 | 400千字 | |
| 版 次 | 2023年7月第1版 | |
| 印 次 | 2023年7月第1次印刷 | |
| 书 号 | ISBN 978-7-5719-1972-6 | |
| 定 价 | 128.00元 | |

# 前　言

　　近年来，骨科学的理论和技术已取得了前所未有的发展，对指导诊断、治疗骨科疾病发挥了重要作用。由于学术交流的频繁和深入，在骨科领域内，不仅治疗方法多种多样，而且治疗原则和学术思想也有不同程度的改变。尤其是随着影像学、生物力学和内固定技术的进步，骨关节与脊柱疾病的诊治水平更是取得了飞速的发展。

　　本书共分为七章，详细地阐述了骨科领域常见病、多发病、疑难病的诊断标准和治疗措施，并参考国内外最新诊治经验，对手术治疗中常见问题给出方案。内容涉及骨科检查、骨科常用治疗技术、上肢创伤、下肢创伤、手部损伤、脊柱疾病和运动系统畸形。本书内容全面，既有骨科领域的前沿发展和创新技术，更侧重基础理论和诊断治疗的操作知识介绍。内容翔实，涵盖广泛，最大特点是理论密切结合实际，重在临床应用。

　　在此书的编写过程中，编者借阅了大量的资料，也花费了大量的心血，希望此书对广大医生有所帮助。由于时间和个人水平的限制，书中难免有不足之处，希望各位读者不吝批评指正。

编　者

# 目　录

# 第一章　骨科检查

骨病的诊断需结合病史、临床物理检查得出初步概念或诊断，再申请特殊检查。特殊检查包括 X 线检查、CT 检查、MRI 检查、放射性核素检查、数字减影血管造影（DSA）、生化测定及病理检查。近些年来，骨和关节的临床与影像学检查手段发展均相当迅速，一些新的影像诊断设备和诊断方法，已经相继在骨与关节疾病的诊断中得到应用，但常规 X 线诊断在骨与关节系统的检查中仍具有很高的诊断价值，病理学检查也是必不可缺的。临床物理检查是诊断骨病的基础，是骨科医生必须掌握的基本功，是骨科医生随时随地要应用的检查技术，目的是通过必要的检查，对骨、关节疾病做出初步诊断，再提供进一步特殊检查的方向，最后确诊。

# 第一节　临床检查

## 一、询问病史

临床检查之前，要详细询问病史，了解疾病发生的原因，已经接受的治疗和患者的全身健康状况。

### （一）一般内容

一般项目包括姓名、性别、年龄、民族、婚姻、地址、工作单位、职业。主要症状体征，伴随症状，发生部位，持续时间，发病情况；有无长期使用特殊药物史，如激素；严重创伤患者一定要询问有无昏迷、呕吐、气紧、腹痛腹胀、尿血、便血等；居住工作环境，有无不良嗜好，如酗酒；女性患者月经史及妊娠情况，因孕妇慎用多种药物，行经期不宜做大手术。未育妇女骨盆骨折尽可能使其骨性产道恢复正常；许多骨科疾患和遗传有关系，所以对家族史和遗传的询问也很重要，如询问家属中有无同类疾病；有的病可由家属传染，如骨关节结核，故要询问家族中有无结核病史。

### （二）疼痛史

疼痛的原因，有无外伤或其他因素，外伤的具体发生情况，伤后的感觉和功能障碍及其发展情况等；疼痛好发时间，在白天或夜间，夏天或冬天，持续性或间歇性，每次发作持续多少时间或间隔多少时间；疼痛的部位，是局限于一处还是逐渐向周围扩大，是否会转移部位或游走性，有无放射到肢体远端，是否在静止时痛，稍活动后又不痛；疼痛的性质如何；疼痛的程度，不影响生活或工作属轻度，影响生活不能忍耐的属重度；有无影响疼痛的因素，与患者情绪的变化、天气变化有无关系，与咳嗽、打喷嚏、大便等有无关系，特殊姿势有无影响等。

良性肿瘤大都无疼痛，骨样骨瘤少数有明显疼痛。恶性肿瘤几乎全有疼痛，多有由轻到重的发展过程，开始多为间歇隐痛或钝痛，逐渐加重为持续性剧痛。炎性病变初期疼痛不明显，脓肿形成疼痛加剧，脓肿破裂疼痛反而减轻。

### （三）肿胀

骨病肿胀多以局限性表现，常见于炎性病变。肿胀亦是恶性肿瘤的重要表现，常在疼痛之后逐渐发生，根据肿瘤发生部位的深浅表现不同，部位浅肿胀表现早，部位深表现晚。良性肿瘤及转移性肿瘤肿胀较少出现。询问肿胀出现的时间、急缓、部位，是否对称，是否凹陷性，与体位活动的关系，与药物、饮食、月经及妊娠的关系。

### （四）肢体功能障碍

许多骨病患者可出现功能障碍。询问功能障碍的发生是急性发作，还是缓发或逐渐发生；功能障碍的部位局限在一个肢体或一个关节，还是下半身或一侧半身；还要询问功能障碍是逐渐加重或逐渐减轻，以及出现功能障碍的情况。

## 二、一般物理检查

### （一）检查时的注意事项

检查体位一般采取卧位，上肢或颈部可采取坐位。对比检查在肢体伤痛中是常用的，左右对比或伤患侧和健侧对比。在检查压痛点或液体波动时还要与上下邻近的组织对比。根据检查需要，要脱去衣物，充分暴露检查部位，检查时应有家属或护士在场陪伴，尤其对异性的检查。

### （二）全身检查

从头面五官到躯干四肢，全面系统地检查，有无疾病均要记录。有些异常发现对骨科疾病可能有重要意义；双侧指间关节梭形肿胀可见于类风湿性关节炎；马夫西综合征可同时伴有黑色素瘤和白斑病；膝内外翻而出现 X 形或 O 形腿，可见于佝偻病或大骨节病；皮肤色素沉着可能是多发性纤维异常增生症，或与神经纤维瘤病有关。骨折患者特别注意全身检查，要检查患者有无面色苍白、心跳加快等休克现象发生；发现局部炎症，要检查全身有无高热、中毒等症状。

### （三）局部检查

脊柱有无后凸、前凸及侧凸，活动度有无受限。观察四肢形态、肢体位置、活动度及运动情况。对伤患部位的检查，局部有无红、肿、热、痛，有无畸形，有无伤口或窦道，肿胀部位有无波动感，肢体有无主动或被动功能障碍或异常活动和异常响声。局部皮肤有无紧张、发亮、红肿、发绀、血管怒张、皮温增高等。

### （四）局部疼痛、压痛、叩击痛检查

要检查出产生疼痛时的体位或姿势。压痛是检查者用手指按压患者某部位产生疼痛，检查到压痛点常提示某部位有病变，如外伤骨折在骨折线上有压痛点；椎旁肌肉压痛常为腰背肌纤维组织炎或劳损；腰椎间盘突出症在下腰棘突旁、坐骨大孔、腘窝可存在压痛点。叩击检查分直接叩击法和间接叩击法，叩击疼痛的部位多是病变所在，如间接叩击患者头部出现脊柱部位疼痛，即为叩击痛阳性，可见于脊柱结核、脊柱骨折、椎间盘突出等。

### （五）感觉异常的检查

触觉、痛觉、冷热觉异常可以反映出脊髓及神经根的损害，有时患者诉说某区域有皮肤过敏，摸之有触电感疼痛，但仔细检查常发现有痛觉减退或触觉减退，感觉异常呈带状者，常符合神经根分布区，按此区域可以定出哪支神经根或哪一节段的脊髓受到压迫损害。通过腱反射

分辨是亢进、迟钝还是正常,以区别是上神经元还是下神经元损害。

### (六)测量

测量是骨科常用的检查方法,测量肢体的长度要先在肢体上定出骨性标志,然后测量其距离,一般作双侧对比。肢体周径的测量、双侧对比时也要定出相对称的部位测量。关节活动的测量,可用量角器直接测量,也可以双侧对比,以检查出患者功能损害程度。

## 三、特殊物理检查

### (一)直腿抬高试验

用于坐骨神经痛,一般要作左右侧对比,以显示病变部位,腰椎间盘脱出症者为阳性。患者仰卧位,下肢伸直,检查者一手握患者踝部,一手扶膝保持下肢伸直,慢慢抬高患者下肢,正常者可以抬高 70°～90°无任何感觉,若小于以上角度即产生下肢疼痛或麻木者为阳性。

### (二)4 字试验(Patrick 试验)

用于诊断骶髂关节病变,两侧对比检查,骶髂关节痛者为阳性。患者仰卧,检查者将患者一侧下肢屈膝屈髋,并将足跟放到对侧膝上,检查者一手扶屈腿的膝上,一手按对侧髂骨嵴上,两手同时下压。

### (三)床边试验(Gaenslen 试验)

用于诊断骶髂关节疾患,出现骶髂关节疼痛者为阳性。患者仰卧床边,双手抱患腿之膝,床边之腿放床下,检查者两手按压双膝,用力分离扭转骨盆。

### (四)骨盆分离或挤压试验

用于骶髂关节炎症或骶髂关节松动不稳,当产生骶髂关节部疼痛者为阳性。骨盆骨折时此试验也引起疼痛,但试验时不能用力过猛,以免产生骨折移位,损伤大血管。患者仰卧,检查者用两手按压两侧髂前上棘及髂嵴,用力向外使髂嵴分离,或用力向内使髂嵴挤拢。

### (五)脊柱侧面检查

驼背畸形,有棘突特别高起,此处可能有椎体结核破坏或压缩骨折;圆背,胸椎段后凸腰椎有代偿性前凸,此类患者常会产生腰痛;腰椎前凸增大,骶骨接近水平,若不是髋有挛缩,可能有腰椎崩裂或滑脱,会是腰腿痛的根源,多半需手术治疗。

### (六)Laseque 氏征

用于鉴别是神经原因还是肌肉等其他原因引起的抬腿疼痛。患者仰卧,下肢伸直,检查者将患者下肢直腿抬高到尚未产生麻痛的高度,检查者用一手固定此下肢保持膝伸直,另一手持患者足跖背伸踝关节,会产生剧痛者阳性。

### (七)Thomas 征

用于诊断髋关节病变,髋有屈曲挛缩,腰大肌脓肿、腰大肌挛缩等。患者仰卧,当患者双下肢放平到检查台上时,出现腰椎前凸为阳性。又令患者双手紧抱住一侧屈膝的下肢,此时腰椎可贴平检查台,对侧下肢不能放平者,表示此侧有病变。

### (八)屈氏试验(Trendelenburg 征)

双侧可以对比,用于诊断臀肌麻痹无力稳定骨盆,或髋关节不稳无支持力,如股骨颈骨折、髋关节脱位等。患者站立,检查者站后方观察骨盆髂嵴及臀大肌沟的变化,令患者单腿站立,另一腿提起离地,正常者此侧骨盆髂嵴及臀大肌沟均上提,是为阴性,若下降或无法站稳为阳性。

**(九)髋关节弹响试验(Ortolani 征)**

用于新生儿或幼儿诊断先天性髋脱位。患儿仰卧,检查者双手握住大腿根部,拇指按腹股沟下方,其他四指放大粗隆部,作髋关节的内外旋转和内收外展活动,若检查者感觉到有股骨头滑动的响声,是为阳性。也可以用拇指将股骨内收并向后外推移,促使脱位,再牵引用四指内压,促使复位,若感觉到股骨头有滑动响声,更进一步证明有先天性髋脱位。

**(十)蛙式试验**

用来检查幼儿有无先天性髋脱位的一种方法。患儿仰卧,检查者双手握其双脚,屈髋屈膝90°,再使髋关节外展外旋,使双下肢如蛙式,正常者可以放平到床上。若放不平或放平时出现响声,是为阳性。

**(十一)Allis 征(大粗隆上移征)**

用于髋部骨折或脱位的诊断。患者仰卧,屈髋屈膝,两脚靠拢平放床上,正常者双膝等高,若两侧有高低是为阳性。低侧可能有髋部骨折或脱位,注意若两侧肢体不等长,则此征不可靠。

**(十二)Nelaton 线**

患者侧卧,定出髂前上棘和坐骨结节的骨性标志。将此二点连成一线,正常者恰好通过股骨大粗隆顶点,若有股骨颈骨折或脱位,则大粗隆上移。

**(十三)浮髌试验**

用于诊断关节积液或积血。患者仰卧,膝伸直,肌肉放松,检查者两手分别放髌骨上下拇指和中指、无名指、小指压髌骨上下的关节囊,使关节内液体积到髌骨下,两手食指按压髌骨,若髌骨出现浮动,或髌骨和股骨间出现撞击声是为阳性。

**(十四)两点分辨试验**

测定皮肤感觉对两点距离的分辨能力。方法为用两脚规针尖,以不同距离刺激皮肤,使患者能正确感觉出两点时的最小距离,即为该皮肤区的两点分辨能力。全身各皮肤区分辨能力相差很大,手指最灵敏。正常值:手指掌面 1.1mm;手掌 6.7mm;手背 31.5mm;前臂及小腿 40.5mm;上臂及大腿 67.7mm。若测定时距离增大,表示该皮肤区有感觉减退。

**(十五)Hoffmann 氏征**

用于诊断上神经元损害。令患者手及手臂肌肉放松,检查者用食、中指持夹患者中指使其背伸,再用拇指弹刮其中指指甲,若引起拇指屈曲对掌反应者为阳性,部分正常人可双侧阳性。

**(十六)Babinske 氏征**

用于鉴别诊断锥体束有无损害。患者平卧,下肢肌肉放松,用棉花签棒自患者足底跟部开始划向足底面外缘到趾根部,若出现拇趾背伸,其余趾分开为阳性。阴性者拇趾及其余趾屈曲。

**(十七)Oppenheim 氏征**

用于诊断上神经元损害。检查者用拇、食指从侧面分压患者胫骨两侧,自上向下推移,有拇趾背伸反应者为阳性。

**(十八)Schaefer 征**

用于诊断上神经元损害。检查者用手指用力按患者跟腱,出现拇趾背伸者为阳性。

（十九）Gardon 氏征

用于诊断上神经元损害。检查者用手挤压患者腓肠肌,出现拇趾背伸反应者为阳性。

（二十）Chaddock 氏征

用于诊断上神经元损害。检查者用棉签捧在患者外踝下方沿脚背外缘向下划至拇趾根部,出现拇趾背伸者为阳性。

（二十一）阵挛（Clonus）

用于诊断上神经元损害。患者平卧,肌肉放松,检查者用手持髌骨向下推动,若出现股四头肌节律性收缩者,为髌阵挛阳性。检查者一手扶患者膝关节使呈半屈位,一手持患者足部,用力使跟关节背伸,若出现足节律性伸屈活动者为踝阵挛阳性。均表示肌张力高,深反射增强,上神经元有损害。

# 第二节　X 线检查

## 一、常规 X 线检查

### （一）透视

骨与关节的 X 线检查,一般以摄片为主。透视是利用 X 线的穿透和荧光作用,将被检查的组织器官投影到荧光屏上,直接进行诊断的一种常规检查方法。透视主要用于火器伤、外伤性骨折与脱位。在火器伤中,金属异物的寻找和定位,可以辅助临床进行某些诊断和治疗。外伤性骨折与脱位,透视也有一定的价值,对某些结构较复杂的部位,如肘关节、膝关节、踝关节附近有轻微的骨折或脱位时,往往需要先经透视选择适当的投照体位,然后再行摄片,才能使病变在照片上正确显示出来。

透视经济简便,并能观察到解剖和功能的双重改变,可在短时间内随意观察所需检查的部位,即刻明确有无病变存在,然后再对可疑病区摄片以确诊。因此,透视在临床上起到过滤作用,非常实用。

透视的缺点是荧光影像不如照片清晰,细微病变难以显示清楚,也不能清楚地观察较厚部位的改变和留下长久记录。透视和摄片相结合才能发挥最大作用。

### （二）摄片

在我国,传统的 X 线检查几乎覆盖了所有骨与关节系统疾病,特别是从宏观和整体角度来观察和了解骨骼病变的情况时,常规 X 线片仍具有独特优势,大多数骨折、骨关节疾患可依平片表现做出定性、定量性诊断或定位性诊断。

骨与关节 X 线片应注意下列几点要求。

（1）投照前除去体表异物,如膏药、橡皮卡等。

（2）摄片位置:一般应采取正侧两个相互垂直的投照位置,必要时加照斜位、切线位和轴位片等像。斜位片多用于脊柱、手足;切线位多用于轮廓呈弧形弯曲的部位,如头足、面部和肋骨等;轴位常用于颅底、髌骨和跟骨。

（3）摄片范围：各部位的摄片，必须包括骨与关节周围的软组织，检查四肢长骨一端的病变，必须将邻近的关节包括在内。

（4）与健侧对比：在人体两侧对称的骨关节中，如果病变的 X 线征象较轻微而难以确诊或疑为发育异常时，应摄对侧相应部位，以作对照。

（5）对复查的患者，各次投照力求条件、部位、中心线一致，以便比较病情变化或治疗效果。

## 二、特殊检查

系指在普通 X 线片基础上，通过某种特殊装置或特殊的摄影技术使骨关节及周围的软组织显示出一般平片难以显示之征象。

### （一）一般体层摄影

体层摄影又称断层或分层摄影，系通过一种特殊装置，使人体任何一层组织清晰显影，而其他层次的影像模糊不清，从而达到诊断的目的。体层摄影分纵断体层摄影与横断体层摄影，电子计算机体层摄影（CT）也属于体层摄影范畴。

骨与关节系统的体层摄影，主要应用于脊柱、胸骨、骨盆、四肢、头颅等各部位的检查。椎体体层摄影可显示平片上难以显示的小于 1cm 直径的椎体内破坏区。张口困难的患者须从正位观察颈 1～颈 2 情况时，体层摄影可获得较满意效果。对于下颈椎与上颈椎的侧面检查，也可有较大的帮助。对于慢性或复发性骨髓炎，体层摄影往往可以显露出常规摄影所不能显示出来的死骨块。

放射科医生或技术人员决定投照的方法和摄片体位、投照时所采用的深度及厚度要根据患者最近所摄普通 X 线照片来定。体位一般取正位，也可采取侧位或斜位。体层摄影的数目应按检查之目的而定，通常以病灶中心及其上下各 0.5～1.0cm 的间距，分别摄片，即可满足一般诊断要求。对于颅骨，特别像颞骨那样解剖结构比较细致而复杂的部位，必须备有结构精密的体层装置，方能得出理想的结果。如诊断较小的胆脂瘤、听小骨异常或听神经瘤等，就需对中耳或内耳进行薄层（0.1～0.2cm）体层摄影，才能满足诊断要求。

### （二）全颌体层投影

全颌体层投影又称全用体层或全景体层，或曲面体层摄影，能将具有弯曲面的全部颌骨结构，如颌骨及牙列展示在一张照片上，并具有两侧对比的特点。

全颌体层摄影，是在一般平面体层摄影的基础上发展起来的，但又不同于一般体层摄影。颌骨为一弯曲结构，摄影必须以符合颌骨弧形结构的弯曲弧面为轴心，才能将颌骨在一次摄影过程中，完全投照到一张 X 线片上。鉴于人的颌骨并非规则的圆弧，而是一个类似马蹄形结构，因此 Patero 设计系运用圆弧轨道进行体层摄影，从而达到上述摄影目的与要求。

全颌体层摄影不仅可了解颌骨及牙列的生长发育、大体解剖以及颌骨的发育畸形等，而且对牙体病、牙周病、颌骨外伤及炎症以及关节病变、系统性疾病等，亦可明确诊断。

### （三）自体体层摄影

自体体层摄影是指无须复杂的摄影装置，依靠受检者自身的转动或有节奏地运动以达到体层摄影效果的一种检查方法。由于体层设备的逐渐增多，尤其是 CT 的问世，该方法的临床应用已逐渐减少。

自体体层摄影的基本原理是，在曝光过程中，欲摄取的部分尽量固定不动，而重叠远离的部分在曝光过程中作连续运动,这样在胶片上就可于模糊的背景中,较清晰地显示出欲摄取部分的层面影像,如颅脑中线结构摄影,其头颅活动(转动)的轴心是寰枢关节,故轴心和位于矢状面中线的结构,在转动角度甚小时,可基本保持不动或移动轻微,因而能获得清晰图像,而远离矢状面中线的结构,则由于移动显著而影像模糊。

自体体层摄影在临床上多用于检查颅脑中线结构,它可使三脑室后部、导水管、四脑室以及大脑大静脉池与桥池等清楚显示。同时,对颅底中线的骨质结构,加斜坡、枕大孔前唇、齿状突以及枢椎前弓等,亦能获得满意的层面影像。此种检查,目前虽已逐渐被其他方法所取代,但对尚无体层设备的单位来说,对需要了解颅脑中线结构及某些病理改变,尤其是后颅窝病变时,仍具有一定的价值。

其他部位的应用,如卧位投照胸骨,嘱患者做较快的短促呼吸,这样可使胸骨保持相对固定和清楚显示,其他结构则因呼吸时移动而影像模糊不清。摄取颈椎前后位片时,嘱患者做缓慢、连续而均匀地张口与闭口动作,可使下颅骨因移动而影像模糊,颈椎的投影可清楚显示。

**(四)立体摄影**

在普通 X 线片上看到的影像,都是人体各层结构的复合影,仅能看到高与宽,而对其前后远近的空间关系不能辨别。立体摄影则能对人体某一结构获得立体概念。

摄片中首先将 X 线球管与被检查的部位对正,然后将球管移向受检部位中心的左侧,代表一眼,摄片一张;再将球管向右侧做等距离移动,代表另一眼,再摄一片。前后两次摄片,被检查者的部位与胶片的位置均应保持不变,最后将两张 X 线片同时放在立体镜的两侧,用双眼同时观察,即可获得受检部位的立体概念。

立体摄影主要用于结构复杂或体积较厚的部位,如头颅、胸部和盆腔等处。对于判断上述部位的异物或钙斑等的具体位置及其与邻近组织的相互关系最为适用。此外,对于识别 X 线片上的真假(重叠构成)空腔或空洞亦有一定价值。

**(五)放大摄影**

放大摄影是常规摄影的一个重要补充,在对细微组织结构的辨认以及微小病变中有明显优越性,它对微小骨折、早期骨破坏等,在血管造影中,亦可将细小的微血管放大,使之清楚易见,能提供更多的影像信息,对提高临床诊断有重要价值。

1.直接放大摄影

直接放大摄影系指直接摄取 X 线放大影片。X 线放大摄影是根据焦点、物体和胶片间的几何学关系来进行放大的。实际上就是利用线束扩大的原理,使物体离开胶片至一定距离而获得影像放大。由于 X 线的发光点是一个面,占有一定的面积,故并非点源放射。因此,放大摄影时物体与胶片间的距离越大,焦点与物体的距离越短,其放大影像越模糊。故利用 X 线管进行放大摄影时,其焦点越小越好。近年来由于微焦点(0.3mm 以下)X 线管的问世,使 X 线放大摄影的效果大为增加。

应用一般 X 线管进行放大摄影,在实际应用中亦有一定的限度,因此种摄影所产生的模糊度,可随放大率的增加而加大。但此种限度又与 X 线管的焦点、投照距离以及投照部位的厚度等有密切关系。如用 0.3mm 焦点放大 2 倍、用 0.1mm 焦点放大 4 倍和用 50μm 焦点放大 9 倍,其伴随阴影的影响不会较普通 X 线明显。在没有微焦点设备的情况下,可把普通 X

线管（1.2mm 焦点）的阴极侧持高，用阳极侧斜射线进行放大摄影。这是利用了阳极侧有效焦点面积变小的道理，可以部分减少伴影的影响。

电子枪放大摄影，亦属于直接放大。其 X 线管的结构特点为焦点小，环形阴极可通过新型电子枪发射电子流而使之较准确地撞击于倾斜面为 45 度的靶面上，并通过快速处理系统，而获得放大摄影。

2.间接放大摄影

此种放大系将 X 线片通过光学放映机进行观察。但 X 线摄影，需用特制的微粒 X 线软片，一般不用增感纸。如检查末梢骨骼，焦点 1.2mm 的 X 线球管，以 50kV 的电压，即可摄成细节清晰的 X 线片。然后经过性能良好的光学放映机进行观察，可将影像放大 4～10 倍。对于骨小梁的早期脱钙、骨皮质的早期侵蚀，以及关节面的早期破坏等，均可显示。

3.电子图像放大摄影

在电视透视、70mm 间接摄影或 X 线电影摄影时，如安装一个电子图像放大管，则可将视野缩小、图像放大，使局部的细节清楚易见。图像的质量可与点片相同。

4.体层放大摄影

放大摄影的主要目的是提供一般 X 线摄影所不能解决的人体细微结构的 X 线影像。体层放大摄影则可进一步改善放大摄影的空间分辨力，并使密度分辨力增加。骨骼系统的体层放大摄影常用于检查体积较小的骨结构或微血管系统，或用于观察某些细微的早期病变，如应用 100mm 焦点多轨迹式体层放大摄影检查听骨，可获得听骨及其关节关系的清晰照片。

（六）软组织摄影

人体各部的软组织，主要由蛋白质、糖类、脂肪等有机物组成，彼此差别不大，所以它们之间的对比度很差，此乃物质对 X 线的吸收量与其原子序数成正比之故。因此，许多软组织病变往往不能在一般 X 线片上显示出来。

通常 X 线管所产生的 X 线是不同波长的混合线，可分为连续线谱和特性线谱。特性线谱是 X 线摄影的有效线谱。某些 X 线之所以对软组织分辨力高，就是因为它的特性线谱不同，即波长较长和线质软的缘故。特性线谱的产生取决于 X 管阳极靶质材料的原子序数，可直接影响 X 线的投照质量。按照靶质的不同，X 线软组织摄影，大致可分为以下两类。

1.普通 X 线机摄影

普通线机所用的 X 线管为钨靶。钨的原子序数为 74。要产生特性 X 线谱，阳极电压必须高于 693kV。其射线波长较短，为 0.001～0.002nm，属硬射线，对软组织摄影的效果较差，清晰度与分辨率均不及钼靶及其他软线摄影。如需进行软组织摄影，所采用的曝光条件，必须是低千伏（kV）与高毫安秒（mAs），且曝光时间应尽量缩短，以避免受检部位的移动。软组织摄影通常采用小焦点和小遮线筒，不用滤线器，以提高照片质量。但对较厚部位的投照，则应加滤线器并提高千伏进行投照。此外，对软组织摄影，以不用增感纸为佳。但某些特殊部位如乳腺，也有主张应用一层增感屏者。

2.软线 X 线机摄影

凡以装有钼靶、铜靶或铬靶的 X 线机进行软组织摄影者，均属软线 X 线机摄影。钼的原子序数为 42，用铝制成的 X 线球管产生特性 X 线谱的阳极电压为 20kV，其射线波长较长，为

0.06～0.075nm;铜和铬的原子序数更低,分别为 29 与 24,铜靶和铬靶产生特性线谱的阳极电压分别为 8.86kV 和 5.98kV,二者的波长更长,分别为 0.12～0.2nm。因此,用钼靶、铜靶或铬靶 X 线机进行软组织摄影,其分辨率高,显影效果好,优于钨靶 X 线机。软线 X 线机摄影,在乳腺疾病的诊断上应用最广,效果亦显著。在其他部位的应用,对厚度较薄者效果亦较好。对较厚部位的摄影,如能应用新屏和新片,亦能获得满意效果。软线 X 线机摄影,对于软组织内透光异物如玻璃之类的观察,更具有独到之处,为钨靶摄影所不及。

### 三、脉管造影检查

1.四肢动脉造影

(1)适应证:四肢血管性疾患,如血栓闭塞性脉管炎、闭塞性动脉硬化症、血栓栓塞、动静脉瘘、动脉瘤、血管瘤、血管发育畸形等;观察骨与软组织肿瘤的血管形态、血运及循环动力学改变,尤其是肿瘤与炎症、良性与恶性的鉴别诊断、肿瘤放疗后的治疗效果等;手术后疗效观察,如肢体移植术后、血管吻合术后;其他,如骨科关节,骨缺血性坏死,骨萎缩,某些发生溶骨性改变的疾患如硬皮症、牛皮癣性关节炎,以及引起动脉闭锁的某些疾患,如铅中毒、糖尿病等。

(2)禁忌证:碘过敏反应者;肾功能不良,特别是伴有严重肾衰竭者;严重的心脏功能衰竭与肝脏疾患者;肢体有严重缺血坏死倾向,或因血管有轻微痉挛就有可能导致肢体坏死或病情恶化者;严重高血压者;有出血素质(如血友病);穿刺部位有感染或其他病变者。

(3)操作:造影剂可为泛影葡胺或碘酞葡胺,以 35%～60% 为宜。方法包括经皮动脉穿刺法、切开皮肤暴露动脉穿刺法、导管法,根据需要,用上述方法中任一种穿刺或插管成功后,用高压注射器注药,上肢可注入 60%泛影葡胺 10～25mL,下肢可注入 60%泛影葡胺25～30mL,注射速度 6～8mL/s。摄片时间的选定是决定造影成败的因素之一。一般上肢动脉造影,在 3s 钟内注入 10mL 造影剂时,开始注射 2～4s 造影剂即可达到指端,采取快速换片或摄片,注射造影剂 2/3 时可开始投照,随后每 2s 连续摄 2～3 片,显示动脉。再隔 3～4s 摄第 4 片,显示静脉。应用 DSA 后,采用瞬间减影、实时显像、检索再现动态观察和激光照相等功能,可于造影和进行各种处理后再摄片。

(4)注意事项:①尽量采用非离子型造影剂,以减少造影剂不良反应的风险。②注入造影剂前,可先注入 1%普鲁卡因 20～25mL,以防止或减轻因造影剂刺激而产生的血管痉挛、疼痛,并可使小血管及侧支血管扩张。③对肢体小血管的插管要特别注意轻柔,以防止发生血栓或穿破动脉的可能。

2.四肢静脉造影

(1)适应证:寻找静脉阻塞的原因、部位及性质;了解静脉曲张的范围及交通情况,确定深浅静脉之间有无交通,以便选择手术方法;观察静脉瓣及交通支功能;手术后观察疗效。

(2)禁忌证:碘过敏者;急性栓塞性静脉炎。

(3)操作:①直接注射静脉造影。上肢静脉造影,患者仰卧于检查台上,先行皮肤常规消毒,以 18～20 号腰椎穿刺针直接穿刺肘部正中静脉或手背及腕部的任何浅静脉,穿刺成功后,随即注入 60%的泛影葡胺 15～20mL,要求在 5～10s 内注完。当注入总量的 80%时即行摄片,待全部注完后每间隔30s 摄片一张,即可显示臂、腋及锁骨下静脉的全部情况。下肢静脉造影,多采用压迫浅静脉的上行静脉造影术。患者仰卧,然后于踝关节上方,以止血带压迫踝部浅静脉。局部常规消毒后,穿刺足背浅静脉,并以 60%的泛影葡胺 30mL 于 25～30s 内注完。及时令患者做 Valsalva 屏气后摄片,以增加腹腔压力,减慢下肢静脉回流速度,使静脉能清晰显示。注射后 2min 摄小腿正侧位像;5min 时摄大腿正侧位像。②骨髓静脉造影。穿刺部位:小腿取内外踝;大腿取胫骨结节或内外踝;盆腔取股骨大粗隆或髂骨嵴;上肢取桡骨及尺骨下端;腋及锁骨下静脉可取肘部尺骨、桡骨、肩蜂或锁骨。在局麻下用骨穿刺针钻入骨髓腔。先注入 1%普鲁卡因 5～10mL,1～2min 即可使骨髓充分麻醉。注入 60%泛影葡胺,上肢10～25mL,下肢 15～20mL,于 1min 内注完。注完药后 2～3min 开始摄片,一般摄正位及侧位片。

(4)注意事项:①骨髓穿刺法造影一次不成功时,要另选部位再行骨髓穿刺,一骨不可穿二次。②骨髓穿刺法造影摄片结束,患者缓慢坐起,松开止血带后再拔穿刺针,以防造影剂由骨的针孔漏至软组织内引起肿痛。③四肢静脉造影常不易使所有深静脉均显示,因造影剂只进入某一组血管,所以有可能出现造影剂至某一血管便不再显影,此时不能做出静脉阻塞的诊断,要诊断静脉阻塞,必须出现阻塞下方血管迂曲、扩张,并有一些侧支及功能不全的交通支。

3.淋巴造影

淋巴造影是将造影剂注入淋巴管或淋巴结内,以显示淋巴系统的 X 线检查方法。前者称为淋巴管造影,后者称为淋巴结造影,总称为淋巴造影。淋巴结造影因显影范围局限不能远达,故实用价值不大。

(1)适应证:检查区域性水肿的原因;诊断淋巴性肿瘤和淋巴结转移;检查性质不明的盆腔或腹部肿块,以及尿路阻塞性疾患的病因;对乳糜尿、乳糜胸、乳糜腹患者作淋巴造影可以观察胸导管的异常情况;对淋巴瘤患者制订治疗计划。

(2)禁忌证:碘过敏者;穿刺部位皮肤有感染者;全身情况不良,不能耐受检查者;淋巴管有炎症情况者;近期接受肺部放疗者及严重呼吸系统功能损害者;急性血栓性静脉炎;产后一个月之内。

(3)操作:①经足背淋巴管造影。显示下肢、盆腔及后腹膜区的淋巴系,以及乳糜池与胸导管。先在足背趾蹼皮内注入活性染料 2～3mL,使局部淋巴管蓝染。然后于局麻下,在足背中部蓝斑的近侧端做短小的皮肤切口,寻找淋巴管,将接有细塑料管并与装有造影剂的注射器连接的细针头(25～27 号)刺入淋巴管内,如无外渗即可注入造影剂。油质造影剂如碘苯脂或乙碘油 6～15mL(每小时 6～7mL),可于注射完毕即刻及 24h 后分别摄片。水质造影剂用量较大,下肢用量 5～8mL,高至髂、骨盆者 12～15mL,注射完毕立即摄片。注完,造影剂后拔出针头,结扎淋巴管,防止淋巴液漏出。②经手背淋巴管造影。显示上肢、腋窝及锁骨区淋巴结。先在手背的指蹼处皮内注射活性染料 1～2mL,然后在手背中部做短小的皮肤切口,找出蓝染的淋巴管后,针刺注入油质造影剂 3～6mL。在造影方法上的改进包括注射器使用电动注射器,保持恒定的速度,并用电视检查以较准确地确定造影剂在淋巴管内的流向和循环时间。也有使用碘水溶液的,摄片应在注射完毕立即进行。

(4)注意事项:①造影前使用的染料也称为指示剂,最常用的为 Evans 蓝,配制浓度为

0.5%、染料内混合等量的 1%普鲁卡因,注射量 1~3mL。②淋巴造影可能发生的并发症有创口感染、急性淋巴管炎和淋巴结炎、血栓性静脉炎、过敏反应,以及肺、肝、脑油栓等。③造影前忌行胃肠道钡剂造影,以免相互重叠发生干扰。

# 第三节 计算机 X 线摄影术

计算机 X 线摄影术(CR)是计算机数字图像处理技术与 X 线放射技术相结合而形成的一种先进的 X 线机。在原有的诊断 X 线机直接胶片成像的基础上,通过 A/D 转换和 DIA 转换,进行实时图像数字处理,进而使图像实现了数字化。它的出现打破了传统 X 线机的观念,实现了人们梦寐以求的模拟 X 线图像向数字化 X 线图像的转变。数字化图像对骨结构、关节软骨及软组织的显示优于传统的 X 线成像,还可行矿物盐含量的定量分析。

## 一、计算机 X 线摄影术的特点

第一,它最突出的优点是分辨率高,图像清晰、细腻,医生可根据需要进行诸如数字减影等多种图像后处理,以期获得理想的诊断效果。

第二,该设备在透视状态下,可实时显示数字图像,医生再根据患者病症的状况进行数字摄影,然后通过一系列影像后处理如边缘增强、放大、黑白翻转、图像平滑等功能,可从中提取出丰富可靠的临床诊断信息,尤其对早期病灶的发现可提供良好的诊断条件。

第三,数字化 X 线机形成的数字化图像比传统胶片成像所需的 X 线剂量要少,因而它能用较低的 X 线剂量得到高清晰的图像,同时也使患者减少了受 X 线辐射的危害。

第四,由于它改变了以往传统的胶片摄影方法,可使医院放射线科取消原来的图像管理方式和省去片库房,而可采用计算机无片化档案管理方法取而代之,可节省大量的资金和场地,极大地提高工作效率。

此外,由于数字化 X 线图像的出现,结束了 X 线图像不能进入医院 PACS 系统的历史,为医院进行远程专家会诊和网上交流提供了极大的便利。

另外,该设备还可进行多幅图像显示,进行图像比较,以利于医生准确判别、诊断。

通过图像滚动回放功能,还可为医生回忆整个透视检查过程。

## 二、临床应用

CR 成像基本原理要经过影像信息记录、读取、处理和显示等步骤。CR 照片的诊断依据与传统 X 线基本相同,又因其固有的特点而有所区别。

### (一)头颅及骨关节片

CR 可根据 X 线吸收率的不同,对获得的影像信息进行再处理,对解剖结构的显示优于传统的 X 线片。因是数字化影像,可对骨盐含量进行定量分析。关节部位,除可显示骨质改变外,还可经过图像的再处理观察关节软骨以及周围软组织的改变,因而优于传统 X 线片。

### (二)乳腺和软组织

使用高精度 IP,在显示肿瘤及钙化,特别是微细钙化,照片质量不低于软线摄影。

**(三)体层摄影**

CR体层片以其良好的清晰度、对比度,以及广范围的摄影条件而优于传统的X线体层片。骨及颅骨体层片对细致结构的观察优于传统的X线体层片。

**(四)其他**

凡以胶片为信息载体的造影检查,如椎管造影、关节腔造影等,同样也可以CR系统施行。

### 三、直接数字化X线摄影系统

广义上的直接数字化X线摄影(DR)是由电子暗盒、扫描控制器、系统控制器、影像监视器等组成,是直接将X线光子通过电子暗盒转换为数字化图像。而狭义上的直接数字化摄影即DDR,通常指采用平板探测器的影像直接转换技术的数字放射摄影,是真正意义上的直接数字化X线摄影系统。

DR与CR的共同点都是将X线影像信息转化为数字影像信息,其曝光宽容度很宽。CR和DR可以根据临床需要进行各种图像后处理,如各种图像滤波、窗宽窗位调节、放大漫游、图像拼接以及距离、面积、密度测量等丰富的功能,为影像诊断中的细节观察、前后对比、定量分析提供技术支持。

对两者的性能比较如下。

(1)成像原理:DR是一种X线直接转换技术,它利用硒作为X线检测器,成像环节少;CR是一种X线间接转换技术,它利用图像板作为X线检测器,成像环节相对于DR较多。

(2)图像分辨率:DR系统无光学散射而引起的图像模糊,其清晰度主要由像素尺寸大小决定;CR系统由于自身的结构,在受到X线照射时,图像板中的磷粒子使X线存在着散射,引起潜像模糊;在判读潜像过程中,激光扫描仪的激发光在穿过图像板的深部时产生着散射,沿着路径形成受激荧光,使图像模糊,降低了图像分辨率,因此当前CR系统的不足之处主要为时间分辨率较差,不能满足动态器官和结构的显示。

(3)DR是今后的发展方向,但就目前而言,DR电子暗盒的结构$14in \times 17in$($1in = 2.54cm$),由4块$7.5in \times 8in$所组成,每块的接缝处由于工艺的限制不能做得没缝,且一旦其中一块损坏必将导致4块全部更换,不但费用昂贵,还需改装已有的X线机设备,而CR相对费用较低,且多台X线机可同时使用,无须改变现有设备。

(4)CR系统更适用于X线片摄影,其非专用机型可和多台常规X线摄影机匹配使用,且更适用于复杂部位和体位的X线摄影;DR系统则较适用于透视与点片摄影及各种造影检查,由于单机工作时的通量限制,不易取代大型医院中多机同时工作的常规X线摄影设备,但较适用于小医疗单位和诊所的一机多用目的。事实上,CR和DR系统在相当长的一段时间内将是一对并行发展的系统。

# 第四节　CT检查

随着CT扫描技术和图像质量的不断提高、对比剂的应用以及伴随螺旋扫描而产生的各种三维显示技术的发展,CT在骨与关节疾病中的作用越来越显著,不仅在诊断与鉴别诊断方面,在指导治疗、制订手术方案等方面也起着越来越重要的作用。

## 一、CT 检查的优势

(1)CT 图像克服了常规 X 线摄影中各种不同组织相互重叠的不足,可清晰分辨断层像中各种不同组织及其改变。

(2)CT 值测量解决了对图像的量化分析,准确的 CT 值显示不仅可弥补医生肉眼观察的不足,而且容易统一标准,避免单靠经验产生的误差;同时,CT 值测量可协助判断许多病变的性质,确定某些组织成分,如鉴别水与软组织,出血与钙化,判定脂肪组织的存在,通过增强前后 CT 值的对比,以观察病变组织有无血供及其程度。

(3)对软组织的观察明显优于常规 X 线摄影,可显示是单纯骨改变还是单纯软组织改变。除了骨改变之外,还可显示软组织改变的部位、范围、大小、有无坏死、血供如何。

(4)窗口技术的应用可使同一幅图像通过调节窗宽和窗位,分别观察骨内部、软组织等不同组织的改变。

(5)CT 可直接观察椎间盘突出的形态、大小、位置等,而且能显示突出的椎间盘对神经根、硬膜囊的压迫程度及对椎间孔的影响。

(6)增强扫描加大了不同正常组织间、正常组织与病变组织间的对比,对于检出病灶,正确判断病变的大小、形态以及侵及范围都有很大帮助;同时还可观察病变的血供程度,区分坏死组织与活体组织。关节腔内的对比剂应用也较常规 X 线摄影有很大改进。

(7)CT 扫描可不受石膏影响,对骨关节病变术后石膏固定的部位可正常观察。

## 二、CT 的不足

(1)普通 CT 对于长骨病变以及整个脊柱缺乏宏观的观察。由于 CT 是横断层扫描,对于大部分长骨及脊柱无法进行直接长轴扫描。常规 X 线摄影则可弥补这方面的不足。随着多层螺旋 CT 技术的发展,薄层螺旋扫描后的各种三维重建技术改善了这个不足,并且日臻完善。

(2)金属等高密度物质伪影影响 CT 图像质量。由于是旋转扫描,金属等高密度物质(如钢针、螺钉、钢板及某些高强度填充物)会在 CT 图像中产生放射状伪影,从而干扰对周围组织的显示和观察。

## 三、CT 扫描技术的相关概念

### (一)层厚

指 CT 断层图像所代表的实际解剖厚度。在常规断层扫描中,层厚等于 X 线束的厚度,也就是 X 线束穿过人体的厚度。层厚越薄,空间分辨力越高,如其他扫描参数不变,其密度分辨力会越低;层厚增厚,其密度分辨力增加,但对于较小的病变容易发生部分容积效应。

在螺旋扫描中,重建图像的层厚可以与 X 线束的宽度不一致,扫描架旋转的同时,检查床进动一定的距离。因此在图像重建时,应用的数据区域宽度大于设置的层厚宽度。例如,螺距为 1 时,层厚设置为 5mm,重建时应用的数据在 Z 轴方向上的宽度,大于采集层厚,平均为 6.5mm,此厚度称为有效层厚。有效层厚随螺距的加大而增加。有效层厚越大,图像失真越大。采集层厚越大,有效层厚越大。

螺旋 CT 扫描完成后,将获得一个完整的容积数据,然后重建出显示图像。显示图像在 Z

轴方向的厚度,不一定就是采集层厚,一般可以根据采集层厚,在一定厚度范围内任意进行重建。被显示的图像在 Z 轴方向的宽度被称为重建层厚。非螺旋 CT 扫描,Z 轴方向的 X 线束宽度等于探测器准直宽,所以采集层厚等于重建层厚。螺旋 CT 扫描,获得的是容积数据,重建层厚可以根据需要进行选择。可以选择等于或大于采集层厚,但受探测器宽度的限制,重建层厚最大可以选择采集层厚的 5 倍;也可以选择小于采集层厚的重建层厚,但最小不能小于最小探测器宽度。多层螺旋 CT 扫描一般选择薄的采集层厚扫描,用以提高空间分辨率、减少容积效应,利于提高三维图像、MPR 图像质量;采用厚的重建层厚,利于减少显示图像数量。

### (二)间距

指常规断层 CT 扫描中,上一层面的上缘与下一层面的上缘的距离。扫描时相邻上下两层面间无遗漏,间距等于层厚,也称连续扫描;扫描时相邻两层面间有一定间隔,间距大于层厚;扫描时相邻两层面间有部分重叠透过 X 线束,间距小于层厚,称为重叠扫描。

螺旋 CT 完成扫描,获得一个完整的容积数据后,可以按选择的重建厚度,在容积数据任何一点开始重建图像,两相邻重建图像层中心点的距离称为重建间隔。当重建间隔大于重建层厚时,属数据丢失,实际工作中不应如此。重建间隔越小,容积数据重复利用得越多,诊断的信息有一定程度的增加;但产生的重建图像数目增加,总重建时间、图像后处理传输时间、存储时间都将相应增加。重建间隔小于采集层厚,可以提高小病灶检出率,提高 3D 和 MPR 图像的质量。

### (三)螺距(pitch)

螺距是扫描架旋转一周 360°,进床距离与透过探测器的 X 线束厚度之比。具体公式为:

$$P=S(mm)/D(mm)$$

P:螺距;S:扫描架旋转一周进床距离;D:X 线束厚度。

如果准直器宽度等于床的移动速度,即螺距为 1。螺距越大,单位时间扫描覆盖距离越长,例如,准直器宽度为 1cm,螺距为 1 时,10s 扫描距离为 10cm;螺距为 1.5 时,同样 10s 扫描距离则增加到 15cm。这对长骨这样大范围扫描很有帮助。

多层螺旋 CT 应用了多排探测器阵列,X 线束被多排探测器进一步分为多束更细的 X 线,则多层 CT 螺距的公式为

$$P=S(mm)/[D(mm)/N]$$

N 为探测器排数。

螺距决定 CT 的容积覆盖速度,影响图像的质量。扫描区域确定后,其他扫描参数不变,增加螺距时完成总的容积扫描时间将缩短。但获得的容积体积不发生变化,图像质量将受影响,有效层厚将增大,图像失真。

### (四)对比剂

对比剂的作用是使用后能加大不同组织间、正常组织与病变组织间、活体组织与坏死组织间、血管与非血管组织间的密度对比,从而进一步提高 CT 的敏感性与特异性。

根据分子结构不同,血管内用含碘对比剂可分为:离子单体、离子二聚体,以上两种对比剂因溶液中含有离子,故命名为离子型对比剂;非离子单体、非离子二聚体,以上两种对比剂因溶液中无离子存在,故命名为非离子型对比剂。

静脉给药方式可分为静脉推注、静脉滴注、球囊加压快速静脉滴注、高压注射器注入。

中国药典规定,血管内用含碘制剂注射前一定要作过敏试验。值得注意的是,即使过敏试验阴性,仍不能排除发生过敏反应的可能,部分患者甚至在扫描完毕数分钟或数小时后出现延迟发生的毒副反应。所以,在对比剂注射过程中,要随时注意观察患者的状况,扫描完毕,最好再保留静脉穿刺针观察十数分钟,以便在出现毒副反应时采取及时有效的抢救措施。

### 四、骨关节 CT 扫描注意事项

(1)四肢扫描应双侧同时进行,这样可随时与对侧进行对比,有利于发现微小的病理改变。

(2)背部及臀部软组织病灶扫描,最好采用俯卧位以避免重力挤压造成的变形和移位,必要时应在皮肤表面做好标记。

(3)由于 CT 是断层扫描,当骨折线与扫描线平行时,应仔细参考常规 X 线片;对怀疑骨折的位置应尽量使扫描线与可疑骨折线成角;或用薄层螺旋轴位扫描后进行多方位重建,以提高骨折线的检出率。

(4)特殊部位扫描特殊处理,如半月板扫描应使膝关节屈曲15°,腕关节扫描尽量与腕关节长轴平行,寰枢关节冠状扫描要与齿突长轴平行。

### 五、CT 图像分析

#### (一)CT 值

CT 值的具体应用大体可分为几个方面。

(1)确认组织或病变的性质。如 CT 值为 $-30\sim-300Hu$,大多是脂肪组织;CT 值为 $100Hu$ 以上多为钙化组织;CT 值在 $0Hu$ 左右多为液体组织。

(2)通过 CT 值的对比可确认异常表现的存在。如有时骨密度减低单靠肉眼难以确认,通过与相同部位正常骨组织 CT 值的比较,可确定有否密度减低存在。

(3)通过增强前后 CT 值的对比,可确切了解该组织有无血供,血供程度如何,进一步推测该组织的性质。

#### (二)窗口技术

窗宽是指监视器中最亮灰阶所代表 CT 值与最暗灰阶所代表 CT 值的跨度,如最亮设为 $2000Hu$,最暗设为 $0Hu$,窗宽是 $2000Hu$;最亮设为 $1000Hu$,最暗设为 $-1000Hu$,窗宽也是 $2000Hu$。

窗位是指窗宽上限所代表 CT 值与下限所代表 CT 值的中心值。如窗宽设为 $100Hu$,上限为 $75Hu$,下限为 $-25Hu$,窗位就是 $25Hu$;上限是 $100Hu$,下限为 $0Hu$,窗位就是 $50Hu$。

要观察不同的组织或病变,必须选择适当的窗宽和窗位。窗位一般与需要显示的组织相近,这样比显示组织密度高的病变与比这一组织密度低的病变都能有亮度差别而容易分辨。观察软组织,窗位一般应选择 $30\sim50Hu$,观察骨组织,则以 $300\sim350Hu$ 为宜。窗宽的选择一是能覆盖病变密度变化范围,二是尽量显示正常与病变组织间最小差别。骨病的密度变化一般都以上百个 CT 值来计算,变化幅度较大,窗宽要宽,以 $2000Hu$ 以上为宜;观察骨旁软组织病变窗宽则要窄得多,以 $350\sim500Hu$ 为宜。

### 六、CT 图像的后处理

#### (一)多方位重建(MPR)

薄层螺旋 CT 扫描,MPR 图像可对长骨病变的检出及鉴别诊断提供较详细信息,对于关节病变的显示也表现了很大的优势。在横断图像上难以显示的胫骨平台的微小骨折、膝关节的前后交叉韧带断裂,在 MPR 图像上都可得到较好的显示。可对颞骨行薄层螺旋横断扫描,然后用 MPR 重建,不必再行冠状扫描。

#### (二)体积重建

VR 技术即容积再现(volume rendering,VR)技术,是指以容积扫描的含有三维信息的 CT 薄层断面数据为基础,利用计算机软件再现被扫描人体组织的三维立体图像。

VR 图像能以大体解剖的形式立体显示周围肌肉、皮肤的改变,能以血管造影的形式立体显示病变周围血管状态,对临床诊断及手术计划有帮助。

VR 图像显示骨骼病变最大优势有三:一是立体图像;二是可三维方向任意旋转;三是任意方向任意范围切割显示。骨骼是人体密度最高的组织,其与周围组织天然的巨大差别的密度对比,使骨骼 VR 图像的显示非常简便易行,极薄的层厚和重叠一半(50%重建间隔)的重建方式和优良的后处理软件使 VR 图像与真正的解剖标本相比异乎寻常地逼真和形象,而且可没有周围肌肉、血管的遮挡,也没有像手术中的渗出血液的掩盖;对于关节骨端可分离重建,去除了关节区域骨骼的相互遮掩;VR 图像的立体显示方式近似医生以目光直视骨骼的效果,可任意旋转的属性使医生可从任意角度寻找病变并观察病变与周围骨骼组织的关系,这种视觉方式和视觉角度是以往任何检查方法甚至于在手术直视下都无法达到和替代的。可任意方向任意范围切割的属性使在三维立体图像上也能够显示骨骼内部的病变及其形态、结构的密度。

VR 图像的局限性:VR 图像虽然能以立体形式显示较为明显的病变,但对于较小病变以及与正常组织密度差别小的病变无法显示,其空间和密度分辨率明显小于断面图像。VR 图像虽然能以较明显的对比显示骨骼及周围血管肌肉的表面形态,但遮盖了内部结构的显示;切割方法能显露内部结构,但图像进一步失真,使对于显示内部结构清晰度较差,无法直接用于诊断。再者 VR 图像受阈值调节即人为因素的影响太大,一般须参考直接扫描或 MPR 断面图像才能得到准确的诊断。

#### (三)最大密度投影重建(MIP)

最大密度投影重建是将径线所通过的容积组织中每个像素的最大强度值进行投影,最大强度代表 CT 的最大密度(CT 值),故称为最大密度投影。该技术用于具有相对高密度的组织和结构,如 CTA、骨骼、肺部肿块以及明显强化的软组织占位病灶等。

#### (四)表面遮盖法重建技术(SSD)

SSD 法是将像素值大于某个确定域值的所有像素连接起来的一个表面数学模型,一个电子模拟光源在三维图像上发光,通过阴影体现深度关系。SSD 图像能较好地描绘出复杂的三维结构,尤其在有重叠结构的区域。在骨与关节扫描中,SSD 法可逼真地再现骨与关节的三维图像,如髋、肘关节甚至脊柱,这种表现方式对外伤患者矫形外科手术方案的制订有着重要的指导意义。但现在逐渐为 VR 所代替。

## 七、骨密度测量

CT 的骨密度测量是通过测定患者松质骨的 CT 值和同期扫描的体模中不同参照物的 CT 值,代入特定公式后计算出骨密值,称为定量 CT(QCT),又分为单能 QCT 和双能 QCT,前者为一次后扫描计算,后者为分别用 80kV 和 120kV 扫描后计算。

## 八、临床应用

肌骨系统的 CT 检查不如其他系统中应用那么普遍,对早期、不典型病例及复杂的解剖部位,X 线在确定病变部位和范围上受限制。一般来讲,CT 的作用主要是评价骨盆、髋、骶骨、骶髂关节、胸骨、脊柱(包括颅颈交界部位)、跗跖部、颞颌关节和腕等部位的病变,亦可准确引导对骨内或软组织肿瘤进行抽吸或活检。

### (一)肿瘤

(1)确定肿瘤起源。CT 可帮助区别肿瘤是起源于骨骼,还是来自软组织。对一些特殊肿瘤可予以定性,如测骨内病灶的 CT 值可区分液体、纤维组织及脂肪组织。CT 示透亮病灶周围有明显的骨硬化,可支持骨样骨瘤的诊断。病灶内发现液—液平面,常为孤立性或动脉瘤样骨囊肿。

(2)良性和恶性肿瘤的鉴别。CT 尚不能替代 X 线片,但能很好地估计病变累及骨和软组织的范围。CT 可确定骨软骨瘤软骨帽的厚度,这一点对判断是否恶变很重要。一般而言,CT 增强扫描不能确定肿瘤性质。

(3)对恶性骨肿瘤的治疗。CT 检查的重要意义是帮助制订手术方案,随着外科手术的发展,对恶性骨肿瘤的治疗倾向于作肿瘤大块切除来代替截肢手术,以保存肢体功能,提高生活质量。故术前了解病变的范围、观察同周围神经血管的关系十分重要。

(4)肿瘤侵及软组织的范围。因 CT 有高的分辨率,很易确定肿瘤侵及软组织的范围。CT 对软组织肿瘤诊断更有价值。肿瘤在骨内的纵向扩展,CT 可检测出其上下端侵犯的范围,肿瘤浸润髓腔取代脂肪组织,使负 CT 值变为正 CT 值,两侧比较,更易发现。CT 增强扫描可更清楚地确定肿瘤同周围大血管神经束的关系。

(5)CT 引导下对骨内或软组织肿瘤进行抽吸或活检,可帮助定性。

### (二)感染

骨髓炎的早期诊断最好行核素扫描或 MRI 检查,CT 亦可确定骨内病变范围,即正常的脂肪骨髓被替代。在慢性感染时,CT 可发现死骨、骨脓肿、软组织脓肿和窦道。对深部关节(如髋、骶髂、肩关节、胸锁关节)或脊柱周围软组织感染的范围,CT 也能清楚显示。

### (三)血管病及骨块坏死

CT 对动脉瘤、假性动脉瘤和动脉陷夹综合征可提供诊断信息。早期骨缺血性坏死的诊断以核素扫描和 MRI 最敏感。对股骨头缺血坏死,CT 可提供重要信息,特别是在较晚期证实软骨下骨的塌陷非常重要,因为直接关系到手术计划的制订。

### (四)先天性病变

CT 可估计骨畸形的程度和髋臼的发育,还可测量股骨前倾和胫骨扭转。先天性跗骨融合特别是跟距骨融合在直接冠状位扫描可清楚显示。在脊柱,CT 可诊断脊髓纵裂、脊髓栓系综合征、椎体异常、伴有或不伴有脂肪瘤的椎管闭合不全、脊膜膨出等。

### (五)神经肌肉病

虽然软组织分辨率CT不及MRI,但CT也能清楚地显示单个肌肉和成组肌肉,可以确定一些神经肌肉病变,如神经纤维瘤、施万瘤、坐骨神经和正中神经压迫性神经病,也可诊断脓肿、血肿、肿瘤和骨化性肌炎。对骨化性肌炎可以显示其典型特点,即病灶边缘骨化,中心为低密度软组织。

### (六)创伤

CT在骨关节外伤方面的应用主要体现于以下几点。

(1)外伤患者过多的搬动不仅会加重患者痛苦,还可能加重病情,引起危险,因此特别适合螺旋CT检查。

(2)可确定骨折或脱位的存在和病理类型、关节内异常(包括软骨损伤、骨软骨游离体)和相邻的软组织情况。

(3)显示某些较复杂解剖部位细微骨折,如头颅、骨盆、胸锁关节、肩关节脱位合并骨和软组织损伤、腕部骨折、胫骨平台骨折等等。

(4)脊柱病变CT基本上替代了常规的X线检查,如椎间盘突出及程度的诊断、评价复杂骨折和脱位、突向椎管内的骨块、椎弓或椎板骨折、小关节突关节囊的撕裂等。

# 第五节　MRI检查

自20世纪70年代末期产生了磁共振成像以来,磁共振成像诊断迅速发展起来。其分辨度和对比度,特别对于软组织超过了其他影像学检查,其多方向断层、高对比分辨率、无射线照射的特点,虽然对骨骼和钙化组织的显示不如X线和CT,但在骨与关节疾病诊断上发挥了极其重要的作用,为影像学在骨与关节方面的应用开辟了新的领域。

## 一、MRI的基本原理

含单数质子的原子核,其质子有自旋运动,带正电,可产生磁矩,如同一个小磁体。人体内广泛存在氢原子核,其质子自旋轴的排列无一定规律。但如果把它们放在均匀的强磁场中,其质子的自旋轴将按磁场磁力线方向重新排列。在这种状态下,用特定频率的射频脉冲进行激发,氢原子核吸收一定能量而共振。停止发射射频脉冲,则被激发的氢原子核把吸收的能量逐步释放出来,其能级和相位都恢复到激发前的状态。这一恢复过程称为弛豫过程,而恢复到原来平衡状态所需要的时间称为弛豫时间。

有两种弛豫时间,一种是自旋-晶格弛豫时间,又称纵向弛豫时间,反映自旋核把吸收的能量传给周围晶格所需的时间,也是90°射频脉冲后质子纵向磁化恢复到激发前状态所需的时间,称为$T_1$。另一种是自旋-自旋弛豫时间,又称横向弛豫时间,反映横向磁化衰减、丧失的过程,亦即横向磁化所维持的时间,称作$T_2$。$T_2$衰减是由共振质子之间相互磁化作用引起的,与$T_1$不同,它只引起相位的变化,没有能量的转换。

人体不同器官正常组织的$T_1$、$T_2$是相对固定的,而且它们之间有一定的差别。这种组织间弛豫时间上的差别就是 MRI 的成像基础。

## 二、MRI 与 CT 及常规 X 线的比较

### (一)MBI 的优势

(1)多参数成像。CT 和 X 线片只有一个成像参数,即 X 线吸收系数,MRI 至少有四个成像参数,即 $T_1$、$T_2$、$N(H)$ 和流速 $f(v)$。MRI 成像还与所用机器脉冲序列及其参数有关,如 TR、TE、$T_1$、激励角(用梯度回波快速成像时)等。MRI 可充分利用上述参数,使其组织对比度明显高于 CT 和 X 线片。选择适当的脉冲序列,可使关节软骨、肌肉、韧带、椎间盘、半月板等组织直接成像,对于自由水、结合水、脂肪、血肿等的鉴别能力,是其他影像学方法所无法比拟的。

(2)分子生物学和组织学诊断的提高。根据对正常和病变区域的位置、形态、$T_1WI$、$T_2WI$ 和 $N(H)WI$ 的分析,在质子图像上对特定感兴趣区再进行波谱分析,可在不同程度上反映出正常和病变区的分子生物学和组织学特征。各期血肿在 MRI 上表现为不同强度的信号,含铁血黄素在各种序列上均表现为低信号。使用化学位移成像技术可在各个器官或组织分别形成水和脂肪的质子图像。这些都是 CT 和常规 X 线所不能做到的。MRI 能提供有关肿瘤和血管神经束间的关系,了解病灶内的坏死和出血,特别对确定肿瘤术后有否复发及帮助临床判断肿瘤放疗、化疗的疗效价值极高。

(3)无骨性伪影。在 CT 易出现骨性伪影的部位,MRI 的诊断价值显著优于 CT。

(4)直接多方向断层。MRI 扫描在患者体位不变的情况下,通过变换频率和相位编码梯度的方向,可行横、矢、冠或斜位断层,对于显示病变和立体观察病变很有帮助。如膝关节斜矢状位断层可以清楚地观察前后交叉韧带,对韧带损伤的诊断具有独特的优势。矢、冠状值 $T_1WI$ 易显示长骨病变的上下界限和骨髓受累范围及其与大血管的关系,横轴位 $T_2WI$ 能提供病变的局部定位及其与周围重要结构的关系,受部分容积效应的影响也较小。

(5)无损伤性。高能量的 X 线对人体有辐射损伤,MRI 的射频脉冲能量只有 CT 的 1/1010,较为安全。

### (二)MRI 的缺点

(1)成像速度较慢。成像速度一般赶不上 CT,信噪比方面还有不尽满意之处。随着 MRI 新技术的不断开发应用,这方面存在的问题将不断得到解决。

(2)定性诊断困难。尽管 MRI 图像能反映分子生物学和组织学特征,在发现病变的敏感性方面优于 CT,但目前 MRI 对骨骼、肌肉肿瘤的定性诊断还缺乏特异性,在鉴别诊断方面仍受到一定限制,对骨皮质破坏、骨膜反应等的了解均不及 X 线片和 CT。将 X 线片、LCT、MRI 三者结合应用,对进一步研究骨与关节病变有着广阔的前景。

(3)对钙化灶的显示较差。钙化灶的发现在病变的定性诊断上有很大作用,CT 能很好地显示钙化灶的部位、范围、形态。MRI 对钙化灶不敏感,一般表现为低信号。

(4)运动伪影。由于 MRI 检查时间长,患者自主或不自主运动可导致运动伪影,使图像质量下降。靠近大血管的病灶或胸廓的病灶还要受脉搏搏动和呼吸伪影的影响,这些问题可通过镇静、应用呼吸、流动补偿技术等来改善。

(5)禁忌证。装有心脏起搏器,疑有眼球内金属异物者,动脉瘤结扎术后,均应严禁做

MRI 检查。检查部位体内有金属异物者不宜做 MRI 检查。有生命危险的急诊、危重患者,也不能做 MRI 检查。幽闭恐怖症患者常不能完成此项检查。

### 三、MRI 扫描技术

#### (一)射频线圈

为了获得满意的 MRI 图像,不同检查部位必须选用合适的射频线圈。体线圈可用于躯干骨的扫描,头线圈可用于扫描四肢的某些部位。如果扫描野较小,必须选用特殊的表面线圈或局部线圈。

#### (二)脉冲序列、时间参数与倾斜角

临床使用最广泛的是自旋回波(SE)序列,反转恢复序列(IR)与反转 SE 序列比标准 SE 序列可获得更满意的 $T_1WI$,在反转脉冲之后加用 SE 序列,可以反映某些 $T_2$ 信息;若采用长 TE 扫描参数,用反转 SE 序列可以获得 $T_2WI$。IR 序列不如 SE 序列用得广泛,主要原因是扫描时间较长。IR 图像比 SE 图像含有更多的 $T_1$ 成分。

快速自旋回波(FSE)及小角度激励二维、三维梯度回波,可通过不同的方法使检查时间明显缩短,图像质量提高。

#### (三)数据采集方法

多数 MRI 扫描机采用 workhorse 采集方法进行二维多层面扫描,但这种采集方法有一定的局限性:①每次扫描的层数受 TR 间隔与工作用期的限制。②扫描层厚亦不能太薄,因为受到选层梯度与脉冲带宽较窄的限制。③不能进行连续扫描。④边缘区的信号低于中央区。⑤层面以外的组织也会受到激发。三维采集方法是选用 RF 脉冲激励某一层面内的组织,在层面编码方向上对层厚内的各层面附加一个相位编码梯度,每次扫描的层数不受 TR 的限制。

随着层数的增加,扫描时间相应延长,薄层扫描不再受限制,因为 RF 激励脉冲无选择性,各层面之间不存在扫描间隔。三维成像的信噪比明显改善,其改善程度与层数的平方根成正比。三维多层面扫描的时间比二维多层面扫描缩短 1/4,信噪比则提高 40%。

#### (四)一般检查技术

1.四肢关节

(1)扫描髋、肩关节均使用体线圈,膝、踝关节使用膝关节表面线圈,腕、肘关节使用眼眶表面线圈。

(2)髋关节应以横轴位为基本方位做 $T_1WI$、$T_2WI$,再做冠状 $T_1WI$,必要时需做冠状 $T_2WI$。膝关节先做矢、冠状 $T_1WI$,再以相同层面做 FISP 准 $T_2WI$。以 FISP 准 $T_2WI$ 代替 SE 序列 $T_2WI$,既节省扫描时间,又比 ASE 序列可更好地显示关节内结构。

肩、肘、腕、踝关节均选择冠、矢状及横轴位 TWI,如肩关节由于骨骼和软组织起始走向与关节轴不一致,需做斜位扫描。

(3)肌肉及软组织的 MRI 扫描,最好患、健侧同时扫描,以便对照观察。在多方位 $T_1WI$ 扫描中,至少有一个方位需做 SE 序列 $T_2WI$。

2.颅面骨

(1)一般选用颅脑扫描参数,头表面线圈。五官部位根据需要可选用直径小的圆形眼眶表面线圈。

（2）颞颌关节先以横轴位像定位，以显示颞下颌关节层面的图像，分别做垂直和平行下颌骨小头方向的斜位定位扫描，可得到颞下颌关节矢、冠状位图像。若需显示张口程度对关节盘、下颌小头及肌肉的影响，则应在口内放置带有高度标记等级的塑料模型以固定张口的程度。

3.脊柱

（1）患者取仰卧位，先以冠状位定位（选用梯度回波序列）选择脊椎清楚的图像拟定矢状位扫描，然后在病变处定位，做横轴位扫描。做颈段扫描时需将下颌骨下缘（甲状软骨隆凸处）对准表面线圈中心，做胸段扫描时需将胸锁关节与剑突连线之中点放在表面线圈中心（如重点在下胸段，中心可适当下移），做腰骶段扫描时髂骨上 2cm 处对准表面线圈中心，中心可适当下移。患者双腿垫高，既可起固定作用，又可使患者舒适。

（2）颈段扫描最好选用马鞍型表面线圈，也可用脊柱表面线圈代替，但要注意固定好头部。胸、腰器段扫描均选用脊柱表面线圈。

增强扫描需做矢、冠、横轴三个方位 SE 序列 $T_1$WI，需做延迟扫描时，在注药 40min 以后进行。应尽量与原扫描层面的位置一致。

**（五）造影剂**

MRI 造影剂是能引起质子弛豫时间缩短的离子或小分子，被称为"顺磁性物质"。目前临床应用最广泛的是钆－二乙烯五胺乙酸（Gd－DTPA）。Cd－DTPA 在 MRI 增强的机制系改变局部磁环境间接增强。

Gd－DTPA 可显示组织灌注以及毛细血管通透性的改变，它特别能鉴别水肿组织，也有助于肿瘤和非肿瘤病变的鉴别。Gd－DTPA 在显示骨转移方面的作用已得到充分肯定，敏感性近乎核素扫描，比 CT 好。Gd－DTPA 可区分肿瘤缺血坏死以及副交感神经营养不良骨改变，还可大致区分骨肿瘤的组织学类型，在区别治疗后改变（放、化疗后）与肿瘤复发方面也有重要作用。极少数患者可立即出现头晕、头痛、恶心及心前区不适等，稍休息后即可缓解。

## 四、临床应用

**（一）自旋回波序列（SE）**

1.$T_1$WI

使用比组织 $T_1$弛豫时间短的重复时间（TR<700ms）和短的回波时间（TE<20ms）。该序列是结缔组织和肌肉骨骼系统的基本序列。该序列伪影较少，信噪比高，对解剖定位、鉴别脂肪和血肿特别有用。脂肪、顺磁物质（如某些血液分解产物）表现为高信号强度，肌肉和大多数病变为中等信号强度，骨皮质和钙化为低信号。

2.PDWI

使用比 $T_1$弛豫时间长的重复时间（TR < 1800 ～ 3000ms），和短的回波时间（TE10～20ms）。在结缔组织和肌骨系统上较少应用，若与预饱和法脂肪抑制技术合用，对显示骨髓、软骨及软组织病变非常有用。

3.$T_2$WI

使用比 $T_1$弛豫时间长的重复时间（TR1800～3000ms）和长回波时间（TE80～120ms）。该序列是描述病理变化的最重要序列，但检查时间很长，对运动和搏动发生的伪影特别敏感。

脂肪和肌肉信号强度较 TWI 减弱。相比较而言,液体和大多数病变呈高信号强度。快速自旋回波序列和梯度回波序列等,这些改进后的高级成像技术,成像时间短,已基本替代了通常的 SE 序列。

### (二)快速自旋回波序列(FSE 或 TSE)

FSE 是从多回波自旋回波发展而来。后者是在一个 TR 时间内,采用相同的相位编码,获得一个层面的多个不同回波。而在 FSE 序列,一个 TR 间期内使用多个 180°脉冲产生回波并采集其信号,分别与不同的相位编码相对应,明显减少了数据采集的时间,获得一幅图像所需要的粗周期减少,从而使扫描速度成倍提高。FSE 序列中的这些多回波称为回波链,每个回波链中包括的回波个数就是所谓的回波链长度(ETL)。

1.常规 SE 和 FSE 扫描时间的比较

扫描时间 $T=TR×Npe×NSA$。TR 为重复时间,Npe 为相位编码步数,NSA 为采集次数。如设两者 TR(2000ms)、NSA(2)、扫描矩阵(192×256)均相同,FSE 的回波链为 5,则 SE 的相位编码步数为 192,FSE 序列的相位编码步数为 192÷5。它们所需的扫描时间分别为:常规 SE 序列:$T=2000×192×2=12.8min$;FSE 序列:$T=2000×(192÷5)×2=2.56min$。FSE 序列的回波越多或回波链越长,扫描速度就越快。

多个回波的使用,使质子的横向弛豫对磁共振信号的贡献明显增大,信号的强弱反映出质子 $T_2$ 弛豫时间的长短。因此,FSE 序列具有明显 $T_2$ 加权性质,越在后面的回波,$T_2$ 权重越大,液体信号越强。

FSE 能得到快速的自旋回波 $T_2$ 加权像,且不伴随对比度损失,因此目前已基本替代了 SE 序列的 $T_2$ 加权像。FSE 可进行薄层的 $3DT_2$ 加权扫描,当用于头部时其层面厚度可薄至 1mm,且时间不超过 5min。因扫描速度快,可进行高分辨率(512×512)扫描,亦可增加采集次数以提高图像质量。但 FSE 图像与 SE 图像相比在细微结构的分辨率方面仍显不足。FSE 由于扫描速度快,降低了对运动的敏感性,因而对易于出现流动伪影和运动伪影区域的检查特别有利,例如脊髓和腹部。

2.OFSE 序列的不足

主要有两点:一是其脂肪信号在 $T_2$ 加权像上比 SE 序列高,易造成模糊伪影,干扰与脂肪相邻病变的确定,在四肢成像时明显。这一不利影响可通过缩短回波链长度,或采取频率选择性脂肪抑制来改善。二是对局部磁场的变化不敏感,对小的出血性病变(如隐匿型动静脉畸形)和血肿病变的显示会造成不利,这时可结合更加敏感的 GRE 序列来克服。

### (三)梯度回波序列(GRE)

GRE 序列与 SE 序列主要有两点区别:一是使用小于 90°的激励脉冲,使 TR 显著缩短,从而使扫描时间明显缩短。二是利用反转梯度取代 180°重聚脉冲,使相位进行重聚。GRE 序列是目前 MR 快速扫描序列中最为成熟的方法,不仅可缩短扫描时间,而且对图像的信噪比和空间分辨率无明显影响。

GRE 图像对比主要依赖 TR、TE 和翻转角 α 三个因素,另外还与磁敏感性和流动有关。

通常该序列 TR 明显短于 $T_2$,在下一周期激励脉冲出现时,横向磁化矢量没能完全弛豫,这种磁化矢量叫做剩余横向磁化,它的存在使图像中出现带状伪影。现在使用的 GRE 序列基本上都要对剩余横向磁化进行处理。

### 1.基本 GRE 技术

最早的 GRE 技术,因存在剩余横向磁化,伪影太多,现在很少应用。该序列除不用 180° 脉冲外,基本上与 SE 序列类似。

### 2.去除剩余磁化的 GRE(FLASH 类)序列

该序列又称扰相梯度序列(SPGR),其特点是在每次信号检测之后,在层面选择梯度方向上再加"扰相梯度",使残留的质子横向磁矩在下次脉冲激励前完全去相位,使纵向磁化矢量达到稳定状态。该序列主要用来显示 $T_1$ 加权对比,产生 $T_1$ 加权象。扰相 GRE 利用短 TR(46～50ms)、短 TE(5～10ms)和中间翻转角(30°～60°)结合压脂对观察软骨非常有价值,关节软骨信号较强,因此易于观察软骨损伤或软骨退变。

### 3.利用剩余磁化的 GRE(FISP 类)序列

该序列又称稳定态自由感应衰减梯度回波序列(GRASS)。与扰相序列的不同点是,在梯度回波之后给予一个"补偿梯度",使产生散相的横向磁矩重新聚合(即横向磁化矢量稳态)。采用较短的 TR(20～50ms),大翻转角(>45°)时,图像对比对 $T_2/T_1$ 比值敏感。具有大的 $T_2/T_1$ 比值的结构(如脑脊液、尿液、胆汁、水肿)会产生很强的信号;而脂肪具有较大的 $T_1/T_2$ 比值,表现为中等度信号。

该序列常用于 MR 椎管造影等成像,对血管造影,三维资料的采集和多平面重建非常有用,关节成像,观察椎间盘突出和神经孔狭窄等。

### 4.对比增强 CRE

利用的信号实际上为自旋回波信号,其不同点是没应用独立的 180°脉冲,而是持续地应用梯度翻转。采集的回波是在一个采集序列内的第 2 个 90°射频脉冲产生的。该序列名义上的回波时间比它的重复时间要长,得到强的 $T_2$ 对比,所以称为对比增强 GRE。

对比序列的优点是可以在较短的时间内获得权重很大的 $T_2$ 权重像,对病变显示极其敏感。在该序列的影像上,静止和慢流的液体以及肿瘤组织表现为很亮的信号。目前主要应用于胆管成像(扩张的胆管为高信号,流动的血液为低信号)和椎管成像。该序列的缺点是,因在序列中略去了以后的自旋回波,其信噪比低;对成像结构的运动也过于敏感。

### (四)脂肪抑制

脂肪抑制序列对检查轻微的骨和软组织损伤、炎症和肿块有价值,因这些病变常被高信号的脂肪所掩盖。有多种脂肪抑制序列,各有其利弊。

### 1.DiXon 脂肪抑制

它是利用水的质子和脂肪中的质子的化学位移特点来抑制脂肪信号。目前用在低场 MR 设备中,其原理是在 SE 序列的不同回波时间点,分别采集水和脂肪同相位及反相位的磁共振信号,两个磁共振信号相加可除去脂肪质子的信号。该序列可用于脂肪和水的定量,估价骨髓异常。该序列对磁场异质性敏感,检查时间长,未能在常规中应用。

### 2.化学位移或频率选择饱和法

脂质子在回波成像序列前,通过频率选择饱和脉冲予以饱和,而后的序列信号不再含有任何脂质子成分。该脉冲可同任何序列结合,与 $FSET_2WI$ 结合特别有用处,因脂肪信号在

FSET$_2$WI要比常规SET$_2$WI的强；与静脉注射Gd增强T$_1$WI结合也很有价值，因在这种情况下增强区域可被相邻高信号的脂肪所掩盖。动脉注射Gd后做直接MRA，该序列结合T$_1$WI也有帮助。

该技术一般用于特殊的临床需要，如含脂肪性肿瘤同出血的鉴别。对观察软骨也可提供极好的对比。用在肩部可增加诊断肩袖撕裂的敏感性。

此种抑制方法的缺点是，由于射频脉冲的不均匀性。导致整个图像内对脂肪抑制的不均匀。这种方法对运动性器官敏感，仅适合于二维成像。若脂肪与肌肉信号较近，则抑制效果差。

3.短T$_1$翻转恢复（STIR）

该序列是在产生信号的90°和180°脉冲之前先给予一个翻转180°脉冲。翻转180°脉冲和90°脉冲之间的翻转时间影响图像对比，被称作Tau。（依赖外磁场强度），使脂肪的纵向磁化衰减到零，此时用90°脉冲，脂肪信号即被取消。

翻转恢复序列对长T$_1$和T$_2$时间敏感有一附加效应，这样可提供较好对比，易于观察如水肿或肿瘤等病理变化，可很清楚地显示骨髓水肿或软组织炎症。多数研究证明该序列在检查肌骨系统异常有优越性。STIR的有利方面是对磁场不均质性不敏感，适宜低场MR。

这种成像方法的缺点是成像时间长，信噪比低。成像时间长可通过缩短采集时间来弥补，如缩短重复和翻转时间或结合快速技术（TSE-STIR）。该序列不是对脂肪所特有，因而可造成假象。T$_1$信号类似脂肪的组织也可被抑制，尤其是被Gd增强的组织结构，因而该序列不适用于Gd对比增强的检查。另外，具有短T$_1$组织和长T$_1$组织可能有同样的信号强度。

4.反相位成像

该技术是依据在横向平面上磁化矢量的相位不同。由于脂肪和水质子的共振频率不同，其相位在激发后随时间变化而不一样。信号采集可在同相期或反相期，同相期信号增加，反相期信号减低。选择适当的回波时间，使来脂肪组织的信号降低。

反相脂肪抑制技术最适应脂肪和水含量类似的组织成像。反相技术成像速度快，容易实施，但通常只用在梯度回波序列。用在对比增强检查，不能确定有否增强，甚至可在脂肪抑制内出现假性增强。

5.水激发

该序列是利用结合的射频脉冲来激发水。脂肪质子的自旋处在平衡状态而不产生信号。该技术仍在研究中。

(五)对比增强成像

常规静脉注射Dd对比剂，对比剂不透过细胞膜，主要在细胞外液。静脉注射以后4～5min，血药浓度在组织器官中达到高峰。对比的程度与对比剂的浓度、组织的血供情况及扫描的延迟时间等因素有关。一般在诊断剂量范围内（<0.5mmol/kg），Gd的剂量越高，顺磁作用（对比）越强。组织血供丰富，Gd浓度高，MRI信号增强明显。Gd是一种非特异性对比剂，对增强的器官和组织没有选择性。Gd对比剂是一种较强的顺磁性物质，能增加质子弛豫率，缩短T$_1$和T$_2$弛豫时间，因而用于T$_1$WI以增加MRI信号强度。在骨骼系统为突出T$_1$WI信号强度，通常与脂肪抑制技术合用。

Gd 对比增强无特异性,肌骨系统一般不是为了诊断目的,但可用于鉴别慢性炎症、液体和实性成分,原发性或继发性骨肿瘤、骨髓水肿和浸润。目前的研究认为,Gd 对比增强对肌骨肿瘤的定性仍受限制,还不能作为常规来评价肌骨肿瘤。

**(六)磁化转移对比(MTC)**

在生物组织中,仅有自由水池中的自旋质子产生 MR 信号;而结合水池中的自旋质子不产生信号。组织不同,产生信号的自由水和不产生信号的结合水的量也不同。MTC 是一种自由水和结合水的对比技术,施加一预饱和脉冲使结合水池饱和,而自由水池不受影响。由于自由水池和结合水池之间的交叉弛豫,产生一新的平衡,兴趣区组织可利用的纵向磁矩减小,即较短的 $T_1$,称作磁化转移。质子峰的这种变化是沿着区域界面自由运动和不运动质子相互之间化学作用的结果。MTC 预饱和脉冲可为窄带宽、高能共振预饱和脉冲,或为双项共振预饱和脉冲。在 MTC 预饱和脉冲之后再采用一标准序列,产生 MTC 图像。MTC 预饱和脉冲可与任何常规 MR 序列相结合,但同 GRE 序列结合可产生更好的对比。

肌肉、软骨、肌腱和脑实质等组织具有强的磁转移效应,脂肪和水缺乏磁转移效应。这种方法对检查软骨病变有一定价值。MTC 减影(从一个没有做 MTC 的图像减去 MTC 影)能提供与磁转移效应相一致的信号强度,可很好地显示软骨表浅病变。但 MTC 对软骨源性肿瘤的定性无任何帮助,对良、恶性肿瘤的鉴别亦无特殊价值。MTC 现可抑制与磁场方向斜行的肌腱内的"魔角"现象。瘢痕组织的高 MTC 会影响复发性肿瘤的检出。另外,MTC 可通过抑制背景信号而增强 MR 血管造影的对比。

**(七)MRA**

MRA 在肌骨系统主要是用来观察下肢血管,但一般不用来观察肿瘤性异常血管。

**1.时间飞跃(TOF)MRA**

该技术应用最广泛,是伴有流动补偿的梯度回波序列,该序列可使扫描层面静止组织饱和形成暗的背景,非饱和的血液流入产生高信号,故又称流动相关增强。血管内信号可受湍流、磁敏感性和自旋饱和等因素的影响。血管分叉部位,血流分离可使循环血流有一较长时间停留在血管腔内,发生部分自旋饱和,使信号强度减低。在血流反转点可造成小的局限区域内信号丧失。搏动常致移位和局部涡流,使信号丧失,可误为血管狭窄或血栓。这些问题可通过改善分辨率来克服,但可能降低信号强度和延长采集时间。表面线圈可改善信号强度的降低问题。门控流入技术可抑制反流或搏动引起的伪影,显示比较锐利的血管轮廓。

TOF 血管造影有 2D、3D 和连续 3D 三种方法。2DTOF 是一层一层地采集,每层 2～3mm,一组层面采集结束后,将这些层面结合构成血管影像。该方法是一层一层地采集,因而对较慢的血流相对敏感,对运动产生的伪影影响较小。但层面较厚,空间分辨率受影响。3DTOF 是先采集一个层块或一个容积(通常 3～8cm 厚),然后再进行分割采集,分割区可非常薄(薄于 1mm)C,最终可产生高分辨率的血管投影。连续 3DTOF 是结合以上两种方法,采取各种方法的一些优点。该方法又称 MOTSA,即行连续的薄的重叠 3D 层块采集。层块 16～48mm 厚。该方法成像时间长,但可得到在大的视野(FOV)内高对比和高分辨率的图像。

**2.相位对比(PC)MRA**

这种技术是利用血流引起的相位变化,在血液和饱和组织之间形成对比。该方法在临床应用上比 TOF 方法更复杂,但与之相比,其背景抑制较好,具有较高的血管对比,能提高对小血管或侵血流的检测。对估价四肢血管的意义还不确切。

**3.注射 Gd 对比剂 MRA**

TOF 法成像取决于纵向磁化矢量的大小。Gd 对比剂能够缩短血流的 $T_1$ 弛豫时间,从而提高纵向磁化矢量值,提高其信号强度。注射 Gd 对比剂 TOF 法 MRA 可提高血管图像的信噪比,提高慢流或小血管的成像能力。该方法成像速度快。注射剂量一般采用 0.1~0.3mmolkg。该方法亦常应用动态增强扫描。

**(八)磁共探频谱分析和频谱成像**

该技术复杂且耗时,还未用于常规的诊断领域。但因为它能提供特殊的代谢信息,有望能在肌骨系统的诊断上有一定作用。该技术能提供组织代谢和生化方面的信息,可估计组织在分子水平上的差异。由于组织内分子的磁场环境不同,因而连接在分子上的质子或一定原子之间的共振频率可有微弱的差异。MRS 正是研究这一微弱的差异。除了氢以外,更常研究的原子是磷(31P)和碳(13C)。

磷是肌肉代谢中的重要要素,因而磷频谱在肌肉骨骼系统影像学中意义较大,可估价组织中的不同代谢水平。厌氧性代谢,如乳酸可用氢频谱评价。13C 在体内很少,难以得到频谱,然而可利用浓缩 13C－标记葡萄糖进行示踪研究,以确定中间代谢产物的转换率。

**(九)MRI 电影检查**

多数关节疼痛只有当关节处在一定位置时才能引发,常规 X 线可通过功能检查进行观察。关节的 MRI 功能检查是将断面成像的优点与关节的功能评价结合在一起,同时还可评价关节的软组织情况。关节因肌肉的不平衡性收缩造成的不协调,易发生位置变化,甚至软骨撕裂。关节运动检查对判断这些改变很有价值,电影 MRI 是观察关节运动的敏感方法。

(1)以电影形式观察关节不同位置的静态图像:关节按一定的位置放在特殊装置内,限制关节在这特殊平面上运动,进行 MR 成像。通常选择常规 SE 或 GRE 序列,采集时间相对较长。这种方法主要应用在大关节和颈椎。封闭式 MR,因关节活动受限制,仅能估计小范围的关节运动。开放 MR 可允许大范围的关节运动,用来检查肩、肘和髋关节。

(2)在连续运动期间行运动激发成像:关节运动和数据采集通过呼吸传感器来激发,类似呼吸和 EKG 门控,以抑制运动伪影,这种技术可结合 GRE 或快速 GRE 序列。

(3)利用快速序列,如 GRE、TSE、GRASE 或 EPI 功能成像,可获得准实时成像。这种技术仍不成熟,期望使电影检查能达到 MR"透视",将被广泛应用于临床。

电影 MR 已应用到许多部位。颈椎电影成像 MRI 可提供脊髓受侵的相关信息,特别设计的装置可获得不同角度的屈曲位置图像。肩关节周围软组织的位置变化,可借助于为肩关节而特殊设计的位置装置,在肩旋转期间进行观察。应用肩关节电影 MRI 可确定盂唇上缘或后缘的部分撕裂。肩关节外旋 MR 盂肱关节成像对观察双头－唇复合体最佳。外旋外展位是观察盂肱下韧带和前关节囊附着部位的最佳位置。开放型 MR 更适合于肩关节在外展位和内收位进行检查,对估价冲击综合征肩峰下间隙的位置依赖性狭窄特别有意义。电影 MRI 用于颞颌关节,可评价其位置依赖性异常,如外侧偏离、非对称性运动或半脱位;用于腕关节可判断其稳定性和位置依赖性压迫综合征。

### (十)低场强图像

低场强设备正在更多地用于肌肉骨骼成像检查,低场 MR 对磁场不均质敏感性较低,但成像时间较长,信噪比和空间分辨率低。长的成像时间可由较短的 $T_1$ 值采集时间来补偿。信噪比在临床上意义更大,因为它与确定病灶的敏感性密切相关。因此,低场 MR 在临床应用上有一定限制,对于一些肌骨成像诊断参数的评价,如敏感性、特异性和 receiver-operating 特征性曲线分析等仍不成熟。另外,低场 MR 对化学位移敏感性较低,光谱抑制亦受限制。

# 第六节 放射性核素检查

### 一、骨显像剂

骨显像常用的放射性药物见列表。骨显像剂应具有亲骨性强,血液清除速率快,γ 射线能量合适,对人体的辐射剂量小,易于制备等优点。85Sr 及 87mSr 静脉注入后由血供入骨与钙离子交换至未成熟的羟基磷灰石内。18F 静脉注入后由血供入骨与羟离子交换至成熟及未成熟的羟基磷灰石内。$^{99m}$Tc 标记的磷酸盐类化合物静脉注入后由血供入骨,化学吸附至成熟的及未成熟的羟基磷灰石内。

### 二、骨显像原理

骨骼的无机成分中有一种六角形的羟基磷灰石结晶,其分子式为 $Ca_{10}(PO_4)6(OH)2$,每个晶体大小约为 $30×30×5nm$,每克晶体的表面总面积可达 $300m^2$。骨骼内的晶体犹如离子交换树脂,它能与组织液中可交换的离子进行交换。例如它的 $Ca++$ 能与生物活性和它相似的阳离子进行交换,$OH-$ 能与一些阴离子进行交换。

如果这些被交换的离子为放射性核素,则骨内呈现放射性,其分布与羟基磷灰石结晶的分布相一致,羟基磷灰石结晶表面还可能对 $^{99m}$Tc-Sn-磷酸盐及磷酸化合物进行化学吸附,此外骨内未成熟的胶原,可能比羟基磷灰石结晶 $^{99m}$Tc-Sn-磷酸盐及磷酸化合物有更高的亲和力,病变局部由于这些成分的增多而呈现放射性浓聚区。影响骨骼浓聚放射性核素的主要因素是骨伤的血供状况和新骨形成的速率。

### 三、显像方法

可用扫描机或 γ 照相机。γ 照相机能快速且仔细检查重点病变部位,受检患者无须准备,成人静脉注射 10~20 毫居里 $^{99m}$Tc-Sn-磷酸盐及磷酸化合物 2~3h 后显像;或静脉注射 3~5 毫居里 113mIn-多磷酸盐化合物 1~3h 后显像。多饮水以加速清除非骨组织内的显像剂。取合适的体位检查,检查时应包括相对称的健侧或健段侧,以便与患侧或患段做比较。

### 四、正常骨显像

正常骨浓聚显像剂的量各部位不同,但对称性和均匀性是正常骨显像的重要标志。随着核医学仪器的改造,骨显像的清晰度和对比度也有很大的提高。但对称地和均匀地清晰度降低或增高不能认为是正常骨显像图。血中骨显像剂的清除延迟,肾功能受损和全身骨质疏松等均会导致骨显像的清晰度和对比度降低。而其增高常出现在骨关节病、全身骨代谢加速、原发和继发的甲状旁腺亢进以及高钙血症等疾病。正常骨浓聚显像剂的量各部位不同,一般扁平骨较长骨显像清晰,长骨的骨骺端较骨干部分浓聚多,故颅骨、胸骨、肋骨、髂骨等扁平骨以及各大关节部位显像清晰。

### 五、适应证

(1)疑有癌肿患者的筛选检查。

(2)早期诊断转移性肿瘤,明确恶性肿瘤有无转移,有助于疾病分期、确定治疗方案、放疗计划以及疗效评价。

(3)原发性肿瘤的诊断及其病变侵犯范围的确定,如乳癌、支气管癌及前列腺癌手术前的分期及治疗后的随访。

(4)原因不明骨痛的诊断,排除骨肿瘤。

(5)骨骼病理组织检查部位的选择。

(6)原发性骨骼疾病的诊断及随访:如股骨头缺血性坏死,各种代谢性骨病及骨关节疾病,骨髓炎与蜂窝织炎的鉴别诊断,脊柱压缩性骨折的鉴别诊断,炎症性骨疾患的定位及治疗后随访,畸形性骨炎病变的定位及治疗后随访。

(7)骨骼外伤的估价:撕裂、新和陈旧性骨折的鉴别诊断,X线片难以发现的应力性骨折及某些细小骨折。

(8)观察移植骨的血供及成骨活性。

(9)人工关节置换后的随访。

(10)软组织钙化的诊断。

### 六、临床应用

#### (一)骨肿瘤的骨显像

早期骨血流显像有助于区别骨良、恶性肿瘤,良性骨肿瘤的早期骨血流显像中病变部位不出现放射性增高或者出现放射性轻微增高。恶性肿瘤的血流显像则在病变部位见到放射性明显增高。放射性核素骨显像对骨恶性肿瘤,能较X线片早2~3个月发现异常,并能发现X线不能检出的病灶。骨显像对恶性肿瘤的临床分期、治疗计划的制订、评价治疗效果和转移瘤的定位等方面均有重要价值。

#### (二)骨转移瘤

骨显像较之X线检查更能早期地发现骨转移瘤。在X线检查出现变化前6~18个月骨显像已有明显的异常征象。这种检查方法的高敏感性,使骨显像在临床上诊断骨转移瘤具有特殊价值,并得到广泛应用。骨转移瘤的骨显像征象是多个放射性增高区;孤立的转移灶很少见,仅约6%~8%的患者。另外,虽然骨转移瘤大多是摄取放射性药物增加,但也有少数患者的转移灶为溶骨性改变,出现放射性减低区,甚至在同一患者同时见到放射性增加的转移灶,也见到放射性减低的转移灶。

#### (三)隐性骨损伤

如应力性骨折、骨膜反应、隐性创伤性骨折,特别是X线检查易造成漏诊的手、足、颅骨、肋骨等骨折,在外伤后 72h,甚至 24h,对骨显像剂均能浓聚而显示病变的存在,而 X 线片检查往往不显影。若外伤后几天,骨显像仍正常则骨折可能性很小。

**(四)移植骨成活的判断**

骨显像可评定移植骨的生长情况,它较 X 线片检查所得到的信息更早。X 线检查通常在移植术后数周才能得到成活的信息。移植骨对于骨显像剂显示热区(浓聚)或冷区。前者提示骨有活力,移植骨生长良好,若显示冷区则预示移植骨未成活。动物实验证实,在骨移植后 1~48周均见到骨对示踪剂的浓聚。移植骨与正常骨的结合与不结合,在 X 线片做出区别前 3~6周,骨显像即能区别。

**(五)缺血性坏死**

骨显像在显示缺血性坏死上优于 X 线检查。当有明显股骨头坏死时,X 线检查可能正常,骨显像较之 X 线检查早几个月出现异常征象,出现全部或部分放射性减低区。

**(六)骨髓炎**

骨显像是骨髓炎早期敏感的诊断方法,通常在急性骨髓炎发病后 2d,在病变部位既能见到骨显像剂的明显浓聚,也可以是放射性减少的"冷区",但最常见的征象是在病变部位出现局限性放射性增加的"热区"。

**(七)确定放射治疗野,了解骨软骨炎**

骨显像区能帮助确定骨肿瘤的放射治疗野和了解小儿股骨头骨软骨炎等。

**(八)骨显像与 X 线片**

骨显像出现放射性浓聚区是因病损区的骨代谢异常,出现了反应性新生骨,浓聚了大量的骨显像剂,在疾病的初期即出现这种改变;X 线片出现密度的异常,是因病损区有可见的脱钙区、硬化区,一般需要经过一定的时间,这就是骨显像能较 X 线诊断提前发现病损区的原因。骨反应期可分为三个阶段。第一阶段骨显像异常,X 线片尚未见异常;第二阶段骨显像明显异常,X 线片可见到骨质密度改变;第三阶段骨形成反应性骨接近静止,代谢活性降低,骨显像结果可为正常,而 X 线片见骨质密度明显异常。所以在不同阶段,两者的表现不完全相同。如在不同病程两者结合应用,可提高对骨骼疾病诊断的正确率。

### 七、骨骼放射性核素检查的局限性

应用放射性核素做骨、关节显像技术最重要的缺点是特异性不高,在多数情况下除了能较灵敏地和较早期地证实和显示骨、关节受损区域外,难以从骨、关节显像图上对孤立的局限性放射性增高区做出明确诊断。因此对一幅骨、关节异常显像目的分析,要结合病史、临床体征以及 X 线片检查等结果,作全面综合分析,才能得出正确的诊断。

# 第七节　数字减影血管造影

血管造影是将水溶性碘对比剂注入血管内,使血管显影的 X 线检查方法,由于存在血管与骨骼及软组织重叠而影响血管显示。数字减影血管造影(DSA)是利用计算机处理数字影像信息,消除骨骼和软组织影像,使血管显影清晰的成像技术。

## 一、DSA 成像原理及设备

数字减影血管造影是 80 年代兴起的一项新的医学影像学技术,是当前数字放射学中重要的组成部分。我国最早于 1984 年引进了 DSA 设备,1985 初应用于临床,目前已广泛应用于临床,并已取代大部分常规血管造影。

数字成像是 DSA 的基础。数字减影常用方法是时间减影法,获取在视野内发生一些改变之前和之后的影像,把这两个影像减影,以便突出这些改变。目前一般的 DSA 机是将检测到的 X 线信息输入计算机,经模拟/数字转换位成数字化;也有直接用数字采集到影像,直接输入到计算机内,这样对图像信号丢失较少。造影剂到达兴趣区前所取的无血管影像称之为"蒙片"(mask),而到达兴趣区后所取得的含血管影像称为显影影像,亦称为"被减影片"。将蒙片与被减影片数据经"相减"处理,即得到血管影像数据,再经过数/模转换使其图像化,以显示出有血管像的图像,即所谓"减影片"。所有图像均可以数据形式贮存,并可随时显示。

## 二、DSA 检查技术

根据将对比剂注入动脉或静脉而分为动脉 DSA(intra－arterialDSA,IADSA)和静脉 DSA(intravenous DSA,IVDSA)。

### (一)动脉法 DSA(IADSA)

将导管插入动脉后,向导管内注入肝素以防止导管凝血。将导管尖端插入感兴趣动脉开口,导管层端接压力注射器,推注对比剂。注入对比剂前将影屏对准检查部位,于造影前及整个造影过程中,根据需要以每秒 1 帧或更多的帧频,摄照 7～10s。经操作台处理即可得 IADSA 图像。

IADSA 时造影剂团稀释轻,在通过兴趣动脉时造影剂团仍可保持较密实,选择注射参数亦有较大的灵活性,仅需使用低碘浓度的造影剂团,就可得到高质量的 DSA 图像。因此,IADSA 有如下几个优点:①造影剂用量少、浓度低。②使用稀释的造影剂减少了患者的不舒服,从而减少了移动性伪影。③比常规血管造影省时、省胶片,并可进行光盘存贮。④与 IVDSA 相比,明显改善了小血管的显示。⑤在熟练者手中,IADSA 易于施行,IADSA 与常规血管造影相比无更大的损伤性。

### (二)静脉法 DSA(IVDSA)

IVDSA 由于注射造影剂的部位不同,又分为外周静脉法 DSA 和中心静脉法 DSA。前者注入部位多在肘静脉,后者则在上、下腔静脉或右心房。不管在何处注入造影剂,IVDSA 都有如下几个缺点:①静脉内注射的造影剂到达兴趣区动脉之前要经历 20 倍的稀释。②因而需要较大剂量造影剂,且宜为高浓度者。③对小血管显示不满意。④并非无损伤性,特别是中心部位注射者。⑤由于曝光时间长,患者更易移动而产生移动性伪影,因此目前临床上已很少采用。

## 三、DSA 在骨与关节系统中的应用

DSA 由于没有骨骼与软组织影的重叠,使血管及其病变显示更为清楚,已经替代了一般的血管造影。用选择性或超选择性插管,可很好地显示直径在 $200\mu m$ 以下的血管及小病变。可实现观察血流的动态图像,成为功能检查手段。DSA 在临床应用相当广泛,头颈部是最早

应用的部位,目前已发展到全身各系统,各器官,但在骨与关节系统的应用相对不太广泛。随着技术改进、DSA 的指征已发展到骨外科,血管外科,PTA 的术后随访及与介入放射学配合应用,血管闭塞性疾病,肢体肿瘤与肢体创伤等术前诊断。

骨与关节系统应用 DSA 检查,可以使用 IVDSA,亦可使用 IADSA。无论是 IVDSA 还是IADSA,术前都需要禁食,造影前、造影中及造影后应充分补液,术前应了解肾功能。

IVDSA 对小血管显示欠佳,只有 70% 以上外周血管显影有诊断价值。IADSA 对显示细小血管与常规血管造影基本相同,但能同时显示双下肢的动脉血管为其优势。判断高度狭窄动脉远端分支的显影状况,对确定该血管的通畅性进而确定治疗方案极为重要。IVDSA 多不能满意地显示高度狭窄以远的灌注明显减少了的小动脉,而 IADSA 则可精确地证实狭窄以远血管的通畅性,从而有利于在 PTA、血管吻合或旁路手术之间做出选择。IADSA 可以绘制血管路径图(roadmap),有利于介入性放射学的操作,并可借此判断导管、导丝顶端与不同动脉分支的关系,扩张导管与狭窄的关系,可脱离球夹与兴趣区的关系,以及充胀的球囊与动脉管腔的关系等。

### (一)外周动脉狭窄和闭塞

IVDSA 与 IADSA 均能较好地显示主要动脉干支的狭窄和闭塞,后者并能证实高度狭窄以远血管的开放性及侧支循环。对于 Leriche 综合征,由于是主动脉远端和髂动脉近端慢性阻塞所致的综合征,导管入路难以选择。若用腋动脉入路,其中枢神经系统并发症、病死率均高于股动脉入路。而 IVDSA 可以减少或避免上述大部分并发症的发生。

### (二)静脉闭塞

对于静脉性病变,多数可由临床、多普勒超声等无创伤性手段确诊。静脉造影仅仅为了确定血栓形成的部位,以便采取治疗手段来防止血栓顺行性回流而产生肺栓塞。因此静脉造影多做顺行性 IVDSA。可以肯定静脉血栓形成的诊断,又可依显示造影剂经侧支循环充盈腔静脉情况。

### (三)血管移植术后随访

血管移植或旁路手术后随访的目的是在症状复发或血栓形成之前查出狭窄,特别是吻合口狭窄。因为一旦移植血管血栓形成,特别是自家静脉者,重新开放将很困难,DSA 可成为一种筛选方法。DSA 还可用于观察吻合口旁搏动性肿块,以确定或排除假性动脉瘤。DSA 除可了解移植的血管情况外,还可除外有无脓肿、血肿、淋巴囊肿等。若术后第一周发生软组织水肿,DSA 可帮助判断血管的通畅性。DSA 还适用于研究移植术后侧支循环网建立的情况。

### (四)PTA 术后随访

体血管狭窄者行 PTA 术,术中可造成动脉内膜中断及部分动脉壁撕裂,但数周后可修复,并且在 PTA 的同时植入内支架,术后血管内膜可覆盖支架,因此手术后需要随访。IVDSA 可用于检查原先狭窄部有无发生再狭窄,并且还可发现因疾病进展在其他部位发生的新狭窄。另外,roadmap 的存在,更适宜 PTA 的实施。

### (五)肢体创伤

肢体创伤后,在 DSA 检查中可显示下列征象:假性动脉瘤、动静脉瘘、血管移位、血管内膜瓣、血管闭塞、造影剂外渗和血管狭窄。作 DSA 检查后,有利于肢体损伤后治疗方案的选定。

### (六)肢体肿瘤

肢体肿瘤是多发病、常见病，术前常需造影证实：①病变的性质。②累及骨关节和软组织的范围。②是否存在动－静脉异常交通和供血动脉的状况等。DSA 可精确证实除骨受累以外的其他信息。可做出良恶性肿瘤的鉴别诊断，确切识别病理血管结构的起源，证实软组织新生物的范围、关节受累范围，明确有无动－静脉交通存在。IADSA 可在显示确定肿瘤性质之后，进行血管内介入治疗，这对提高疗效有利。DSA 还可显示大血管的移位和包绕，从而可指导设计手术方式及必要时改变手术进路。

### (七)肢体血管性病变

DSA 作为一种血管造影技术，最直接用于血管系统疾病，如动静脉畸形、动脉瘤、动静脉瘘等。采用 IADSA 检查即可确诊，并且可同时行血管内介入治疗，使部分病例免于开刀之苦。即使复杂的、不能手术治疗的血管病变，也可先采用血管内介入治疗，使原本复杂、困难的治疗变得简单易行。

# 第八节　病理检查

活体组织检查(简称活检)是骨科诊断学中不可缺少而又极其重要的部分。它是取活体组织，通过显微镜检查进行诊断的方法，对疾病的诊断常具有决定性的意义，也是目前十分强调的极重要的骨科诊断方法。

### 一、活检适应证

凡组织病变不能确定其性质，给治疗和预后带来困难者，都应考虑做活体组织学检查。如为恶性肿瘤的切除，还能对切除的范围具有指导意义。

### 二、标本采取方法

### (一)钳取活检

一般不主张用有齿钳(或镊)夹取，因组织夹挤后变形，易造成误诊。但对位于体表组织的病变，如溃疡和增生肉芽，因组织脆弱，不需切割，钳取又十分简便，亦可采用。但在选取标本时应注意选用不被直接钳夹的组织为宜。

### (二)穿刺抽吸活检

穿刺抽吸活检是一项简便安全而又很有价值的诊断方法。可以重复穿刺，穿刺标本经染色后可迅速得出结果，临床上应用较广。但因此法取材较少，有时不易确诊，尤其对四肢骨质较硬的骨干，不易穿刺是其局限性。

活检针可分为三种：①抽吸针：口径小，对组织损伤小，只能获得细胞学标本。②切割针：口径较粗，针尖具有不同形状，活检时可得到组织芯或组织碎片，可行病理学诊断。③环钻针：主要应用于骨组织病变的活检，针尖有尖锐的切割齿，便于穿过较硬的骨、软骨组织，取得组织学标本。

经皮针刺活检所用导向方法为 X 线透视、超声、CT 和 MRI。超声对实质器官的囊性或实体性肿物可进行实时监视,定向准确,且可显示活检针的针迹、进针的方法、进针深度以及针尖的邻近结构,导向成功率高,且使用方便,是最常用的首选导向方法。透视简单,适用于能在透视下定位的病变,如肺部肿块、骨骼病变等。CT 导向准确,但操作程序较超声导向复杂,且接受 X 线辐射量较大,多用于腹部、盆部和胸部病变活检。MRI 无射线,利用 MRI 透视功能可以对浅表病变行活检导向,但要求无磁性的特殊穿刺设备。

### (三)切取活检

可取得较大的组织块,诊断确诊率较高,常用于范围较大的病变,特别是需要根据准确的病理诊断,以决定是否需要截肢或大关节离断的病例。但对恶性肿瘤易于出血和易引起肿瘤扩散为其弊端,一般只能切取表面处标本。

### 三、活检标本保存

(1)送检标本于手术切下后,立即投入固定液中固定。一般以 10％中性甲醛溶液为固定液,也可用 95％酒精代替,固定液的量应为标本体积的 4～5 倍。标本瓶口宜大,便于标本固定后取出。标本与瓶壁、瓶底接触影响固定者,以脱脂棉纱衬垫;若漂浮于液面者,应以脱脂棉纱覆盖,并注意勿污染容器外面,尤其是传染性标本。

(2)标本容器上应贴好标签,填写好患者姓名、送检单位及送检单联号。若同一患者同时取数种组织或同一组织取自不同部位,应分盛容器,分别注明。不同患者的标本不得放在同一容器。

(3)各种液体和穿刺液细胞学检查标本,应立即送检。若因特殊原因而不能立即送检者应立即离心沉淀,将沉渣制作 2～3 张涂片,置入 95％酒精中固定。然后连同固定液一起送检。

(4)外地或远途送检标本之容器应密封,并妥善包装,以免途中损坏。

### 四、活检注意事项

1.穿刺抽吸活检

(1)穿刺应选在正常皮肤处进针,避开溃疡、感染及肿瘤软化有波动处穿刺。深部病变的穿刺应注意避开神经、血管及重要器官。

(2)病变部位深,尤其在穿刺过程中需要避开重要的组织器官者,可借助 X 线、超声、CT 或 MRI 引导到达正确部位。

(3)采用口径较大的粗针穿刺时,最好准备针芯,以避免在穿刺过程中进入肌肉及脂肪等非采集组织。

2.切取活检

(1)取材前要仔细研究 X 线片,选择病变骨质薄处进入。

(2)手术应严格无菌操作,力求不挤压病变部位,以减少血行播散或局部种植的机会。

(3)伴有病理骨折者,应注意避开骨折部位取材,以免将增生活跃的骨痂送检,导致"骨性肉瘤"的误诊;或仅取出骨痂而遗漏病理组织,得出"正常组织"的结论。

(4)若需做活检紧急诊断(冰冻检查),应避免切取骨质或钙化组织。

# 第二章　骨科常用治疗技术

## 第一节　手法整复

手法整复骨折无论在国内国外都有着悠久历史,积累了丰富的经验。近百年来,由于西医在开展切开复位与内固定治疗骨折方面取得了很大进展,许多难以复位固定的骨折,如前臂骨折和下肢骨折,多采用手术治疗,因此在手法复位方面研究很少。我国中医骨伤科始终坚持手法整复,小夹板固定治疗,继承了传统的整复手法,治愈了大量的骨折患者。1958 年我国方先之和尚天裕等通过发掘整理,根据我国历代流传下来的中医整骨方法,应用现代的解剖学、放射学和生物力学等手段进行研究,提出了新的中西医结合的整骨八法,并得到广大骨科学者和医师的肯定,推动了我国中西医结合治疗骨折事业的发展。这些方法和原则在切开复位中也实用。

### 一、复位时机

手法复位应争取时间,如未及时整复,局部肿胀严重,复位有困难,可等待几天再整复,但应尽可能在一周内整复好。复位前要认真检查,分析病情和 X 线片的改变,考虑是否适于手法复位,进而决定复位的方法、步骤和麻醉等。术者及助手必须了解骨折部的局部解剖、受伤机制和骨折的移位特点,拟定出复位方案,做到心中有数。复位前还要准备好外固定石膏或小夹板、棉花、加压垫和捆带等用品。复位应仔细检查伤肢,由远及近、由表及里地进行触诊,摸清各种有利于判定复位情况的骨性标志,进而找到骨折端,了解其移位和活动情况,再进行复位操作。复位的原则通常是以远位骨折端对近位骨折端。复位中要注意骨折部的响动和复位情况。复位完成后应检查骨折端是否已密接。如局部组织少、肿胀不显,可通过触诊断定。触不清时,可在复位后将远位骨折端推向近位端。如无异常活动或骨擦音,说明骨折端已接触对位,如仍有异常活动或骨擦音,则说明骨折尚未接触对位。复位后可叩击肢体远端,促进骨端嵌插密接,以防变位,并有利于骨折愈合。复位后需持续牵引,直到外固定包扎完毕。复位前后及复位过程中均应密切观察肢体血运和功能活动情况,了解有无动脉、神经损伤或受压情况,以便及时处理,防止发生严重不良后果。

### 二、麻醉选择

复位时应根据伤员情况和骨折部位选用麻醉,以达到消除疼痛,缓解肌肉痉挛,便于整复。常用的麻醉方法有以下几种。

#### (一)局部浸润麻醉

将 2% 普鲁卡因 20～40mL 注射于骨折血肿中,10～15min 即发挥效能。

#### (二)神经阻滞麻醉

上肢骨折可选用颈丛或臂丛麻醉,下肢骨折可选用硬膜外或腰椎麻醉。

### (三)全身麻醉

儿童骨折不易合作多用此法。

## 三、复位手法

临床上应用的中西医整复手法可归纳为牵引、屈伸、旋转、收展、对压、提压、推压、分骨、折顶和回旋 10 种。各种手法的运用应结合具体情况认真操作，仔细体会，及时总结，以逐步达到熟练掌握。掌握这些方法和原则在切开复位中也是实用的。

### (一)牵引

这是最常用、最基本的手法。应很好掌握牵引的适应证，牵引的时机、方向和牵引力的大小，运用适当才能达到复位的目的。在解除骨折重叠或嵌插移位时，牵引必须充分，牵引力要逐渐加大。开始顺远位骨折片移位的方向牵引，在重叠嵌插移位解除后再转向近位骨折端移位的方向牵引，同时运用对压或提压等手法。骨干骨折有部分嵌插，或骨膜下骨折，成角较大，复位时应顺骨干的长轴徐徐牵引，稍加提压即可复位。此类骨折牵引不能过急，更不能扩大畸形，以免加重变位。有的骨折移位较复杂，如同时有重叠、前后、侧方和旋转多方向移位时，应有计划、有步骤地矫正，先矫正一两个方向的移位，不宜大力牵引。在矫正最后的重叠移位时再作充分牵引。过早大力牵引，急于矫正重叠移位，在有的骨折，如尺偏型肱骨髁上骨折，易造成尺侧嵌插，阻碍充分复位。有背向移位的骨折，采用回旋手法复位时，亦不宜大力牵引。撕脱骨折复位时一般不能牵引，否则会加重骨折片移位。但个别情况也有例外，如合并肘关节脱位的肱骨内上髁骨折，骨折片卡入关节内，需先牵引，将骨折片推拉出关节后再复位。

### (二)屈伸

有些骨折复位时需避免部分肌群对骨折片的牵拉，应将关节置于适当的位置。如肱骨内上髁骨折复位时需在屈肘 90°位，髌骨骨折复位时膝关节需完全伸直。近关节部的骨折需根据受伤机制和骨折变位情况，决定牵引的方向和关节的屈伸。如肱骨髁上骨折伸展型，复位时先在伸肘位牵引，后改屈肘位。

### (三)旋转

旋转移位必须在骨折端接触前予以矫正。由于受伤机制或肢体重力造成的旋转移位，矫正时需将肢体远端旋至中立位，然后进行牵引复位。如小腿骨折，远端多外旋，需先矫正。因肌肉牵拉骨端所致旋转移位，应将远位骨折端旋至近位骨折端所指的方向再复位。如前臂上 1/3 桡骨折，先旋后，再牵引复位。由于肌肉牵拉远位骨折片所致旋转移位，必须在牵引的肌肉完全松弛情况下才能进行整复。如肱骨外髁或内上髁翻转移位型骨折的复位。

### (四)收展

用于整复关节端骨折的侧方移位。根据受伤机制和骨折片移位情况而定，先顺远位骨折片所指的方向牵引，然后向相反的方向牵引，使关节内收或外展，同时配合对压或提压手法。如外翻型踝部骨折脱位，先在外展位牵引，牵开后再内收，运用对压手法。

### (五)对压

用于矫正左右侧方移位。以两手指或大鱼际部对向挤压两骨折端，达到复位。在应用对压手法前需仔细分析骨折的类型和骨折局部的解剖特点。如骨折为斜型或骨折端有较大锯齿，两骨折端相互回旋呈背向移位时，则不能做对压手法，必须先用回旋手法矫正背向移位后，再做对压或提压手法,仅有侧方重叠移位的骨折,可在充分牵引下运用对压手法达到复位。如同时有侧方移位和前后移位,应根据骨折类型和局部解剖特点确定复位的步骤。如肱骨髁上骨折,因该部骨形左右宽,前后扁,应先矫正侧方移位,待侧方移位充分矫正后再大力牵引,矫正前后移位。

### (六)提压

主要用于矫正长骨骨折的成角移位。如少年儿童前臂骨干不全骨折,有明显掌侧成角移位时,可在持续牵引下,术者将两手拇指置于背侧,其余各指提拉掌侧成角部向背侧,矫正成角移位,拇指顶压背侧,防止过度矫正。忌用折顶手法,以免损伤凸侧骨膜和骨皮质,变成完全骨折而移位。

### (七)推压

此法多用于撕脱骨折的复位。一般不做牵引,要使撕脱的肌肉完全松弛,找到骨折片后用手指进行推压复位。关节部的骨折也多用推压手法,适当结合牵引,旋转和伸屈手法。

### (八)分骨

在双骨或多骨并列的部位,无论单骨或多骨发生骨折,有侧方移位或成角畸形,无法使用对压手法,需采用分骨手法复位。如骨折有旋转移位,应先矫正,同时有前后移位时,则根据骨折类型决定复位步骤。分骨时牵引要充分,用两手拇指和其余四指在两骨间掌背面进行对向挤压,将靠拢的双骨分开。使向内移位成角的骨折端分向外侧,同时进行侧压,一手固定骨间,另一手顺骨走行检查骨折复位情况,适当进行对压,如侧方移位经采用分骨手法不能复位,则可采用侧方折顶手法。

### (九)折顶

凡重叠移位的长骨横型或短斜型骨折,经牵引、提压和对压等手法不能复位时,则用折顶手法。分前后折顶和侧方折顶。

(1)前后折顶:以前臂骨折为例,两手拇指顶于向背侧重叠移位的骨折端背侧,其余四指环抱另一骨折端。在充分牵引下,以拇指推压背侧,向掌侧加大成角畸形,其余各指随后向背侧提拉,使背侧皮质相对,骤然反折。应用突击手法反复几次,以达到复位。

(2)侧方折顶:两手拇指分别顶压于两骨折端,其余四指环抱于肢体上下部,先以拇指顶压,其余四指向相反方向牵拉肢体,向侧方扩大骨折部畸形,待两骨折端接触后,再向回反折,反复几次以达到复位。

桡骨远端双叉型骨折是儿童较常见的一种特殊类型骨折。采用手法复位时必须先矫正旋转移位,再根据齿形长短和骨折部位选择折顶方向,否则难以复位,甚至造成骨端闭合,无法复位。

### (十)回旋

凡斜型或锯齿型骨折一骨折端绕另一骨折端旋转,两长齿端呈背靠背移位,需使用回旋手法复位。回旋骨折端的选择和回旋方向,回旋程度可根据以下几点判定。

#### 1.斜型骨折

可根据两骨折端斜面指向判定回旋的方向和程度。以一手固定一骨折端,另一手握住另一骨折端,进行回旋,操作时牵引力不宜太大。

2.锯齿型骨折

可根据骨折端长齿的位置和局部解剖特点判定回旋的骨折端,回旋的方向和程度。

3.双骨并列的骨折

骨折端相互回旋呈背向移位时,可根据骨间膜撕裂情况选择回旋的骨折端。

### 四、复位标准

骨折复位分解剖复位和功能复位两个标准。有移位的骨折经整复,达到完全对位和对线,没有移位和成角畸形,为解剖复位。如对位不完全,或对线较差,有轻度成角,但骨折愈合后不致影响肢体功能,则为功能复位。由于少年儿童,特别是婴幼儿的塑形能力很强,长骨干骨折有较大移位或成角畸形时,也可通过塑形期的模造修复矫正,但关节端的骨折,如肱骨下端骨骺分离或髁上骨折有尺侧移位,则易形成肘内翻畸形,难以通过塑形矫正。成年人的四肢长骨干骨折一般要求短缩不得超过2cm,成角畸形角不大于10°,小腿骨折则要求小于5°,不得有旋转或反张移位。单纯为了追求解剖复位,反复进行手法整复,或过多采用手术切开复位,都是不恰当的。但是对于关节部骨折,特别是下肢关节部骨折,要求必须解剖复位,恢复关节面的完整性,能早期活动,有利关节模造和恢复关节活动功能。因此多需手术切开复位,牢固的内固定治疗。如果骨折复位不完全,或固定不牢发生再移位,均可导致畸形愈合,后期并发创伤性骨关节炎。

# 第二节　骨折内固定技术

当发生骨折时用金属螺钉、钢板、髓内针、钢丝或骨板等物直接在断骨内将断骨连接固定起来的手术,称为骨折内固定术。

### 一、骨折内固定新理论

传统的骨折的治疗主要是恢复骨的连接,大多数采用石膏或牵引固定等保守治疗方法。其治疗周期长而总体功能恢复欠佳,因而促使医生对骨折尤其是移位骨折的治疗逐步转向切开复位内固定。20世纪60年代,生物力学日渐深入到骨科学领域,即骨折内固定生物学的重要性和保护骨和软组织得到充分认识,作为AO的4项原则:①解剖复位,特别是关节内骨折。②坚强内固定。③无创外科操作技术。④早期功能锻炼,可以防止骨折病的发生。

由于AO传统加压接骨板对骨面的压迫会干扰骨皮质的血运,引起接骨板下方骨的结构性改变。进一步研究出有限接触钢板(LC－DCP)、点接触钢板(PC－FIX)、锁定加压钢板(LCP)及微创内固定系统(LISS)设计则因接骨板与骨面有限接触或无接触和压迫,是一次新的变革。这种内固定器的概念可以用外固定支架来理解,可以防止任何对骨血运的破坏,其稳定性依赖于螺丝钉－接骨板组合的成角稳定性。带有锁定螺丝钉的新型微创固定系统(LISS)和锁定加压钢板(LCP)可以为现代骨科手术治疗提供新的选择方法,是微创经皮接骨板技术(MIPO)的理想材料,并可以在疏松骨质内得到相当好的固定强度,但是AO技术的核心是骨折块间的加压,而长骨骨折在这种坚强固定的作用下,所获得的愈合属于一期愈合。要达到这一目的,长骨骨折骨皮质的周边必须完全恢复到原来的状态,即解剖复位,钢板足够的厚度及强度并进行骨折端的加压,这样必然导致对骨折区组织过多的剥离,使骨折处的血运受到更多的破坏,钢板的稳定是依靠钢板与骨面的摩擦力而实现的,在增加钢板加压的同时一些患者会出现骨折端复位的部分丢失,钢板有一定的弹性,亦可能出现骨折端复位的继发丢失。其次,自临床上连续出现加压钢板固定的骨干骨折,愈合后去除钢板而再骨折的报道以来,人们开始对"一期愈合"进行了反思,先后提出应力遮挡作用的观点,钢板下皮质骨因血供破坏而出现哈佛氏系统重塑的论据。20 世纪 80～90 年代开始倡导以保护血运为主的内固定,即逐渐形成的生物接骨术(Biologicalosteo－synthesis)。可见 AO 学派从原来强调"生物力学固定"的观点,逐渐演变为以"生物学固定 BO"为主的观点,充分重视局部软组织及骨的血运,固定坚强而无加压。其 BO 原则有 5 项:①远离骨折部位进行复位,以保护局部软组织的附着。②内固定不强求Ⅰ期的稳定,不以牺牲骨折部的血运来强求粉碎骨折块的解剖复位,如必须复位的较大骨折块,也尽力保存其供血的软组织蒂部。③使用低弹性模量、生物相容性好的内固定器材。④减少内固定物与所固定骨之间的接触面(髓内及皮质外)。⑤尽可能减少手术暴露时间。

BO 观点代表了当前骨折治疗的一种趋势,即微创技术、无创技术或无出血技术。内固定钢板的发展,从 LC－DCP,PC－FIX、LISS、LCP 等,长骨干大多数行闭合复位带锁髓内针固定以及外固定支架的运用,也正说明了从 AO 到 BO 的转变。

**(一)带锁髓内钉**

近年来,随着髓内钉设计的发展,尤其是交锁概念的应用,使实心髓内钉的发展成为现实,从而克服了非带锁髓内钉的缺陷。交锁后的髓内钉可更好地对抗旋转应力和轴向负荷。髓内钉植入的位置处于骨干的力学中心,在冠状面和矢状面上同时具有于骨相同的力学行为,这点与接骨板固定截然不同,避免扩髓可减少骨内膜血运的破坏。带锁髓内钉的应用日益普及,在长骨干骨折的手术领域大有取代传统的接骨板之势。

**(二)有限接触钢板(LC－DCP)**

是针对 DCP 所存在的问题进行了改造的一种钢板。为改善钢板下局部血运,在其贴骨面构型为若干深而宽的沟槽,截面呈梯形。实验观察证实此种改进不仅大大减少了对骨皮质血运的影响,而且在沟槽部还会有少量骨痂生长,增强了骨折愈合部的强度。此外,钉孔两端的倾斜度加大,皮质骨拉力螺钉植入时可达到 40°,即使短斜形骨折也能以皮质骨拉力螺钉进行加压。

**(三)点状接触钢板(PC－FIX)**

它是根据点接触理论设计的内固定器。它的外观和操作方法像接骨板,起着内夹板的作用。于外固定器相似之处在于骨表面有最小的接触面积,对血运的损害小,操作中无须预弯以适应骨表面形状。由于不像加压钢板那样应用张力带原理,所以内固定器可以经方便操作的任何切口放置。它的固定机制更多的是依靠纯粹的"夹板"作用,而不是加压作用。实验显示 PC－FIX 可以减少感染和再骨折的风险,增进骨折的早期坚强愈合。

**(四)桥接钢板(BP)**

Weber 波形钢板是近年应用较多的一种桥接钢板。它的主要特点是桥架于粉碎骨折两端之完整骨干上,主要是维持骨折的长度和对线。它不属于坚强固定,但是可以充分保存粉碎骨折部位软组织附着,以期获得二期愈合。

**(五)LISS**

是符合微创外科原则的一种新型内固定系统。由国际国内固定研究会(AO/ASIF)技术委员会批准并推荐作为一项新的内固定技术,先后用于股骨远端和胫骨近端骨折的治疗。Ruedi 等将 LISS 作为一种内固定器原则的概念,用外固定支架来理解,只是固定杆非常接近骨面,接骨板于骨面无接触和压迫,这个特点可以防止任何对骨血运的破坏。使用长接骨板来代替长的管状固定杆;使用能紧紧地锁扣于接骨板的头部带螺纹的强力自攻螺丝钉来取代外固定支架中广泛使用的 Schanz 钉和突起的紧固夹钳。LISS 优点:特有的锁定性固定有利于骨折复位后的更好固定与维持。

**(六)锁定加压钢板(LCP)**

是 AO 在动力加压接骨板(BCP)和有限接触动力加压接骨板(LC—DCP)的基础上,结合AO 的点状接触钢板(PC—FIX)和微创内固定系统(LISS)的临床优势于 2001 年研发出来的一种全新的接骨板内固定系统。该系统整合了不同的内固定方法与特征,钢板的结合孔呈长椭圆形,一侧为动力加压孔的 3/4,可以在该孔使用标准螺丝钉,通过其在螺钉孔内的偏心滑动,达到骨折块间的动力加压固定,另一侧为带内螺纹的锁定螺钉孔可以与锁定螺钉的外螺纹嵌合紧密,与 LISS 系统一样作为一种锁定内固定支架,这样一块钢板可以同时满足锁定、加压或两者结合的内固定方式,因此被认为是邻近关节的干骺端骨折和骨质疏松患者较为理想的固定材料。LCP 具有以下优点:①螺丝钉与接骨板具有成角稳定性。②无须对接骨板进行精确的预折弯。③对骨外膜的损伤更小,更符合微创原则。④螺丝钉松动的发生率更低。

经过多年的努力和改进创新,使早期的刚性固定转为后期的弹性固定。但是骨-针界面力学状况恶化而造成的固定针松动及感染等并发症发生率高。主要有操作时的机械损伤及骨-针界面的纤维组织形成。近年来,随着生物材料科学的发展,人们开始使用 HA 涂层针来增进骨长入及获得力学稳定性。骨折复位理论的发展不强求解剖复位,利用手法或机械牵引闭合复位,或有限切开复位时的间接复位技术,使骨折恢复长度、轴线、矫正旋转移位的新概念在逐渐兴起。Palmar 指出骨折的治疗必须着重于寻求骨折稳固和软组织完整之间的一种平衡,特别是对于严重粉碎的骨干骨折。过分追求骨折解剖学的重建,其结果往往是既不能获得足以传导载荷的固定,而且使原已损伤的组织的血运遭到进一步的破坏。这一理论基本上反映出了 BO 新概念的核心。固定方式从"坚强"到"生物"在长期的实践中,确实证实了若干复杂的骨折治疗效果。

创伤骨科今后发展的特点是手术更趋微创化;骨折内固定物的个性化;复杂关节内骨折治疗的规范化;计算机辅助手术在创伤骨科中的运用;计算机辅助导航系统手术机器人的研究和开发,创伤骨科规范治疗技术等。微创技术的广泛运用在骨折的治疗中,把医源性创伤降到最低限度,尽量减少骨折处的组织再损伤,特别是粉碎性骨折,远离骨折部位进行闭合或小切口复位、固定术;如股骨、胫骨等长骨干的骨折主要采用在 C 臂机透视下行骨折闭合复位带锁髓内针内固定术;股骨远端、胫骨近端等靠近关节的高能量粉碎性骨折,根据患者骨折部位的皮肤条件情况,可选用 LISS 支撑钢板内固定术或外固定支架固定术。股骨颈骨折行闭合复位小切口,空心加压 AO 螺钉内固定术;肱骨外髁骨折,行闭合复位带螺纹的克氏针内固定术;小儿的肱骨髁上骨折用闭合复位克氏针内固定术;颈椎齿状突骨折固定闭合复位,前方小切口,空心加压 AO 螺钉内固定术;骨盆骨折外固定架牵引闭合复位;经皮加压 AO 螺钉固定脱位的骶髂关节手术。以上手术均在 C 臂机透视下进行闭合复位内固定术。关节镜应用于膝、肩关节脱位和膝关节半月板损伤、前后交叉韧带损伤的修复及肩袖断裂等。

### (七)复杂关节内骨折治疗

复杂关节内骨折是高能量造成的关节损伤,骨折呈粉碎性,移位明显,关节脱位,关节面破坏,关节周围韧带组织损伤严重,可发生关节僵直、创伤性关节炎、膝关节不稳定等晚期并发症。采用非手术治疗难以达到上述要求,因为关节功能的恢复至关重要的是关节面的解剖复位、坚强的内固定及术后早期的功能锻炼,如跟骨粉碎性骨折切开复位可塑型跟骨钛钢板内固定;桡骨远端关节内骨折、关节面移位>2mm 不稳定者,切开复位钢板内固定是首选的方法,多采用掌侧入路,置入钢板;胫骨平台骨折采用切开复位双钢板内固定,移位的髋臼骨折(伤后10 天内),采用手术切开复位,重建钢板与螺钉固定术,在治疗上取得了长足的进步,并日趋完善。

### (八)计算机辅助手术在创伤骨科中的运用

计算机辅助手术导航系统是经典(框架)立体定向技术、现代影像诊断技术、微创手术技术、电子计算机技术和人工智能技术结合的产物。骨伤科学是一门综合性很强的科学,多学科、多领域强强合作势在必行。20 世纪 90 年用于脊柱外科,有学者认为是脊柱外科发展的一个里程碑。在脊柱方面,利用导航系统定位精确和三维引导功能,将这一技术用于经皮椎弓根螺钉内固定手术,应用计算机辅助导航系统大大提高了开放性椎弓根螺钉植入的准确性和安全性。应用三维 CT 重建骨盆及髋臼骨折,并制成压纸模型,可供术者术前体外操作,减少术中操作的盲目性,提高手术的安全性。计算机辅助脊柱导航系统确定的手术方案和椎弓根螺钉的轨迹都是根据术前 CR 影像学图像确定,可避免术中因各种原因造成的脊柱移位、变形产生的误差。

目前骨伤科发展的特点,是中西医结合互补新医学,把手术更加微创化;骨折内固定物的个性化;复杂关节内骨折治疗的规范化;计算机辅助手术在创伤骨科中的运用;计算机辅助导航系统手术机器人的研究和开发。

## 二、适应证与禁忌证

### (一)适应证

(1)骨折复位后,用外固定或牵引难以保持骨折端复位者,应行内固定:①骨折一端有肌肉强烈收缩者(如尺骨鹰嘴骨折、胫骨结节骨折、髌骨横断骨折等);②关节内骨折,特别是下肢的负重关节,需要解剖复位者;③一骨多处骨折或全身多发性骨折,单用外固定难以维持复位或不利于护理和并发症的预防者;④脊柱骨折合并截瘫,术后为保持脊柱的稳定性者。

(2)内固定可以促进骨折愈合者。如股骨颈骨折,多发生于老年人,外固定效果差,并发症多,内固定治疗可以提高愈合率,减少病死率。

(3)骨折治疗不当或其他原因所致的不愈合;先天性胫骨假关节症;骨切除术或严重损伤等原因所致的骨缺损等。在治疗中需要同时作骨移植,必须有牢靠的内固定,才能保证植骨的愈合。

(4)按计划切骨矫正畸形后,需行内固定,以保持矫正后的良好位置(如膝、肘部内、外翻的切骨矫形术,股骨转子间、转子下切骨术,脊柱切骨术等)。

(5)8～12h 以内、污染轻的开放性骨折,彻底清创和复位后,可行内固定术。但以简单的内固定物为宜(如螺钉、钢针、钢丝、小型钢板等)。

**(二)禁忌证**

(1)全身情况不能耐受麻醉和手术创伤者。

(2)伴有严重心、脑血管疾病者。

(3)骨髓炎及有活动性感染者。

(4)软组织或皮肤大块缺损未获修复者。

(5)骨折伴有血友病、严重糖尿病时,内固定手术要特别慎重。

### 三、常用内固定器材和技术

**(一)内固定所用的金属材料,应必须具备以下条件**

(1)良好的生物相容性,无毒、无免疫反应、无致癌性。

(2)满足内固定物的强度要求,其中包括张力、压力、扭力、抗疲劳能力和可塑性等。

(3)抗腐蚀性能,在人体内不生锈,不起电解作用。

(4)对 X 线片影像干扰小。

**(二)目前常用的有三种金属材料**

(1)铬镍不锈钢其缺点是机械强度较弱,对弱酸弱碱的抗腐蚀性能较差,有微弱磁性,少数患者对铬镍过敏。

(2)钴基合金其优点是组织相容性极好,机械强度高,但价格昂贵。内含钴、铬,极少数患者有过敏反应。

(3)钛基合金常用的有工业纯钛和钛铝钒合金,其优点同钴基合金,并且质量轻,价格相对便宜,目前国内广泛应用。

近年来,塑料、人工橡胶和人工纤维等高分子材料应用于临床日趋增多。

**(三)常用内固定器材**

1.螺钉

螺丝钉是骨科最常用的内固定器之一,依其钉尖的不同,可分为以下几种:①自攻螺钉其在拧入时可以在骨骼中自行开出螺纹而无须攻丝。自攻型螺钉器钉尖部分有切槽,可以切割骨道而允许螺纹进入,常用于骨的干骺端,主要用于松质骨或对抗拉强度要求不高的部位。但会使螺纹周围骨损伤,会使复位后的骨折块发生再移位,目前已不提倡使用。②非自攻螺钉尖端呈圆形,操作时要求实现钻孔,然后攻丝,由于非自攻螺钉拧入时扭力小,对骨道的骨组织损伤小,抗拉强度高,且由于拧入时无须很大轴向压力,不会造成复位后的骨折块再移位,目前应用日益广泛,特别是用于皮质骨。③皮质骨螺钉为浅螺纹、短螺距的全螺纹非自攻型螺钉。由于针芯相对较短,抗弯曲能力很强。④松质骨螺钉螺纹很深,螺距较长,针芯直径相对小。由于外径与针芯比例很大,或者说螺纹面积较大,故在骨质中有良好的把持作用。松质骨螺钉用于干骺端的松质骨。分全螺纹和半螺纹两种。当螺钉用于拉力螺钉时应选择半螺纹螺钉。其螺纹长度选择的原则是螺纹要全部位于对侧骨块中,而不要经过骨折线,否则影响加压效果。⑤空心螺钉外形为松质骨螺钉,其中空结构允许异针通过。对于某些骨折,在X线监视下先钻入异针暂时固定,如复位及异针位置满意,通过异针即可拧入空心螺钉。在临床上常用于干骺端骨折闭合复位,经皮螺钉固定。

骨突部位的骨折,手法复位失败者,可选用单一螺丝钉内固定,如鹰嘴骨折,股骨、胫骨内外髁骨折,内外踝骨折等。单方向螺丝钉固定很难在各种载荷下均获得稳定,单用螺丝钉固定获得的抗弯曲和抗扭转稳定性很差。由于多数长骨还周期性地受弯曲和扭转载荷的作用,所以对长管状骨的长斜形、长螺旋形骨折,除用螺丝钉固定外,此时螺丝钉应与骨干纵轴垂直,但不能与骨折线垂直,术后还应予坚强外固定,对于粉碎性骨折,可用螺钉固定游离骨片,还应辅以其他内固定,如接骨板固定等。

2.钢板

钢板是内固定技术中常用的材料。技术要求:钢板应有足够长度,骨干直径越大,钢板应越长,一般钢板长度约相当于骨干直径的5倍。在骨折线两端应至少各有两枚螺丝钉,螺丝钉不能穿过骨折线。螺丝钉的进入方向应与骨干垂直。螺丝钉的长度以恰好穿过对侧骨皮质为度。钢板与螺丝钉应是同一型号材料制成,配套使用,以免发生电离作用。依据其生物力学作用分为中和钢板、加压钢板、支持钢板、桥接钢板等。依其设计形态又可分为动力加压钢板、有限接触钢板、管状钢板、重建钢板、角度钢板、滑动加压螺钉钢板等。

(1)动力加压钢板(DCP)主要用于长管状骨横形或短斜形骨折。动力加压钢板钉孔的斜坡允许螺钉拧入时向钢板中心滑动,对骨折端形成加压。其缺点:由于与骨骼接触面大,造成钢板下骨膜损伤,继而造成骨质疏松,在钢板去除后可能发生再骨折;由于螺钉孔的斜坡位于一侧,只能行一侧加压;由于钢板与钻孔处厚薄不一致,受力时应力在钻孔处集中,易造成钢板断裂。

(2)有限接触钢板其特点是钢板的底面有凹槽,钉孔的斜坡是双侧的。其优点是钢板与骨骼只部分接触,由于骨膜血供损伤小,从而防止钢板下骨质疏松;再者由于凹槽可以应力分散,防止了钉孔部位应力过于集中。

(3)管状钢板可分为1/2环形、1/3环形和1/4环形三种。可以抵抗张力和扭力,并可行动力加压,但由于其厚度只有1mm,总强度较差,所以只可用于应力不大部位的骨折固定。

(4)重建钢板的特点是在钢板的侧方均有切槽,使之可以在各平面塑形。主要应用于应力不大、形态复杂部位的骨折,如髋臼、肱骨远端骨折等。

(5)角钢板曾广泛应用于股骨远近端骨折,可将干骺端牢固地固定于骨干。由于其对于骨折断端无加压作用,且对于打入位置要求较高,目前已逐渐在临床中淘汰。

(6)滑动螺钉加压钢板其主要特点是拉力螺钉可在套筒中滑动,优点是拉力螺钉可使骨折断端得到加压,侧板位置也较角钢板便于调节。

(7)锁定钢板是近年来才应用的新技术,主要特点是螺钉帽和钢板孔都带有螺纹,增加了稳定性,降低螺钉松动的机会,还可采用经皮固定技术,对骨折端的血供干扰小,降低了手术创伤。主要缺陷是需在透视下手术及费用较昂贵,且对闭合复位技术需要一定训练及积累经验。钢板应用时要注意:①钢板要有足够长度,一般钢板长度相当于骨干直径的4~5倍;②钢板应放置于骨干的张力侧;③钢板要与骨折部生理弧度相符,可应用接骨板预弯技术以防止对侧骨皮质分离;④螺钉长度要适宜,一般以刚穿过对侧骨皮质为宜;⑤钢板与螺钉应配套使用,以免产生电解反应等并发症。

**3.髓内针**

髓内固定可以避免骨质的萎缩,减少术中及术后骨膜的损伤,有利于骨折愈合,但对断端不能起到加压作用,主要作用于长管状骨中段横形或短斜形骨折。以往主要是 V 形针、梅花针及 Ender 针,因常有打入或退出困难,固定不牢靠等,目前已很少采用。

技术要求:根据 X 线片或体表标志选择适当长度,一般应由插入端至另端的干骺端为止,因此接近于干骺部位的骨折不适用。应选用直径相当于 X 线片骨干直径 80% 的髓内针,并以相邻的较粗及较细的针备用,打入髓腔时应紧密嵌压,针过短、过松常为手术失败的原因。应根据骨干生理弧度的要求准备髓内针的弧度。留在骨外的针尾长度应适当,一般为 2~2.5cm(或以针孔适露于骨外为度),过短取针困难,过长易造成局部滑囊炎或损伤周围软组织。

(1)带锁髓内针:主要应用于长管状骨骨干骨折,由于应用广泛,目前对于其适应证已远远超出最初应用时,如骨缺损植骨、粉碎性骨折等,并可实现断端间加压。有闭合穿针和开放穿针两种方法,并有扩髓及不扩髓两种观点。

(2)骨圆针:依据直径大小可分为克氏针、斯氏针及指针等,在临床中仍在广泛应用。如掌、跖、指、趾骨骨折、锁骨、尺桡骨骨折闭合穿针等,由于不能有效防止旋转,有时需加用外固定。

(3)自锁膨胀钉:为目前较先进的一种髓内钉,在进入髓腔固定好后加水或压力可在髓腔内自行膨胀,从而达到固定目的,防止旋转或短缩等。

在作髓内针固定时要注意:术前选取针时要仔细根据患者 X 片及健侧肢体长度来选取合适的髓内针,太长则尖端进入关节或尾端在外顶压皮肤,太短则无固定作用;太粗进入髓腔困难,太细不能防止旋转,且强度不够。髓内针对儿童及青少年是禁止的,其一可能破坏骨骺,二则发生感染的百分率较成人高,三则骨折愈合快,应用外固定的时间相对短,不致发生难以恢复的关节僵硬等后遗症。对于骨圆针有时需特殊加工带螺纹,防止进入太多或退出。

**4.记忆合金**

是由镍钼形态记忆合金加工制成,有环抱接骨板、髌骨抓等,在 0℃冰水中可在一定限度内拉伸,在常温下恢复原形态。固定牢靠,但对骨膜损伤大,手术时要注意最好一次成功,否则有时难以取出。

**5.可吸收材料**

是由聚乙烯高分子材料加工而成,在人体中最终降低产物为水、二氧化碳。

主要作用在一些非承重部位骨骨折及后期难以取出内固定的部位,如内后踝骨折,后叉韧带止点撕脱骨折等。其可起一定固定作用,但不能持久,操作需有专用工具。

**6.其他**

钢线克氏针张力带在骨科中应用也较多,可使骨折端获得加压,对于尺骨鹰嘴骨折、锁骨肩峰端骨折及踝部骨折等均有良好疗效。钢丝还可在粉碎性骨折中环扎碎骨片固定。

# 第三节　骨折外固定技术

将骨折的远近两端用骨针或钉穿过，在皮肤外将穿过骨折两端的骨针固定在外固定架上，从而达到使骨折对位和固定的目的，即为外固定架技术。

## 一、作用

(1)能保持骨折端的良好对位。

(2)可牵开骨折两端以延长肢体。

(3)可利用加压技术，促进骨折愈合。

(4)可以纠正早期的成角畸形与旋转畸形。

## 二、适应证

(1)开放性骨折及开放性骨折患者的转送，方便伤口处理。

(2)治疗骨不连。

(3)肢体延长术。

(4)多段骨折。

(5)不稳定的粉碎骨折。

(6)关节融合术。

## 三、夹板固定

传统的中医采用局部夹板固定，可以随时调节松紧度。治疗多数较稳定的四肢长管状骨骨折，特别是上肢骨折和部分小腿骨折，效果比较好。但由于受到历史条件的限制，各家往往凭自己的经验治疗，缺乏对局部病理生理和病理解剖的了解，有些骨折的治疗效果不够满意。中西医结合治疗骨折是在发掘中医传统方法的基础上，应用现代医学科学手段进行研究整理发展起来的。无论在手法复位和小夹板固定方面的研究都取得了很大的成绩。目前主要用柳木夹板和杉木皮夹板固定，并根据骨折的类型、局部解剖特点和生物力学的原则，应用各种加压垫，提高了骨折局部的固定效果，有利于功能活动，并发症少。由于小夹板是通过皮肤、肌肉等软组织作用到骨折局部，固定效果有限，管理不好易发生再移位。不适用于治疗一些不稳定的长骨干骨折和关节部的骨折，尤其是下肢骨折、多发骨折和陈旧骨折。

### (一)夹板固定的作用机制

#### 1.扎带、夹板、压垫的外部作用力

扎带的约束力是局部外固定力的基础，这种作用力通过对夹板、压垫和软组织传导到骨折段或骨折端，可以有效对抗骨折发生再移位。如三垫固定的挤压杠杆力可防止骨折发生成角移位；二垫固定的挤压剪切力可防止骨折发生侧方移位。总之，用扎带、夹板、压垫可防止骨折发生侧方、成角移位，配合持续骨牵引能防止骨折端发生重叠移位。

#### 2.肌肉收缩的内在动力

夹板固定一般不超过上下关节，因此不影响关节屈伸活动，并可早期进行功能锻炼，肌肉纵向收缩活动一方面可使两骨折端产生纵向挤压力，以加强骨折端的紧密接触；另一方面，由

于肌肉收缩时体积膨大,肢体的周径随之增大,可对夹板、压垫产生一定的挤压作用力(骨折端亦承受了由夹板、压垫产生同样大小的反作用力),不仅加强了骨折断端的稳定性,并可起到矫正骨折端残余移位的作用。因此,按照骨折不同类型和移位情况,在相应部位放置适当的压力垫,并保持扎带适当的松紧度,可把肌肉收缩的不利因素转化为对骨折愈合的有利因素。但肌肉收缩活动必须在医护人员的指导下进行,否则会引起骨折再移位。也就是说,必须根据骨折类型、部位、病程的不同阶段和患者不同年龄等进行不同方式的练功活动。

3.置伤肢于与移位倾向相反的位置

肢体骨折后的移位,可由暴力作用的方向、肌肉牵拉和远端肢体的重力等因素引起。即使骨折复位后,这种移位倾向仍然存在。因此应将肢体置于逆损伤机制方向的位置,防止骨折再移位。

**(二)夹板固定的适应证和禁忌证**

1.适应证

(1)四肢闭合性骨折(包括关节内和近关节处骨折经手法整复成功者);股骨干骨折因肌肉发达,必须配合骨牵引。

(2)四肢开放性骨折,创面小或经处理闭合伤口者。

(3)陈旧性四肢骨折运用手法整复成功者。

2.禁忌证

(1)较严重的开放骨折。

(2)难以整复的关节内骨折,如胫骨髁间隆突骨折等。

(3)肢体肿胀严重伴有水疱者。

(4)难以固定的骨折,如髌骨、股骨颈、骨盆骨折等。

(5)伤肢远端脉搏微弱,末梢血循环较差,或伴有动脉、静脉损伤者。

**(三)固定垫**

固定垫又称压垫,一般要放在夹板与皮肤之间。利用固定垫所产生的压力或杠杆力,作用于骨折部,以维持骨折断端在复位后的良好位置。固定垫必须质地柔软,并具有一定的韧性和弹性,能维持一定的形态,有一定的支持力,能吸水,可散热,对皮肤无刺激。可选用毛边纸、棉花、棉毡等材料制作(内放金属纱网等)。固定垫的形态、厚薄、大小应根据骨折的部位、类型、移位情况而定。其形态必须与肢体外形相吻合,以维持压力平衡。压垫安放的位置必须准确,否则会起相反作用,使骨折端发生再移位。

使用固定垫时,应根据骨折类型、移位情况在适当的位置放置,常用的固定垫放置法有一垫固定法、两垫固定法及三垫固定法。

**(四)扎带**

扎带的束力是夹板外固定力的来源,扎带的松紧度要适宜。过松则固定力不够,过紧则引起肢体肿胀,压伤皮肤,严重者发生肢体缺血坏死。临床常用宽 1～2cm 布带,将夹板安置妥后,依次捆扎中间、远端、近端,缠绕两周后打活结于夹板的前侧或外侧,便于松紧检查。捆扎后要求能提起扎带在夹板上下移动 1cm,即扎带的拉力为 800g 左右,此松紧度较为适宜。

### (五)夹板固定后注意事项

(1)抬高患肢,以利肿胀消退。

(2)密切观察伤肢的血运情况,特别是固定后 3～4 天内更应注意观察肢端皮肤颜色、温度、感觉及肿胀程度。如发现肢端肿胀、疼痛、温度下降、颜色紫暗、麻木、伸屈活动障碍并伴剧痛者,应及时处理。切勿误认为是骨折引起的疼痛,否则有发生缺血坏死的危险。

(3)注意询问骨骼突出处有无灼痛感,如患者持续性疼痛,则应解除夹板进行检查,以防压迫性溃疡发生。

(4)注意经常调节扎带的松紧度,一般在 4 天内,因复位继发损伤,局部损伤性炎症反应,夹板固定后静脉回流受阻,组织间隙内压有上升的趋势,可适当放松扎带,改善血液循环。以后组织间隙内压下降,血循环改善,扎带松弛时应及时调整扎带的松紧度,保持 1cm 的正常移动度。

(5)定期进行 X 线检查,了解骨折是否发生再移位,特别是在两周以内要经常检查,如有移位及时处理。

(6)指导患者进行合理的功能锻炼,并将固定后的注意事项及练功方法向患者及家属交代清楚,取得患者的合作,方能取得良好的治疗效果。

### (六)夹板固定的时间

夹板固定时间的长短,应根据骨折临床愈合的具体情况而定。达到骨折临床愈合标准,方可解除夹板固定。

## 四、石膏固定

传统的石膏固定由于其塑形性能好、价格便宜、使用方便,至今仍不失为平时及战时骨科外固定的良好材料。外固定的石膏具有微孔,有透气及吸收分泌物性能,对皮肤无不良反应,适用于骨关节损伤及骨关节手术后的外固定。石膏固定也是骨科医生必须熟悉掌握的一项外固定技术。

### (一)目的及适应情况

(1)维持正复后的位置。

(2)防止邻近关节活动时可以移动断端的骨折发生移位。

(3)一侧断端容易发生无菌坏死者,应予固定。

(4)宜负重以刺激骨折愈合者,如长骨骨折之延迟连接,应予固定。

(5)战伤中便于转运,并防止骨折移位。

(6)限于条件,无法采用其他方法治疗者。

石膏应用要点:石膏应用不当,可能导致非手术疗法治疗骨折的失败,应予注意。

### (二)无衬垫石膏与衬垫石膏

#### 1.无衬垫石膏

应用时,注意石膏卷带不能拉紧或反折,以免过紧,影响循环。下列情况,估计软组织肿胀较不明显时可以采用。

(1)腕舟骨骨折。

(2)第 1 掌骨基部骨折脱位。

(3)桡骨下端骨折。

(4)肿胀已消退,或已初步愈合更换石膏者。

(5)新近骨折复位良好,或极少移位,且软组织损伤较轻者。

2.衬垫石膏

(1)衬垫稍有弹性,能保持固定,又不会因组织的稍有消肿而变松。下列情况可以采用:①肢体手术后预计将有反应者;②创伤后软组织损伤较重者;③伴发急性炎症而需固定者。

(2)应用要点:①应事先选择成形速度合适的石膏,预计并研究肢体重力作用,需用整复及扶持力量,如何整复及如何维持位置。②整复后,由助手扶持,术者自上石膏。③先固定必须固定的部分,在未成形前仍可维持及矫正位置。成形后,再妥善完成全部石膏型。④应用衬垫石膏时,衬垫宜光滑、平整,厚度适当。⑤不能包缠过紧,但也不宜过松。⑥厚薄均匀,不宜骨折处特厚、上下端过松或太薄。⑦如不合适,应予拆换。

### (三)石膏绷带的用法

使用时将石膏绷带卷平放在 30～40℃温水桶内,待气泡出净后取出,以手握其两端,挤去多余水分,即可使用。石膏在水中不可浸泡过久,或从水中取出后放置时间过长,否则石膏很快变硬,如勉强使用,各层石膏绷带将不能互相凝固成为一个整体,因而影响固定效果。

### (四)石膏绷带内的衬垫

为了保护骨隆突部的皮肤和其他软组织不受压致伤,包扎石膏前必须先放好衬垫,常用的衬垫有棉纸、棉垫、棉花等。根据衬垫多少,可分为有衬垫石膏和无衬垫石膏。有衬垫石膏衬垫较多,即将整个肢体先用棉花或棉纸自上而下全部包好,然后外面包石膏绷带。患者较为舒适,但固定效果略差,多在手术后做固定用。无衬垫石膏,需在骨突处放置衬垫,其他部位不放。无衬垫石膏固定效果较好,石膏绷带与皮肤直接接触,十分服帖。但骨折后因肢体肿胀,容易引起血循环障碍或压伤皮肤。

### (五)石膏绷带固定的操作步骤

1.包扎前准备

(1)材料准备:包扎石膏绷带前将一切应备置的材料和设备准备齐全,避免延误时间,影响石膏固定效果。做石膏条用长桌或铺垫要清拭干净。根据包扎石膏部位不同需用多少石膏绷带要预先估计好,使用多少打开多少,避免浪费。水温一般以 40℃为宜,切勿过热,以免石膏绷带凝结过快,影响石膏塑形质量。如无热水,亦可用自来水或常温水浸泡,其优点是取之方便,石膏塑形好。盛水量一定要充足,尤其是在打大型石膏时。防止水量过少石膏粉溶于水达饱和状态而影响石膏质量及效果。其他打石膏用具如普通剪刀、线织纱套、棉垫及绷带等要准备齐全。

(2)局部准备:如皮肤有污物,应作清拭处理,保持干净清洁。如有擦皮伤应以轻拭消毒处理。有伤口者应更换新敷料。

(3)人员准备:包扎石膏是一个集体项目,尤其是在包扎大型石膏时,各人要有明确分工,密切配合,才能保证石膏固定质量。大型石膏固定一定要由一人负责指挥并包扎,一到两人负责保持关节功能位置,一人浸泡石膏绷带并制作石膏条带。

2.操作步骤

(1)体位:将患肢置于功能位(或特殊要求体位)。如患肢无法维持所要求体位,则需有相应的器具,如牵引器、石膏床等,或有专人扶持。

(2)保护骨突部位:在骨突部位放置棉花或棉纸。

(3)制作石膏条:在包扎石膏绷带时,先做石膏条,放在肢体一定的部位,加强石膏绷带某些部位的强度。方法是在桌面上或平板上,按所需要长度和宽度,往返折叠6~8层,每层石膏绷带间必须抹平,勿形成皱褶。也可不用石膏条,在包扎过程中,可在石膏容易折断处或需加强部位,按肢体纵轴方向,往返折叠数层,以加强石膏的坚固性。

(4)石膏托的应用:将石膏托置于需要固定的部位,于关节部位避免石膏皱褶,迅速将石膏用手掌抹平,使其紧贴皮肤。对单纯石膏托固定者,按体形加以塑形。此时,内层先用石膏绷带包扎,外层则用干纱布绷带包扎。包扎时一般在肢体近端缠绕两层,然后再一圈压一圈地环状缠绕,后圈压在前圈的1/3~1/2处,依序达肢体的远端。于关节弯曲部勿包扎过紧,必要时应横向将绷带剪开适当宽度,以防边缘处的条索状绷带造成压迫。对需用双石膏托固定者,依前法再做一石膏托,置于前者相对的部位,纱布绷带缠绕两者之间。

(5)包扎石膏的基本方法:环绕包扎时,一般由肢体的近端向远端缠绕,且以滚动方式进行,切不可拉紧绷带,以免造成肢体血液循环障碍。在缠绕的过程中,必须保持石膏绷带的平整,切勿形成皱褶,尤其在第1、第2层更应注意。由于肢体的上下粗细不等,当需向上或向下移动绷带时,要提起绷带的松弛部并向肢体的后方折叠,不可翻转绷带。操作时要迅速、敏捷、准确,两手互相配合,即一手缠绕石膏绷带,另一手朝相反方向抹平。使每层石膏紧密贴合,勿留空间,石膏的上下边缘及关节部要适当加厚,以增强其固定作用。整个石膏的厚度,以不致折裂为原则,一般应为8~12层。最后将石膏表面抹平,并按肢体的外形或骨折复位的要求加以塑形。因石膏易于成形,必须在成形前数分钟内完成,否则不仅达不到治疗目的,反而易使石膏损坏。对超过固定范围部分和影响关节活动部分(不需要固定关节),应加以修整。边缘处如石膏嵌压过紧,可将内层石膏拖起,并适当切开。对髋人字石膏、蛙式石膏,应在会阴部留有较大空隙。最后用色笔在显著位置标记诊断及日期。有创面者应将创面的位置标明,以备开窗。

### (六)石膏固定后注意事项

(1)要维持石膏固定位置直至石膏完全凝固时再予搬动。搬动时关节部位要托起,防止折断,如折断时应及时修补。

(2)患者回病房后应抬高患肢,防止肿胀。

(3)要密切观察肢体远端血循环、感觉和运动,如有剧痛、麻木或血循环障碍等情况,应及时将石膏全层剖开松解。

(4)肢体肿胀消退后,如石膏固定太松,已失去固定作用时,应予更换。如为骨折,更换时为防止移位,可将筒形石膏两侧纵行剖开,切割成前后两半,前侧部分可为管形石膏周径1/3,后半部为2/3,切割剖开后将石膏与肢体形成空隙部以恢复原位,外面再以石膏绷带卷缠绕固定,以避免全部拆除石膏重新更换时骨折发生再移位。

(5)石膏本身并无保暖功能,天气寒冷时应注意保温,特别是石膏固定后转送路程中或外出时应防止冻伤。

## 五、牵引疗法

牵引是通过加载在脊柱、四肢的作用力与反作用力使局部产生牵拉力,从而达到骨折脱位复位固定,矫正某些畸形,缓解局部压力以达到治疗某些疾病的目的。依牵引部位不同可分为颈椎牵引、腰椎牵引、上肢牵引和下肢牵引等。按牵引方法不同可分为皮牵引、骨牵引、吊带牵引。依牵引时间不同分为间断牵引和持续牵引。

### (一)皮肤牵引

凡牵引力通过对皮肤的牵拉而使作用力最终达到患处,并使其复位、固定与休息的技术,称为皮肤牵引。此法对患肢基本无损伤,痛苦少,无穿针感染之危险。由于皮肤本身所承受力量有限,同时胶布对皮肤黏着不持久,故其适应范围有一定的局限性。

1.适应证

(1)肱骨髁上骨折或肱骨干骨折,肿胀严重,血运有障碍,桡动脉搏动不清,伴有神经损伤需观察的病例,可做上肢皮肤牵引。

(2)3～6岁儿童股骨干骨折、不能耐受手术的老年人粗隆部骨折及人工髋关节置换术后可做下肢皮肤牵引。

(3)3岁以下儿童股骨干骨折,采用垂直悬吊牵引(Bryant)法。

2.禁忌证

对胶布有过敏史;皮肤有损伤或皮炎者;肢体有血循环障碍者,如静脉曲张、慢性溃疡、血管硬化及栓塞等;骨折严重错位需用重力牵引者。

3.牵引方法

(1)按肢体的粗细和长度,将胶布剪成相应宽度(一般与扩张板宽度一致),并撕成长条,其长度应根据骨折平面而定,即骨折线以下肢体长度与扩张板长度两倍之和。

(2)将扩张板粘于胶布中央,但应稍偏内侧2～3cm,并在扩张板中央孔处将胶布钻孔,穿入牵引绳,于板之内侧面打结,防止牵引绳滑脱。

(3)防止胶布粘卷,术者将胶布两端按三等分或两等分撕成叉状,其长度为一侧胶布全长的1/3～1/2。

(4)在助手协助下,骨突处放置纱布,术者先持胶布较长的一端平整贴于大腿或小腿外侧,并使扩张板与足底保持两横指的距离,然后将胶布的另一端贴于内侧,注意两端长度相一致,以保证扩张板处于水平位置。

(5)用绷带缠绕,将胶布平整地固定于肢体上。勿使过紧,以防影响血液循环。

(6)将肢体置于牵引架上,根据骨折对位要求调整滑车的位置及牵引方向。

(7)腘窝及跟腱处应垫棉垫,切勿悬空。

(8)牵引重量根据骨折类型、移位程度及肌肉发达情况而定,小儿宜轻,成人宜重,但不能超过5kg。

4.注意事项

(1)儿童垂直悬吊牵引因肢体远端高出心脏水平太多,可出现肢体远端供血不足,牵引中应注意肢体血运及感觉情况。

(2)个别人对胶布过敏,可改用泡沫塑料海绵垫及尼龙扣锁做皮肤牵引。

### (二)骨牵引

通过骨骼穿骨圆针进行持续牵引,牵引力较大,一般适用于成人。主要的骨牵引有尺骨鹰嘴牵引、股骨髁上牵引、胫骨结节牵引、跟骨牵引、颅骨牵引、头环牵引及头盆环牵引。

**1.适应证**

(1)成年人长骨不稳定性骨折(斜行、粉碎)与肌肉强大容易移位的骨折。

(2)骨折部皮肤损伤、擦伤、烧伤、部分软组织缺损或有伤口时。

(3)开放骨折感染或战伤骨折。

(4)伤员合并胸、腹或骨盆部损伤者须密切观察而肢体不宜做其他固定者。

(5)肢体合并血循障碍(如小儿肱骨髁上骨折)暂时不宜做其他固定者。

**2.禁忌证**

(1)穿针处有炎症或开放创伤污染严重者。

(2)牵引部位骨骼有病变及严重骨质疏松者。

(3)牵引局部需要切开复位者。

**3.骨牵引前的准备**

(1)骨牵引器械:穿刺针和牵引弓及其他牵引装置。穿刺针有克氏针和斯氏针之分。克氏针细、光滑,容易穿过骨质,软组织损伤和感染的概率相对较低,但如牵引弓选用不当,会造成旋转,对骨质疏松患者有切割作用,应选用张力性牵引弓与之相匹配;斯氏针相对较粗,分为光滑和带螺纹两种,不需张力性牵引弓便可保持稳定性。

(2)牵引弓:主要有马蹄形牵引弓、张力牵引弓及颅骨牵引弓等。马蹄形牵引弓主要适用于斯氏针牵引,张力牵引弓适用于克氏针牵引,颅骨牵引弓用于颈椎骨折与脱位。

(3)局部麻醉用品:备好 10~20mL 空针,0.5%~1% 普鲁卡因 10~20mL。

(4)皮肤消毒剂:一般用 2% 碘酊及 75% 酒精。

(5)其他:2% 甲紫(龙胆紫)及棉棒等。

(6)患者准备:患肢皮肤准备,将患肢穿针部位用肥皂水洗净擦干,将患肢置于勃朗架上,或置于适当位置。

### (三)肢体各部位骨骼牵引学

**1.颅骨牵引**

(1)适应证:颈椎骨折、脱位。

(2)操作方法:患者仰卧,头下枕一沙袋,剃光头发,用肥皂水洗净擦干,用甲紫在头顶正中画一前后矢状线,再以两侧外耳孔为标记,经头顶画一额状线,两线在头顶相交为中点。张开颅骨牵引弓两臂,使两臂的钉齿落于距中点两侧等距离的额状线上,该处即为颅骨钻孔部位;另一方法是由两侧眉弓外缘向颅顶画两条平行的矢状线,两线与上述额状线相交的左右两点,为钻孔的位置。以甲紫标记,常规消毒,铺无菌巾,局部麻醉后,用尖刀在两点处各作一长约1cm 横切口,深达骨膜,止血,用有安全隔板的钻头在颅骨表面斜向内侧约 45°角,以手摇钻钻透颅骨外板(成人约 4mm,儿童为 3mm)。注意防止穿过颅骨内板伤及脑组织。然后将牵引弓两钉齿插入骨孔内,拧紧牵引弓螺丝钮,使牵引弓钉齿固定牢靠,缝合切口并用酒精纱布覆盖伤口。牵引弓系牵引绳并通过滑车,抬高床头进行牵引。牵引重量一般第1、第2颈椎为4kg,以后每下一椎体增加1kg复位后其维持牵引重量一般为3～4kg。为了防止牵引弓滑脱,于牵引后第1、第2天内,每天将牵引弓的螺丝加紧一扣。

2.尺骨鹰嘴牵引

(1)适应证:适用于难以复位或肿胀严重的肱骨髁上骨折和髁间骨折、粉碎性肱骨下端骨折、移位严重的肱骨干大斜形骨折或开放性骨折。

(2)操作方法:患者仰卧位,屈肘90°,前臂中立位,常规皮肤消毒铺巾,在尺骨鹰嘴下2cm,尺骨嵴旁开一横指处,即为穿针部位,甲紫标记,局麻后,将克氏针自内向外刺入直达骨骼,注意避开尺神经,将克氏针垂直钻入并穿出对侧皮肤,使外露的克氏针两侧相等,以酒精纱布覆盖针眼处,安装牵引弓进行牵引。儿童可用大号巾钳代替克氏针直接牵引。牵引重量一般为2～4kg。

3.拇指及其他四指牵引

(1)适应证:多用于拇指掌骨及其他掌骨或近节指骨不稳定性骨折。通过手法复位与夹板固定,骨折仍不稳定者,应改为骨牵引。

(2)操作方法:常规皮肤消毒后铺巾,在臂丛麻醉或局部麻醉下,将一细克氏针穿过拇指远节指骨,先以手法整复,用石膏管型将前臂、手腕和拇指腕掌关节固定于功能位,然后用"U"形粗铁丝固定于拇指石膏管型两侧待石膏干涸后,以小型牵引弓(钢丝制成)拉住克氏针,用橡皮圈的一端系于牵引弓上,一端套在"U"形铁丝顶端之凹陷处,进行牵引。如果牵引力不足,可拉紧或更换橡皮圈。其他四指牵引法按拇指操作方法穿出细克氏针,安放好牵引弓,棉垫保护好手腕及前臂,再将"T"形铝质夹板用石膏绷带固定于前臂腕部掌侧,保持腕关节、掌指关节功能位,在前臂石膏管型的掌侧放铱铁丝钩,石膏凝固后,将铝板弯成适当形状,将伤指放上,再用橡皮圈连接牵引弓及铁丝钩进行牵引。为了减少摩擦力,可在橡皮圈与石膏之间放一撑木。

4.股骨下端牵引

(1)适应证:股骨干骨折、粗隆间骨折、髋关节脱位、骶髂关节脱位、骨盆骨折向上移位、髋关节手术前需要松解粘连者。

(2)操作方法:患者仰卧位,伤肢置于牵引架上,使膝关节屈曲4°,常规消毒铺巾,局部麻醉后,在内收肌结节上2cm处标记穿针的部位,此点适于股骨下端前后之中点。向上接紧皮肤,以克氏针穿入皮肤,直达骨质,掌握骨钻进针方向,徐徐转动手摇钻,当穿过对侧骨皮质时,同样向上拉紧皮肤,以手指压迫针眼处周围皮肤,穿出钢针,使两侧钢针相等,酒精纱布盖好针孔,安装牵引弓进行牵引。穿针时一定要从内向外进针,以免损伤神经血管。穿针的方向应与股骨纵轴成直角,否则钢针两侧负重不平衡,在牵引的过程中,易造成骨折断端成角畸形。牵引重量一般为体重的1/8～1/6,维持量为3～5kg,在此平面稍向远侧部位即为进针点,标记后消毒铺巾,局麻后由外向内进针,以免损伤腓总神经,钢针穿出皮肤后,使两侧钢针相等。酒精纱布保护针眼处,安置牵引弓进行牵引。如用斯氏针作牵引时,必须用手摇钻穿针,禁用锤击,以免骨质劈裂。牵引重量为7～8kg,维持重量为3～5kg。

**5.跟骨牵引**

(1)适应证:胫骨髁部骨折、胫腓骨不稳定性骨折、踝部粉碎性骨折、跟骨骨折向后上移位、膝关节屈曲挛缩畸形等。

(2)操作方法:将伤肢置于牵引架上,小腿远端垫一沙袋使足跟抬高,助手一手握住前足,一手握住小腿下段,维持踝关节中立位。以内踝尖与足跟后下缘连线的中点为穿针处;或者在内踝顶点下3cm处向后画3cm长的垂线,其顶点即穿针处。标记后消毒铺巾,局部麻醉后,以手摇钻将骨圆针自内侧钻入,直达骨质。注意穿针的方向,胫腓骨骨折时,针与踝关节面呈15°,即进针处低,出针处高,有利于恢复胫骨的正常生理弧度。在此角度上进针,穿出骨质与皮外,酒精纱布盖好针眼,安装牵引弓进行牵引。成人最好用骨圆针,因针体较粗,不易拉豁骨质。牵引重量为3~5kg。

**6.肋骨牵引**

(1)适应证:多根多段肋骨骨折造成浮动胸壁,出现反常呼吸时,可采用肋骨牵引。

(2)操作方法:患者仰卧位,常规消毒铺巾,选择浮动胸壁的一根肋骨。局部浸润麻醉后,用无菌巾钳将肋骨夹住,钳子另一端系上牵引绳,进行滑动牵引。牵引重量一般为2~3kg。

**(四)布托牵引**

利用厚布或皮革按局部体形制成各种兜托,托住患部,再用牵引绳通过滑轮连接兜托和重量进行牵引。常用的有以下几种。

**1.颌枕带牵引**

(1)适应证:适用于无截瘫的颈椎骨折脱位、颈间盘突出症及颈椎病等。

(2)操作方法:长端托住上颌,短端牵拉枕后,两带之间再以横带固定,以防牵引带滑脱,布带两端以金属横梁撑开提起,结于牵引绳通过滑轮连接重量砝码进行牵引。牵引重量为此法简便易行,便于更换,不需特别装置。但牵引重量不宜过大,否则影响张口进食,压迫产生溃疡,甚至滑脱至下颌部压迫颈部血管和气管,引起缺血窒息,临床应当注意。

**2.骨盆悬吊牵引**

(1)适应证:耻骨联合分离、骨盆环骨折分离、髂骨翼骨折向外移位、骶髂关节分离等。

(2)操作方法:布兜以长方形厚布制成,其两端各穿一木棍。患者仰卧位,用布兜托住骨盆,以牵引绳分别系住横棍之两端,通过滑轮进行牵引。牵引重量以能使臀部稍离开床面即可。一侧牵引重量为3~5kg。

**3.骨盆牵引带牵引**

(1)适应证:腰椎间盘突出症、神经根受压、腰椎小关节紊乱症。

(2)操作方法:用两条牵引带,一条骨盆带固定骨盆,一条固定胸部,并系在床头上,再以两根牵引绳分别系于骨盆牵引带两侧扣眼,通过床尾滑轮进行牵引。一侧牵引重量为5~15kg。

**(五)注意事项**

(1)经常检查牵引钢针处有无不适,如皮肤绷得过紧可适当切开少许缓张,穿针处如有感染,应设法使之引流通畅,保持皮肤干燥,感染严重时应拔出钢针,改换位置牵引。

(2)牵引重量切勿过重,肢体肿胀消退后,应酌情减轻牵引重量。

(3)牵引开始数日,应透视骨折矫正对位情况,及时调整体位或加小夹板及纸垫矫正。

(4)骨牵引时间一般为 4～8 周。

(5)牵引过程中应鼓励伤员进行功能锻炼,防止伤肢及未牵拉肢体的肌肉萎缩、关节僵硬。

## 六、骨折整复后的稳定性

骨折每因其类型、骨折线、肌肉牵拉作用及软组织(韧带、骨膜、肌肉)的完整性不同,整复后的稳定性亦有差异。一般根据骨折整复后稳定程度将骨折区分为不稳定、稳定及部分稳定等类型,从而选择合适的治疗方法。

不稳定骨折:此类骨折包括长及短骨的螺旋形、斜形及粉碎性骨折。由于骨折形状的特点,如用手法整复,不易维持对位,易再错位。故常需采用持续牵引法整复,使其短缩,维持轴线对位,获得愈合。

在软组织较丰富处的长骨骨折,即使属于形状上稳定的横骨折,例如股骨干横骨折,周围肌肉丰富,手法整复后也不易维持对位,仍属于不稳定类型。

脊柱为畸形骨,其不稳定骨折包括椎体被压缩超过原体积 1/3 以上、骨折半脱位伴有棘间韧带破裂、骨折脱位及分力较大承重的腰 4～腰 5 椎板骨折。肌肉牵拉力量不平衡的骨折也属不稳定型,如尺桡骨骨干骨折,前旋后肌不平衡,或肱骨干三角肌止端正下方斜骨折,均不稳定。

## 七、外固定器固定

应用骨圆针或螺纹钉穿入骨折远近两端骨干上,外用固定器使骨折复位并固定,称为外固定器固定。

### (一)骨外固定的适应证

骨外固定不是治疗骨折的唯一方法,它的应用指征大都是相对的,应按病例具体情况酌情选用。一般说来,骨外固定的适应证可分为公认的和可用的两大类。

1.公认的适应证(最适应于外固定器治疗的情况)

(1)伴有软组织严重伤的四肢开放性骨折,特别是有广泛软组织伤的小腿骨折,AO 学派规定轻度开放性骨折和伤后超过 6～8h 的 Ⅱ 度开放性骨折。

(2)骨折伴有严重烧伤,采用外固定器治疗,既可为骨折提供牢稳固定,也便于创面处理,防止肢体后侧植皮区受压迫。

(3)有广泛软组织挫压伤的闭合性骨折。

(4)骨折需用交腿皮瓣、肌皮瓣、游离带血管蒂皮瓣等修复性手术。

(5)骨折需用牵伸固定保持肢体长度者。

(6)多发性创伤或多发骨折,骨外固定能为受伤的肢体迅速提供保护,便于复苏和处理威胁生命的脏器伤。

(7)需多次搬动(输送)和分期处理的战伤骨折,便于严密观察伤口。

(8)感染性骨折与骨不连,病灶区外穿针固定,有助于控制感染和促进骨愈合。

(9)骨折伴有神经血管伤。

(10)肢体延长、关节加压融合术。

2.可用的适应证

(1)某些骨盆骨折与脱位,骨外固定可给予较好的复位与固定,能控制出血,减轻疼痛与便于翻身。

(2)骨与关节畸形的截骨矫形。

(3)肿瘤根治切除后的骨移植术。

(4)断肢再植术。

(5)骨关节端粉碎性骨折(韧带整复固定术),例如胫骨上、下端粉碎骨折与桡骨下端粉碎骨折。

(6)髌骨与尺骨鹰嘴骨折。

(7)多发性闭合骨折。

(8)合并脑外伤的骨折。

(9)作为非坚强内固定术的补充。

(10)股骨粗隆间骨折、儿童的下肢长骨干骨折。

对一般的长骨闭合性骨折,用骨外固定治疗虽然有效,但鉴于经皮穿针外固定疗法存在各种潜在并发症,用骨外固定治疗闭合性骨折是不适宜的,大都主张限用于其传统治疗方法不能安全有效实施的病例或场合。

**(二)骨外固定的优点**

骨外固定之所以被公认为治疗骨折的方法之一,是由于它具有以下优点。

(1)能为骨折提供良好的固定而无须手术。经皮穿针外固定创伤性小,失血极少,可迅速而容易地将骨折固定。这在有紧急的胸与腹内或颅内伤等多发伤时尤为重要。采用外固定器牢稳地固定骨折,亦有利于减少失血和便于搬动患者做必要的检查或立即手术,以控制威胁生命的有关损伤。

(2)便于处理伤口而不干扰骨折复位固定。在需要保持开放的伤口,便于再清创、敷料更换及观察损伤的组织,也不妨碍中厚皮片、局部移位皮瓣、交腿皮瓣或带血管蒂的复合组织的应用。外固定架因留有足够的空间,还便于逐渐准备创面,以供施行修复手术。

(3)现代的外固定器,可根据治疗需要对骨折断端间施加挤压力、牵伸力或中和力,固定后尚可进行必要的再调整,以矫正力线偏差,对骨施力灵活。

(4)固定的稳定性,主要取决于外固定器的几何构型与材料性能,外固定器和骨组成复合系统后的稳定性可以调整,如增加或减少连接杆和钢针数目,即可改变稳定性。在骨折初期用坚牢固定,这对软组织愈合十分有益;骨折后期可改用弹性固定,以利骨折愈合与重建。固定刚度的可调性是骨外固定突出的优点。

(5)可以早期活动骨折上下的关节。牢稳地固定骨折数日后,疼痛可消失。无痛性早期活动有助于改善血循环,促进肿胀消退与防止肌肉萎缩。早期功能锻炼,有促进骨折愈合和伤肢功能恢复的效果。

(6)骨外固定特别适用于治疗感染性骨折与感染性骨折不连接。局部软组织菲薄或瘢痕广泛的骨折不连接,骨外固定也常是首选的治疗方法,有避免分期手术疗法的优点。

(7)骨外固定便于抬高肢体以利血液循环,可避免压迫肢体后侧组织,这在骨折合并肢体烧伤或皮肤广泛剥脱伤时尤为重要。

(8)易于卸除,无须再次手术摘除固定物。

### (三)骨外固定的缺点

骨外固定作为一种治疗方法,也有它固有的缺点,主要有以下几种。

(1)与石膏和小夹板相比,用外固定器治疗需要经皮穿放钢针或钉,而穿针或钉不仅要求技术,也要求对皮肤与针道护理;针孔处将遗留难看的瘢痕。

(2)外固定器可能笨重,占有一定的空间,不便穿脱衣裤,患者也可能因美学原因不愿接受骨外固定这种治疗。某些患者,甚至对骨外固定有恐惧感。

(3)针道可能发生骨折,这主要发生在用粗钉穿骨固定的病例。

(4)穿针需经越肌肉时,这将影响肌肉收缩活动,使钢针平面下的关节活动受限。

(5)外固定器不像金属内固定能长期放在骨上,钢针松动与针道感染有一定的发生率,针道一旦发生感染,则难以及时采用切开复位和内固定。

### (四)操作方法

各种固定器因结构不同,其操作方法亦各异。现以单侧多功能外固定支架治疗股骨干骨折说明其操作方法。

**1.构造**

定位器、外套管、内套管、外固定模具等整套穿针器具外固定支架包括两端夹块,能做360°旋转的万向关节、延长调节装置等;固定针直径为3～4mm。

**2.操作方法**

在硬膜外麻醉下,患者仰卧位,患肢外展20°～30°。呈中立位。患侧大腿常规消毒铺巾,自股骨大转子顶点至股骨外髁画一连线,在电视 X 线机下确定骨折位置作标志,在所画的连线上于骨折端的两侧各穿上 2 根固定针。第 1 穿刺点距断端 4～5cm 处,将定位器连同外套管(即保护肌肉工作导向管)经切口达骨骼,拔出定位器后用锤轻叩外套管使之固定在骨表面,将内套管插入外套管内,维持套管的正确位置,经内套管用带有定位限制器的电钻钻孔,当钻头钻破一侧皮质进入髓腔内时,停止钻头转动,将钻头推至对侧骨质,根据骨质厚度确定定位限制器的位置并固定于钻头上,继续推进钻头钻孔至对侧骨质,这样不易损伤软组织,退出钻头,测出固定针进入的深度,外套管仍置原位并维持之,拔出内套管插入固定针旋入,一般以穿出对侧皮质 2 个螺纹为准。安装外固定器模具,根据模具的孔道在皮肤上做标记,依上法打入第 2 根固定针。

在模具适当位置穿入第 3、第 4 根固定针,这 4 根针以相平行为准。取下外固定器模具,拔出 4 根针的外套管,将外固定器的两端夹块的锁钮放松,两端的万向关节能做360°旋转,延长器能自由伸缩,变换长度。将固定针置于两端夹块的孔道内旋紧锁钮使之牢固夹紧,注意外固定器放置于离皮肤 1cm 处。在电视 X 线机透视下,牵引患肢的同时,用手法或用复位钳夹紧外固定器两端的夹块,操纵骨段矫正各种移位,整复骨折直至对线对位满意后,立即将两侧万向关节的锁钮及延长调节装置的锁钮旋紧,手术完成。

**3.注意事项**

外固定器术后适当给抗生素,以防感染。开放性骨折要按常规治疗方法进行。针眼皮肤护理是极其重要的,术后第 2 天更换敷料,清洁皮肤,每天两次用 75% 酒精滴于针眼处,下肢术后均在腘窝处垫薄枕使膝关节屈曲 20°～30°,鼓励患者进行股四头肌锻炼,并主动和被动活动骨折远近端关节,防止肌肉萎缩和关节僵硬。下肢骨折患者在医生指导下可扶双拐行走,并要及时进行 X 线检查,以了解骨折端对位情况,如发生移位,及时调节外固定器予以矫正。当 X 线片显示骨折线模糊、有骨痂时,可将延长调节器的锁钮放松,并鼓励患者逐渐用患肢负重,扶单拐而后无拐行走;当达到临床愈合期,X 线片示有连续骨痂形成时,可拆除外固定器,拔除固定针,针眼处用酒精纱布覆盖,1 周即可愈合。

# 第四节　牵引技术

牵引技术是利用牵引力和反牵引力,作用于骨折部位,以达到复位或维持复位的目的。

## 一、皮肤牵引

皮肤牵引的牵引力较小,适用于小儿股骨骨折的牵引治疗、肱骨不稳定性骨折的牵引或肱骨骨折的外展架上的牵引及成人下肢骨骼牵引的辅助牵引等。但皮肤有损伤、炎症或对胶布过敏者,禁用皮肤牵引。皮肤牵引的设备要求简单,仅用胶布、扩张板、重锤、绷带、牵引绳和床头牵引架及床脚垫高用的木垫等。手指的皮肤牵引多用橡皮筋牵拉。

皮肤牵引是指借助胶布贴于伤肢皮肤上,利用肌肉在骨骼上的附着点,将牵引力传递到骨骼上。胶布远侧端粘扩张板,于扩张板中心钻孔穿绳打结,再通过牵引架的滑轮装置,并悬吊适当的重量进行持续皮肤牵引。另有一种皮套牵引,原理相近,牵引重量略轻于皮肤牵引。

皮肤牵引应注意以下几点。

(1)适用于小儿及年老体弱者,皮肤必须完好、清洁。3 岁以下儿童下肢骨折时行双下肢悬吊牵引。

(2)牵引重量一般不超过 5kg,否则牵引的力量过大,易伤皮肤或起水疱,影响继续牵引。

(3)一般胶布牵引时间为 2～3 周,时间过长则因皮肤上皮脱落而影响胶布粘着。如需继续牵引,应更换新胶布维持牵引。

(4)牵引期间应定时检查伤肢长度及牵引的胶布粘贴情况,及时调整重量和体位,防止过度牵引。

(5)应注意粘贴胶布的部位及长度要适当,不得超过骨折线。胶布要平整无皱,不能贴于踝上,内外踝应加软垫以免压疮。包缠绷带不能压迫腓骨头颈部,不能扭转。以免压迫引起腓总神经麻痹。

## 二、骨牵引

骨骼牵引的力量较大,可持续牵引较长时间,且能有效地调节牵引重量和方向,因而有较好的牵引效果。骨牵引因牵引力直接作用于骨折端,较皮肤牵引力大 5～6 倍,能更好地对抗肢体肌肉痉挛或收缩。在牵引的同时还可在局部加用小夹板固定矫正骨折端的侧方移位,调整牵引肢体的体位可纠正骨折的旋转移位,并纠正成角畸形。

### (一)适应证

(1)成人长骨不稳定性骨折(如斜形、螺旋形及粉碎性骨折),因肌肉强大而容易移位的骨折(如股骨、胫骨、骨盆、颈椎)。

(2)骨折部的皮肤有损伤、擦伤、烧伤、部分软组织缺损或有伤口者。

(3)开放性骨折感染者。

(4)合并有胸、腹或骨盆部损伤,需密切观察而肢体不宜做其他固定者。

(5)肢体合并血循环障碍(如小儿肱骨髁上骨折暂不宜做其他固定者)。

**(二)牵引用具**

(1)局部麻醉和切开手术用具。

(2)穿针用具,如手摇钻、克氏针等。

(3)骨圆针、牵引弓、颅骨牵引钳、马蹄式牵引弓、冰钳式牵引弓。

**(三)常用牵引方法**

1.尺骨鹰嘴牵引

(1)适应证:肱骨髁上骨折,肱骨髁间粉碎性骨折移位和局部肿胀较严重,不能立即复位固定者。

(2)操作步骤:肘关节屈曲90°,前臂中立位。尺骨鹰嘴顶点下3cm处画一条与尺骨背侧缘垂直的线,在尺骨背侧缘两侧2cm处,各画一条与尺骨背侧缘相平行的直线,与尺骨背侧缘的垂直线相交点即牵引针由内向外的进出点。助手牵引提起上肢,消毒皮肤,局麻后,将固定在手摇钻上的克氏针从内侧标记点刺入到尺骨,转动手摇钻穿过尺骨鹰嘴,再钻向外侧标记点。小儿在此处做骨牵引,可用手术室用的大号手术钳,在尺骨鹰嘴下方骨嵴两侧穿入皮肤,夹入骨皮质内,即可做持续骨牵引用。

(3)注意事项:①正确选择进针点,由内向外穿针,避免损伤尺神经。若因肘部肿胀严重,鹰嘴部插入克氏针有困难可在尺骨喙突平面或距尺骨鹰嘴3cm处拧入螺丝钉进行骨牵引。②因局部肿胀,尺骨嵴摸不清楚,进针点过高或过低,牵引针钻入关节腔或反穿过皮下组织,摸清尺骨鹰嘴按要求认真定位确定穿针点多可避免。

2.股骨髁上牵引

(1)适应证:①骨盆骨折有骶髂关节脱位,半侧骨盆上移。②髋关节中心性脱位和陈旧性髋关节脱位。③股骨下1/3骨折。④胫骨结节牵引的牵引针松动,或针道感染,需改变牵引部位者。

(2)操作步骤:将患肢置于托马斯(Thomas)架或布朗(Braun)架上,使膝关节屈曲40°,在髌骨上缘引一横线,再沿股骨内髁最高点和腓骨小头前缘各向上述横线引一条垂线,两相交点即为针由内向外的进出点,用甲紫标记牵引点。皮肤消毒,局部麻醉后,从大腿内侧标记点用刀切开皮肤,稍向近侧牵压切口上皮肤,刺入斯氏针,直达骨骼,使斯氏针保持水平位置,锤击骨圆针尾部,使其通过骨端骨松质,穿出对侧骨皮质,再穿过对侧软组织和皮肤。用刀尖于出口上下稍切开,远侧稍大。待骨圆针露出两侧皮外距离相等时,停止锤击,在骨圆针上套上牵引弓,系上重量进行牵引。

3.胫骨结节牵引

(1)适应证:①成人新鲜股骨干骨折。②7岁以上儿童股骨干骨折。③已感染的股骨干骨折。④髋关节中心性脱位和旧性髋关节脱位。⑤骨盆环骨折。⑥股骨髁上牵引针道感染需改换牵引部位者。

（2）操作步骤：将伤肢放在勃朗氏架上，助手用手牵引踝部固定伤肢，以减少伤员痛苦和防止继发性损伤。自胫骨结节向下 1cm 画一条与胫骨结节纵轴垂直的横线，在纵轴两侧各 3cm 左右处，画两条与纵轴线平行的纵线与横线相交，即骨圆针进出点。此牵引技术的方法和牵引重量，均与股骨髁上牵引技术相同。值得注意的是，进针应在外侧，需防止损伤腓总神经。

4.跟骨牵引

（1）适应证：①胫腓骨不稳定性骨折。②胫腓骨开放性骨折。③某些踝关节开放性骨折脱位。④某些跟骨骨折。⑤已感染的胫腓骨、跟骨开放性骨折。

（2）操作步骤：将踝关节保持中立位，自内踝下端到足跟后下缘连线的中点即为进针标记点，消毒、铺巾、局部麻醉后，用 3mm 骨圆针从内侧标记点刺到跟骨，手持针保持水平位并与跟骨垂直，手锤击针尾，将针穿过跟骨并从外侧皮肤穿出（针外侧应高于内侧 1cm），使牵引针两端外露部分等长。用布巾钳拉平皮肤，安装牵引弓，在勃朗架上进行牵引，一般成人的牵引重量为 4～6kg。

5.颅骨牵引

目前临床使用的颅骨牵引，大多由 Crutchield 牵引器（1993）发展而来，有小弓、大弓和 Gardner Wells 弓，而国内最常用的是 Crutchfield 小弓。故本节重点介绍小弓的操作方法。

（1）适应证：①颈椎骨折脱位，需持续牵引进行复位固定。颈椎脱位伴关节突交锁者，单用此法，常难达到复位目的。②颈椎结核、肿瘤等所引起的颈椎成角畸形，需矫正畸形者。③某些因素致颈椎不稳，为使颈椎术前术后保持稳定者。

（2）操作步骤：剃去头发，仰卧位，头部两侧用砂袋固定。用 2% 甲紫在两侧乳突之间画一条冠状线；再自鼻尖到枕外粗隆画一条矢状线。颅骨牵引弓的中心部对准两线的交点，两端钩尖放在横线上充分撑开牵引弓，钩尖所在横线上的落点作为切口标记。用 1% 利多鲁卡因在标记点处进行麻醉（直至骨膜），在两标记点各做个小切口（横竖均可），直至骨膜，并略做剥离，用颅骨标记点钻孔。钻孔时应使钻头的方向与牵引弓钩尖的方向一致（即向头中心钻入），用 3mm 钻头，套上安全帽，仅钻入颅骨外板，此时板障有出血。钻孔后安装颅骨牵引弓，并拧紧牵引弓螺丝，应防止松脱或向内挤紧刺入颅内。牵引弓系结牵引绳。通过床头滑轮进行牵引。

床头抬高 20cm 左右，作为对抗牵引。牵引重量要根据颈椎骨折和脱位情况决定，一般为 6～8kg。如伴有小关节交锁，重量可加到 12.5～15kg，同时将头稍呈屈曲位，以利复位。如经床边 X 线照片证实颈椎骨折、脱位已复位，应立即在颈部和两肩之下垫以薄枕头，使头颈稍呈伸展位。同时应立即减轻牵引重量至 2～3kg，改为维持牵引。

6.头环牵引

是一种治疗急性脊柱损伤的理想牵引治疗方法。脊柱骨折或脱位的整复、随后的手术治疗及非手术治疗的固定，均可使用此牵引。

操作步骤术前要检查全部所需器材和物品，其中包括 4 个定位固定钢针、2 只钻头、4 个头颅钢针及 5 个直径不同的头环。

（1）用手或木制枕头将患者的头颈垫好固定。4 个头颅针部位的头发要剪整齐，并进行消毒铺单。

（2）头颅钢针的位置存眼眉外 1/3 的上方 1cm 处和耳上 1cm 的近乳突处。

（3）选择一个无菌头环，套于头颅使其周围间隙约为 15cm 用 4 个固定针固定，一般常用 2 号头环。

（4）头环套于头颅的位置，恰好是选择钻孔为头颅钢针固定的位置，并用 4 个头环固定钢针固定。

（5）将全部头颅钢针钻孔部位均进行局部麻醉，3～5min 后即可进行头颅钢针固定。

（6）不必行皮肤切口，将螺丝颅骨钢针经头环孔钻进头皮及颅骨外板。

（7）4 根颅骨钢针以对角为序，用同样压力扭紧固定，用头环牵引弓系绳，经过滑轮进行牵引。同时将患者的床头抬高。

（8）术后处理：颅骨钢针进入皮肤部涂上无菌油膏，以防感染。摄颅骨 X 线片检查，以保证颅骨钢针不进入颅骨内板。术后前几天每天复查，适当扭紧颅骨钢针，但不必扭得过紧。若颅骨钢针发生松动或钻得过深，可改换颅骨钢针固定的位置。

7.头胸固定架

患者在座位姿势下装置头胸固定架，急性损伤或瘫痪的患者应仰卧位。固定时间取决于患者年龄、病情等。

## 三、布带牵引

### (一)骨盆带牵引

适应于腰椎间盘突出症及有腰神经根刺激症状者。一种是用骨盆牵引带包扎于骨盆，两侧各一个牵引带，所系重量相等，总重量为 9～10kg，床脚抬高 20～25cm，使人体重量作为对抗持续牵引。另一种方法是利用机械大重量间断牵引，即用固定带将两侧腋部向上固定，做对抗牵引，另一端用骨盆牵引带包托进行牵引，每天牵引 1 次，每次牵引 20～30min，牵引重量先从体重的 1/3 重量开始，逐渐加重牵引重量，可至体重±10%。但腰椎如有明显不稳定者不宜用较大重量牵引，以免加重症状。

### (二)颌枕带牵引

用布带托住下颌及后枕部，通过滑轮及牵引支架，加重量进行牵引，适用于轻度颈椎骨折或脱位、颈椎间盘突出症及神经根性颈椎病等。有两种牵引方法：一为卧床持续牵引，牵引重量一般为 2.5～3kg；二为座位牵引，每日 1 次，每次 20～30min，间断牵引，重量自 6kg 开始。根据每个患者的具体情况，逐渐增加重量，但须注意如有松动不稳者，不宜进行重量较大的牵引，以免加重症状。

### (三)骨盆悬吊牵引

适用于骨盆骨折有明显分离移位者。使用骨盆悬带通过滑轮及牵引支架进行牵引。待 4～6 周解除牵引，进行石膏裤固定。

重量间断牵引，即用固定带将两侧腋部向上固定，做对抗牵引，另一端用骨盆牵引带包托进行牵引，每天牵引 1 次，每次牵引 20～30min，牵引重量先从体重的 1/3 重量开始，逐渐加重牵引重量，可至体重±10%。但腰椎如有明显不稳定者不宜用较大重量牵引，以免加重症状。

# 第五节 股骨头置换术

人工股骨头种类很多,设计在不断改进,材料也在不断改进。临床上应用最广泛的是两种人工股骨头:Moore 型(1950)和 Thompson 型(1902),至今仍在应用。人工股骨头置换具有操作简单方便、关节活动好、可早期下床活动及住院花费少等的优点。但随着时间的推移,并发症不少,主要有髋臼软骨磨损和中心性脱位等,可引起关节疼痛和活动障碍,处理上较困难。随着人工关节技术的进步,全髋关节置换术逐步取代人工股骨头置换的主导地位。原因主要在于:①全髋置换后功能恢复优于股骨头置换;②麻醉技术不断提高,合并重要脏器病变的老年患者(如冠心病、糖尿病等)如今在现代麻醉的配合下已能顺利渡过手术关;③手术技术的提高和配套器械的日益完善,使手术时间缩短,手术创伤减小;④人们生活质量愈高,对术后恢复生活和工作能力的要求愈高。目前,多数业内人士认为,只有在患者年老体弱,手术耐受能力有限,而髋臼没有病损的情形下才选择使用人工股骨头置换。

## 一、适应证

人工股骨头置换的主要适应证是老年人股骨颈骨折。由于股骨颈骨折愈合后,保留有正常血循环和功能的股骨头总比人工股骨头好些。目前由于内固定器械及技术的改进,使股骨颈骨折术后关节可早期活动,治愈率较高。所以对股骨颈新鲜骨折适用内固定治疗者,仍以内固定治疗为宜。新鲜的有移位的股骨颈骨折患者行假体置换的手术适应证,仍有不同见解。其主要适应证有:

(1)股骨头颈粉碎性骨折。

(2)年龄超过 70 岁以上,受伤前仍进行日常生活自理及散步,一般情况不太好,预期年限不超过 10~15 年者可选用人工股骨头置换。

(3)股骨颈骨折复位失败、不能稳定内固定者。

(4)陈旧性股骨颈骨折不愈合,股骨颈部已吸收,而髋臼仍保持正常者可考虑行人工股骨头置换。陈旧性股骨骨折采用人工股骨头置换的疗效比新鲜骨折差。疗效差的主要原因为术后疼痛。陈旧性股骨颈骨折髋关节头臼 X 线表现与术后疼痛有密切关系,头臼出现增生、毛糙不平或关系间隙变窄者,术后疼痛率较高。条件允许时以行全髋节置换为宜。

(5)股骨颈骨折患者不能很好配合治疗者,如偏瘫、帕金森病或精神病患者,行人工股骨头置换可使患者早期起床,减少并发症。

(6)股骨头部良性肿瘤,不宜行刮除植骨者:对于恶性肿瘤转移引起股骨颈病理性骨折,为减轻患者痛苦,可行人工股骨头置换。

对于有严重心和肺方面疾患不能耐受手术者、严重糖尿病患者、髋关节化脓性感染者以及髋臼破坏较重或髋臼已有明显退行性变者,均不宜选用人工股骨头置换术。

## 二、禁忌证

(1)年老体弱,有严重心肺疾患,不能耐受手术者。

(2)严重糖尿病患者。

(3)感染未得到完全控制(髋关节化脓性关节炎或骨髓炎)的患者。

(4)髋臼已有 3 个月以上废用,臼软骨也萎缩、蜕变者。

(5)破坏严重或明显蜕变者。

### 三、术前准备

(1)全面体格检查,了解心、肺、肝、肾功能,进行适当治疗以适应手术要求。

(2)股骨颈骨折者必要时可于术前做皮牵引或胫骨结节牵引,先纠正骨折远端的向上移位和解除髋关节周围肌群挛缩,以便术中复位及减少术后并发症。

(3)术前常规使用预防性抗生素。

(4)常规备皮 3 天,术前夜灌肠,术前 12h 禁食。

(5)选择大小相近的人工股骨头,放在患髋同一平面摄 X 线片,据此选择、准备合适的人工股骨头及较之大、小各一号的股骨头备用。

(6)准备特殊器械:髓腔锉、人工股骨头锤入器、股骨头取出器、股骨头把持器及骨水泥等。

### 四、麻醉

全身麻醉或硬膜外麻醉。

### 五、手术步骤

#### (一)体位

侧俯卧位,患肢在上,患髋屈曲 45°,便于术中各方向活动;根据病情需要,须用前外侧显露途径时,则患者仰卧,患臀垫高。

#### (二)切口与显露

任何途径均可充分显露,可根据患者情况和术者习惯选择。如有髋关节屈曲挛缩,宜用前侧切口,后外侧手术显露途径较简单,损伤小,临床多采用。

#### (三)切开关节囊

显露关节囊后,将关节囊"T"形或"I"形切开,向两侧翻开。并推开股骨颈基底部关节囊,即可充分显露股骨头、颈及基底部。

#### (四)探查及切除股骨头

旋转患肢,探查股骨颈骨折处,可见股骨尖在髋臼内转动,继续屈曲内旋患肢。使股骨颈远折端旋开。显露出留在髋臼内的股骨头的折端。用股骨头取出器钻入头部,拉离髋臼,用剪刀伸入头臼间剪断圆韧带,即可将股骨头取出。测量股骨头直径,并结合术前拍片,选择大小合适的人工股骨头。如系股骨头坏死。则将髋关节内收、内旋、屈曲 90°,使髋关节脱位后用线锯在预定切骨线切除股骨头。清除髋臼内所有的软组织,以纱布填塞止血,将患肢屈曲、内收、内旋使股骨头颈、髓腔显露于手术野。

#### (五)修正股骨颈

切除多余的股骨颈,切线上端起自股骨颈基底上缘。切向内下方,止于小转子上 1.0～1.5cm,保留股骨距,切骨面向前倾斜 5°～10°,以保持人工股骨头植入后的前倾角。切骨后用湿纱布覆盖保护股骨颈周围软组织,在切面纵轴刮一长方形孔,相当于人工股骨头的柄的基部,再用特制的髓腔锉扩大髓腔单相当于假体柄的大小。注意在扩大髓腔过程中要掌握方向,切忌从股骨干侧壁穿出。最后插入股骨头柄检查,切除多余的骨质,以保证假体有切实的机械学的安置与骨性支持。

### (六)安放人工股骨头

将选用的股骨头直接安放在髋臼内,测试是否合适。应与该髋臼大小一致,活动自由,在拔出髋臼时有一定的负压。插入髓腔内的假体柄用骨水泥方法固定。固定之前,应先将人工股骨头柄试行插入髓,复位到髋臼中,检查假体安放位置及人工关活动范围是否合适。如有不当应予补救后再最后固定。在假体选择上,建议使用骨水泥定型,原因是一方面在股骨侧,骨水泥固定假体的远期效果要优于非骨水泥型;另一方面,股颈骨折的患者多为老年骨质疏松者,髓腔条件不适合于非骨水泥生物固定,再说年老患者以早期起床活动为重要目标。

### (七)骨黏固剂(骨水泥)固定

冲洗髓腔,清除所有骨屑、血液及凝块,然后用于纱布填塞止血,务必在干燥环境下填入骨水泥。为不使骨水泥与手套上的血、水及骨屑混合。术者应另换干燥并洁净的手套操作。然后开始调制骨水泥(用第二代骨水泥技术),将调好的骨水泥充填在股骨干髓腔内,下端要超过骨头柄的下端。以保持人工股骨头颈部前倾角的位置下,按上述方法最后锤入人工股骨头,为减少骨水泥单体的吸收中毒,在填入骨水泥前,应在相当了人工股骨头柄下端的股骨干上钻孔,直通髓腔,由此插入一根直径 3mm 的塑料导管使髓腔内气体和骨水泥在聚合过程中释放出的单体从导管排出。假体置入后要持续保持人工股骨头的位置,待骨水泥聚合完成、干涸后(需 10~20min),才能放松,拔出导管。也可从上向下置入一根塑胶管,以便在充填骨水泥过程中,清除血液及气体,随骨水泥填入而逐渐拔出,清除溢出骨外多余的骨水泥。

### (八)复位人工股骨头

牵引肢体,用于指推压人工股骨头。当与髋臼相近时,外旋下肢,使头进入髋臼。也可用滑槽板插入臼内,使人工股骨头沿着斜面滑入髋臼。注意外旋股骨的力量不可过大,以防骨质疏松的患者因旋转暴力导致骨折。复位后可外展、内收髋关节测试,注意活动度及有无脱位倾向。

### (九)安放负压引流,缝合伤口

彻底止血,用生理盐水冲净,然后用线间断缝合关节囊。在人工股骨头附近置入一根负压吸引管,经就近的皮肤上另切一小口将管引出皮外。分层缝合伤口。固定引流管,管口用无菌纱布包好,备术后回病房连接负斥吸引器。

## 六、术中注意事项

### (一)假体的选择

目前临床上较常应用的有 Austine-Moore 型、Thompson 型和双动头型。人工股骨头大小的选择,原则上应与原股骨头等大。其直径可以稍小但不能超过 2mm。过大易致关节间隙狭窄和骨皮质增生而发生创伤性关节炎;过小则会使髋臼不均匀地承受压力,并容易磨损髋臼而突入盆腔。故术前、术中应仔细测定股骨头的直径。一般应用游标卡尺测量,也可以在术前于患髋同一平面放置假体头摄 X 线片测量。如选择合适,在水中将股骨头放入髋臼内试验时,应可以自由活动。而在拔除时有一定的负压。对人工股骨头的颈长选择也很重要,不论用何种假体,都必须使小转子上缘至髋臼之间的距离恢复正常。过长易致疼痛和中心型脱位。过短则易发生跛行,同样容易损害髋臼。

## （二）防止感染

是股骨假体置换术的首要大事。假体置换术后一旦发生感染，多数将被迫取出而导致严重跛行等后遗症。因此，手术室的无菌条件和医护人员的无菌技术十分重要。术前要按要求有良好的准备，包括皮肤准备和全身情况的改善，并应在术前应用预防性抗生素；手术人员体表不得有感染灶；手术室房间最好要有空气净化装置；手术室内人员要限制，尽量少走动；术中需严格无菌操作，减少创伤，彻底止血；创口闭合前要用生理盐水冲洗干净；正确安放负压吸引，充分有效地引出积液。这都是预防感染的必要措施。

## （三）修正股骨颈时应注意

将颈的上外侧部分全部切除，直达基底部如此，人工股骨头可放在适度外翻位，内侧可充分填充骨水泥以支持重力。轻度外翻位可减少假体的弯曲应力，避免柄的折断。保留股骨距也极重要。股骨距位于小转子上 1.5cm 处，此处为负重线业力集中处，皮质厚而坚固，足以承受人工股骨头颈领的压力，是防止股骨头下沉的主要结构。如选用 Moore 型人工股骨头可充分保留股骨距，安放较稳定，有利于防止术后假体塌陷、松动等并发症。但保留股骨距也不能过长，否则复位困难。

## （四）扩大髓腔时应将股骨上端充分显露

仔细观察与测量所选用人工股骨头的颈柄角及弯度和长度。并与 X 线片对照剪影研究髓腔扩大要求。首先扩大入口，外侧须靠近大转子。入口尚需足够容纳假体柄，过少易发生股骨上端破裂，用与假体柄形态一致的髓腔锉逐渐扩大，锉的尖端指向股骨内髁，以保证外翻位和 10°左右的前倾角；扩大时避免皮质穿孔，尤其对二次手术或骨质疏松的患者更需注意。同时应将髓腔内侧的松质骨全部刮除，使假体或骨水泥直接与皮质骨接触，可以增加牢固性。

## （五）正确应用骨水泥对并发症的预防有重要意义

骨水泥（骨黏固剂）由单体和聚合体合成。单体主要成分是甲基丙烯酸甲酯（MMA），为无色液体。聚合体成分主要为聚甲基丙烯酸甲酯（PMMA），为粉末状。两者分别包装，应用时将两者混合搅拌。骨水泥聚合过程要经过半流期、黏糊期、面团期和固化期。固化期骨水泥已硬固，无法充填；应掌握住面团期（即分开面团，可拔出许多丝）时，迅速充填使用。故在制备骨水泥前应将术野一切准备妥当，包括止血，以免骨水泥聚合超越面团期而失效。室温高时各期历时短，更需妥当配合。再者，骨水泥的单体有一定的毒性，如大量迅速进入血循环可致血压下降，严重者会导致休克、呼吸抑制或心搏骤停等严重并发症。因此，使用骨水泥前必须做好抗休克的急救准备；术中要保持足够的血容量；对有心脏病的患者或老年者应用时更应慎重。在植入骨水泥前于假体柄端处的股骨干上应钻一小孔，经孔置入一根细塑胶管，这样可使髓腔内的液体和气体随排出，以减少毒性反应。单体和聚合体混合后会产生高温，可烧伤骨与邻近组织，甚至在术后使假体周边骨质坏死、大块溶骨最终导致骨折。故应用时应予预防，局部可用冰水降温。为了使骨髓腔内全部充填。应先在柄的远端髓腔内填入一塑料，然后清除骨屑与止血。再用骨水泥枪自基底部一面注入一面拔出，务必整块均匀充填。若在股骨距处或假体柄远端充填不够或有缺损，术后假体更易发生松动及柄的折断，还应注意使髓腔内保持干燥，切忌与血块混合，否则会降低骨水泥的强度。为了预防感染可在骨水泥内混合抗生素。为在术后能观察骨水泥的充填情况，可用混合钡剂的骨水泥。

### (六)安放股骨头的注意事项

必须保持人工股骨头处于 130°～140°的轻度外翻和前倾 15°的位置,假体颈基座要与股骨颈切面平行而紧贴;击进股骨头时不可用力过猛,如遇有阻力应注意检查方向是否有误,以免穿出皮质骨。有一点必须指出,人工髋关节周围软组织要松紧适宜(具正常张力),过紧易磨损髋臼,过松则不稳,也易损毁髋臼。这也与假体颈长度的选择和安放的位置有密切关系。

## 七、术后处理

(1)术后搬动要小心,保持外展、内旋、伸直位;患肢外展中立位,防止内收、外旋以免脱位,也可用矫正鞋。

(2)术后适当应用抗生素。

(3)有效的负压吸引极为重要:主要为防止感染,又可观察和记录引流液颜色的改变及引流量。引流管留置不应超过 72h,24h 引流量少于 50mL 后才可拔管。

(4)下地前常规摄 X 线片:检查人工股骨头在髋臼内的位置,也便于术后随诊比较。

(5)术后应即活动未固定的关节,做肌肉收缩锻炼,下肢按摩,以防深静脉栓塞 2～3 日后可起坐,逐渐增大手动和被动范围;术后 12 天拆线;术后 3～4 周可持拐下地。半年内应在持拐保护下行走,锻炼过程可辅以理疗。弃拐后仍应注意避免过度活动和损伤。如有疼痛、局部炎症等出现应及时随诊治疗。用生物学固定的患者,在术后 6 周内宜在床上锻炼,以便骨组织长入表面微孔。然后再持拐由不负重而逐渐加大负重行走,总之,节制负重要时刻注意。

(6)严格定期随诊:每 2～3 个月 1 次,以便指导锻炼,定期摄 X 线片检查,以便早期发现并发症,如有疼痛,炎症,应查找原因,及时处理。X 线片检查应注意观察骨与骨水泥或柄间有无透亮带、柄折断、骨水泥折断、柄端与髓腔内侧的关系、假体下沉、股骨距吸收、股骨上端内侧骨水泥裂开及骨质吸收等。

## 八、人工股骨头置换术后并发症

人工股骨头置换术后并发症基本上与全髋关节置换术相同,有感染、骨折脱位异位骨化、深静脉血栓形成、肺栓塞和假体松动等,主要区别是人工股骨头置换术后特有的并发症如髋臼磨损穿透、中心脱位和关节疼痛等。

### (一)髋臼软骨和臼骨磨损

软骨和臼骨的磨损与术后患者的活动量有关,年轻活动量大,髋臼磨损严重,严重者,假体可突入髋臼,使关节活动功能完全丧失,并有严重疼痛。其原因可能与下列因素有关:①金属头活动摩擦时产热刺激臼软骨老化;②金属头与臼窝内径匹配欠佳或颈过长,使臼软骨所受压强不均;③金属头与臼软骨磨损系数不同;④与负重及活动量过大有关。髋臼磨损明显时,可出现疼痛、跛行和活动受限等症状。当症状影响工作生活时,应考虑行翻修术。

### (二)中心性脱位

文献报道,人工股骨头术后 1～5 年,7％的患者出现中心性脱位,随诊 5～15 年,发生率高达 24％,中心性脱位是个充满挑战性的问题。

### (三)疼痛

人工股骨头置换术后疼痛的发生率较高。一般认为造成疼痛的原因为:①人工股骨头直径过大,头臼不匹配,头臼和髋臼之间形成不正常的摩擦而引起疼痛;②假体颈过长,造成关节间隙相对变窄,引起疼痛;③假体松动;④髋关节周围肌群挛缩。为预防人工股骨头置换术后发生疼痛,应严格掌握手术适应证,选择合适的假体。如果保守治疗疼痛不缓解,应考虑行翻修术。

# 第六节　人工肩关节置换术

肩关节置换术最早由法国外科医师 JulsPean 于 1892 年用铂和橡胶假体植入替代因感染而损坏的盂肱关节,改善了患者肩关节疼痛和功能,但因结核感染复发而不得不将假体取出。近代人工肩关节发展始于 20 世纪 50 年代。1951 年,Neer 首先采用钴铬钼合金成功研制出 Neer I 型肩关节假体,为第 1 代假体,由于单一固定的假体柄,肱骨头不能调整,现很少应用。70 年代初期,Neer 在其人工肱骨头原有的基础上,用高分子聚乙烯制成肩盂假体,设计了 Neer 型全肩关节假体(Neer II 型),此后以 Neer II 型假体为代表的一些非限制性和半限制性全肩关节假体问世并应用于临床,属于第 2 代假体,其假体柄和肱骨头是组配式,满足不同的需要。90 年代初,在 Neer I、II 型的基础上,综合考虑了肱骨颈干角、肱骨头的偏心距等因素,设计了解剖型的第 3 代肩关节假体,如 Aequalis 假体。近年来,文献报道了"三维型"肩关节假体,能更好地满足不同的解剖需求。因此,随着假体的设计和制造工艺不断提高,使用最为普遍的非制约型全肩关节假体已由早期的肱骨头假体和肩盂假体。发展成肱骨柄、肱骨头、肩盂假体多元组合的可调配式系统,可通过分别调节不同部件的尺寸,保证肱骨头中心位于肩袖和肩关节囊组成的软组织窝的中央,有利于术后肩关节周围软组织张力的平衡而减少肩关节的不稳定,使肩盂假体的偏心性负荷,可降至最低以延长假体使用寿命。固定方式也由单一的骨水泥固定发展成骨水泥紧密压配、骨组织长入等多种方式。

假体的类型:分为非制约型、半制约型和制约型,非制约型包括人工肱骨头和人工全肩关节 2 种置换技术。制约型人工全肩关节假体头位于肱骨为顺置式,位于肩盂侧称为逆置式,制约型假体只有在肩袖失去功能无法重建时才应用,如破坏范围广的肱骨肿瘤。

肩关节是全身活动范围最大的一个关节,因为肱骨头并不包容于关节盂内,它不是一个真正的球窝关节,肩关节的稳定性主要取决于其周围的肌肉,其中肩袖是最重要的结构,由三角肌内层的冈上肌、冈下肌、肩胛下肌和小圆肌 4 个短肌的肌腱组成联合肌腱。联合肌腱与关节囊紧密相连,附着于肱骨上端如袖套状,故称为肩袖。肩袖不仅能稳定盂肱关节和允许关节有极大的活动范围,还能固定上肢的活动支点。当假体不能依靠肩袖的作用而获得稳定,即使三角肌功能正常,患侧上肢仍不能完成肩外展和上举动作。因此,设计了制约型或半制约型假体,以提供机械方式来弥补肩袖功能丧失,防止半脱位或脱位,使患肢获得稳定的外旋、外展、前屈等功能。但存在假体与骨界面应力过高,易导致松动、脱落或断裂。

## 一、人工肱骨头置换术

### (一)适应证

(1)对新鲜的肱骨头粉碎性骨折和随后发生的骨关节炎者。

（2）肱骨上端肿痛（恶性或低度恶性）。

### （二）禁忌证

（1）肩关节周围肌肉瘫痪。

（2）有严重心、肝、肺、肾病和糖尿病不能承受手术者。

（3）全身有感染病源存在，身体较虚弱者。

### （三）手术操作

国内进行人工肱骨头置换手术的大多数原因是肱骨近端粉碎骨折和肱骨近端肿瘤，下面以骨折为例介绍手术方法。

**1.体位**

平卧或 30°～40°半卧位。为保证良好的暴露肩关节上方区域，可在肩下垫一小枕。

**2.麻醉**

全身麻醉。

**3.手术入路**

采用肩关节前入路，切口起自肩锁关节上方，越过喙突，向下沿着三角肌胸大肌间沟的方向，延伸到三角肌的止点，长约 14cm，注意保护胸大肌和二头肌之间的头静脉。必要时可部分游离二头肌在肱骨干的止点或分离三角肌在锁骨的起点，外展外旋上肢，将二头肌拉向外侧，联合肌腱拉向内侧。肱骨头脱向联合肌腱的前方或后方时，可以做联合肌腱松解。

**4.肩关节前方的显露**

在肩胛下肌的下后方可以找到旋肱前动脉，予切断结扎。在联合肌腱内侧可找到肌皮神经，于喙突下 4～5cm 进入肌肉，该神经有时会穿入联合肌－肌腱复合体，注意不要损伤。然后沿肩胛下肌找到并保护腋神经。在松解和切除关节囊前下部时同样也要注意神经的保护。在肩胛下肌背面分离关节囊，前方关节囊从肩盂处切开。处理病变肱骨头将肱骨头脱出肩盂，充分暴露肱骨头。如果脱位困难，说明下方的关节囊松解不够。截骨平面最好位于股骨解剖颈。应根据所用假体的头部基底进行相应角度的截骨。打开肱骨髓腔，逐步扩髓，最后的尺寸即为假体的大小。肱骨假体植入必须注意以下 3 个方面：①恢复肱骨的长度，对解剖标志缺失的骨折患者更要注意，以二头肌腱为解剖标志，识别、分离大小结节骨折块，大小结节必须修复，可以采用可吸收缝线缝合。如果假体放置太低，可能导致永久性的半脱位；位置太高可能导致修补的大结节和肩袖因张力过高而失败。②确保肱骨头正确的后倾角度，如果大小结节骨折，可参照前臂，后倾 25°～30°。③合适的肱骨头大小和偏距。

**5.骨水泥固定**

安装假体时注意将患肩外展外旋后伸在手术床一侧。彻底清理髓腔，然后用骨水泥枪将骨水泥缓缓注入髓腔，将选择好的假体插入髓腔，注意按标记调整假体的旋转位置以及假体露出肱骨近端的距离。

**6.复位并固定大小结节**

骨水泥固化后，将关节复位，将先前取出的松质骨填入到骨干和假体的颈领之间，以促进大小结节之间和结节与肱骨干之间的愈合。将原已穿过大小结节和肱骨近端钻孔的缝线打结，将大小结节骨折块牢固地连接到肱骨干近端。打结前将部分缝线穿过假体上的小孔，使骨折块可更好地包绕在假体上。然后用不可吸收缝线修补撕裂的肩袖,固定肱二头肌长头腱。

**7.关闭伤口**

冲洗伤口,逐层缝合,留置负压引流。

**(四)术后处理**

(1)术后第 2 天,无异常可拔除引流。在医师指导下用健肢帮助患肩进行康复锻炼,也可以采用床架上的滑轮吊绳装置进行训练。患者能够站立后即应弯腰进行术肢钟摆式锻炼,进行关节屈曲、外展、后伸、旋转,每个动作持续 5s,每天锻炼 4~6 次,锻炼间隙应用肩关节吊带保护。手术 4 天后开始主动活动锻炼,鼓励患者在术后尽早恢复生活自理,如自己进食、刷牙、喝水等。

(2)术后 3 周渐进性加强三角肌和肩袖力量的训练。同时加强稳定关节肌群的训练。如耸肩运动锻炼斜方肌,推墙运动锻炼前锯肌和菱形肌等。

(3)在术后的初始 6 周内,患者应注意避免主动屈曲和外展肩关节。

## 二、人工全肩关节置换术

全肩关节置换即人工肱骨头置换加肩胛盂表面置换。这一手术对肩关节疼痛的缓解率可达 80%~90% 由于肩关节原发病变、医师的技术水平以及患者对治疗配合的积极性等方面的不同,肩关节活动和功能恢复的差异较大;全肩关节置换的使用寿命与其他关节置换相同,甚至优于其他关节置换,大宗长期随访结果翻修率低于 10%,肩胛盂假体松动率平均只有4.3%。术后肩关节功能的恢复与肩袖和三角肌的重建与康复、假体植入方向等密切相关,因此,全肩关节置换术是一个难度很高的手术。

**(一)非制约型全肩人工关节置换术**

目前来讲,在临床上已经取得成功的是非制约型假体。下面以 Neer 非制约型假体为例,介绍非制约型全肩人工关节置换术。

**1.适应证**

病变同时累及肱骨头和肩胛盂,手术以解除肩胛盂和肱骨头不匹配引起的疼痛为主要目的。疼痛消除后,肩部功能有望部分恢复。

**2.禁忌证**

同肱骨头置换术。

**3.体位和手术操作**

与人工肱骨头置换基本一致,全肩关节置换增加肩盂部分的操作。

(1)关节盂准备:手臂外展位以充分暴露关节盂,将肱骨牵向后方,保护腋神经,切除盂唇和前下方增厚的关节囊,于关节盂中心钻孔,插入骨锉,磨去关节盂软骨,选择合适的假体试模,插入导钻模块,中央孔用长钻头,边缘孔用短钻头钻孔。插入合适的假体试件。选择与盂窝匹配的假体,假体应与盂窝大小相同或略小,假体过大会影响肩袖功能。正常肩关节的肱骨头可有前、后方向各 6mm 的移动度,盂假体比相应肱骨头的曲率直径大 6mm,从而允许肱骨头在盂假体上移动。

(2)假体安装:肱骨头假体应该可以向后移位达到盂窝的 50%。肩胛下肌肌腱应该在保持足够的张力下进行修复,并保证使肩关节至少有 30°外旋。如果肱骨头太紧,内外旋不满意,那么必须松解后方关节囊或使用短头。如果有明显的前、后方不稳定,可以使用长颈的肱骨头。合适长度的肱骨侧假体有利于保持肩关节周围软组织的张力;合适大小的肱骨头可以避免关节前方或后方不稳定。

取出假体试件,将肱骨向后牵,暴露盂窝,先安装盂假体。大多数盂假体均需使用骨水泥加固,骨水泥不要太多,夹在假体和肩盂之间,假体用手指加压并保持位置直到骨水泥硬化。如果此时发现肩胛盂假体有松动,应重新用骨水泥固定。

在安装肱骨假体前,必须先将肩胛下肌肌腱缝同肱骨近端。肌腱的松解部位位于小结节止点处,将其上点内移可以获得更多的外旋。用一个小钻在肱骨颈前方钻3~4个小孔,使用穿孔器将缝线穿过这些小孔,这些带襻缝线可以将手术开始时缝入肩胛下肌肌腱的编织线引过小孔,并将肌腱固定在肱骨近端。将肱骨假体插入骨髓腔,注意假体的位置要和试件的位置一致。肱骨头内取下的松质骨可以用来填塞肱骨近端的骨缺损区。骨水泥固定或压配固定均可,对于老年患者,常规应用骨水泥。如果患者年轻,骨质状况较好时,可采用压配型肱骨假体。

(3)关闭切口:再次检查腋神经,确保其未受损伤。冲洗伤口,安放负压引流后缝合伤口。术后上肢以绷带悬吊贴胸固定。如果肩袖修复较紧张时,可使用上肢外展架固定。

4.术后处理

同人工肱骨头置换。

5.手术并发症

常见并发症有血管神经损伤、假体安放位置不当、肩关节不稳定伴发半脱位或脱位、肩关节功能不佳等,手术中三角肌、旋转袖、肩胛下肌进行认真修复或重建。其中肩关节功能不佳是最常见的并发症,除了没有掌握合适的手术适应证外,术后锻炼不当是主要原因。常由于锻炼不足导致肌肉萎缩和关节粘连。如果锻炼过早与过于激烈,可导致软组织修复部位的撕裂。因此,术后最初3周避免过分的被动锻炼。3周后逐渐增加主、被动活动范围,6周后可允许和鼓励患者做较用力地主动活动,但3个月内禁止做投掷运动。

**(二)半制约型全肩关节置换术**

半制约型全肩关节置换术是由 Gristina 和 Webb 提出的,基本设计思想是无关节、半制约型和单球面全肩关节置换术。这种假体的肱骨头较小,呈球面,头颈角为60°,以获得较大的活动度。肩胛盂假体与肱骨头假体相匹配,两部分假体的关节面可以持续接触。肩胛盂假体有一个金属衬垫用于减少关节面在载荷下的变形。有一个特点是不用塑料而是将一个金属的突起插入肩胛盂穹隆来固定肩胛盂假体。聚乙烯肩胛盂假体关节面呈梨形,在其上方有一唇样突起,当三角肌收缩、外展肩关节时可用以防止肱骨头向上方半脱位。此类关节的临床应用尚不多。

**(三)制约型全肩关节置换术**

制约型假体又称球—窝假体,最早在1980年由 Post 等报道。但是此类假体目前仍处于实验阶段。目前的制约型全肩关节假体是由半球面金属肱骨头和聚乙烯材料的肩胛盂窝相组成。此类假体的设计存在严重不足,只要扭矩超过耐受或患者试图过度活动肩关节时,假体即可发生脱位。

# 第七节 人工髋关节置换术

人工全髋关节假体由股骨假体和髋臼假体两部分构成。假体由与人体组织相容性好的金属合金和耐磨损的超高分子聚乙烯衬垫构成。股骨假体包括球部和干状的体部,球部由光滑坚固的合金制成,体部多呈锥形,可插入人体股骨上段骨髓腔内,与股骨紧密地结合,头部与体部可组装在一起。另一部分为与骨盆结合的臼部,它的内层为超高分子聚乙烯衬垫,与金属球头构成光滑耐磨的关节。

人工髋关节置换即用人工假体代替人体失去功能的髋关节。人工髋关节置换又分单纯人工股骨头置换和同时置换髋臼和股骨头的全髋关节置换。根据固定方式的不同,又分为骨水泥固定型和非骨水泥固定型(生物固定型)。骨水泥型全髋关节包括三部分:聚乙烯髋臼假体、金属球头和金属股骨柄假体。非骨水泥型全髋关节包括四部分:金属外杯、聚乙烯内衬、金属或陶瓷球头和金属股骨柄假体。人工关节类型及固定方式应由医生根据患者的年龄、髋关节病变情况以及骨质条件等做出选择。

全髋关节置换手术适合于由疾病或损伤导致的髋关节破坏、关节疼痛、活动障碍,并严重影响日常生活及生活质量,经保守治疗无法缓解和改善症状者。常见的有股骨头坏死、骨性关节炎、强直性关节炎、类风湿性关节炎、创伤性关节炎所致的髋关节破坏、疼痛及功能受限。

## 一、术前准备

### (一)患者的选择

最早,英国 Charnley 指出,全髋关节置换术仅适合于那些 65 岁以上、伴有不可忍受疼痛、髋关节功能严重丧失、又不能用非手术方法来缓解的类风湿性关节炎患者。随着假体设计不断更新、手术经验不断积累,特别是生物学固定假体的应用,避免了骨水泥固定的缺点,使该手术病种得到扩大,手术患者的年龄也逐步下降,使关节置换手术成为髋关节重建的标准化手术。但是,要保证手术获得预期目的,患者的选择仍是手术成功的关键。但凡全身性病变、多关节病变,手术患者的年龄可适当放宽。例如,类风湿性关节炎、强直性脊柱炎,这类患者患病年龄一般较轻,但是多关节受累,因此只要全身情况允许、病情稳定,即使年龄较轻,也可考虑手术。其次,要重视患者条件,指患者的全身条件与局部条件。尽管全髋关节置换术是一个十分成熟的标准化手术,但毕竟是一个手术创伤较大的选择性手术。因此,应正确评估患者术前状况。对于患者全身条件是否能承受手术创伤和麻醉打击应有一个明确结论。除了心、肺、肝、肾、神经等系统功能处于一个健全状态外,还必须了解手术患者是否已存在或潜在某些棘手的问题,如糖尿病、甾体类或非甾体类药物的应用、骨质疏松、慢性感染病灶或酒精中毒等。局部条件主要指髋关节本身畸形与活动功能,此外,对侧髋关节或两侧膝关节以及脊柱功能如何也应了解。除了上述条件外,还有一些因素需考虑,如体重、患者生理活动量、患者职业等。这些因素与全髋关节置换术长期疗效有着密切的相关性。

### (二)假体选择

目前在市场上可购得国内外不同厂家、采用不同材料设计的髋关节假体,这些产品各有其优势,但也有不足之处。正确地选择质量优良的合格假体是手术成功的关键。因此,对骨科医生来说应该了解假体设计的一般知识,并根据患者一般状况、年龄大小、骨骼形态与质量、本单位所具有的器械,正确地选用假体。

### (三)手术准备和要求

术前应对患者进行严格全面检查,除完成全身检查、相应的生化检查,以排除糖尿病、全身重要脏器疾患外,还应检查患者有无身体其他部位感染灶,如呼吸系感染、泌尿系感染、尿潴留、胃肠炎、前列腺炎等,这些感染灶在患者经受大手术后抵抗力降低的情况下,往往成为术后发生感染的主要因素,所以术前应根治。对患有糖尿病,近期服用激素者不宜勉强手术。术中应严格无菌操作,熟练的手术技巧是缩短手术时间的关键。还要求彻底止血并严密缝合各层组织。人工关节置换后在假体周围易形成无效腔,为减少无效腔应将关节囊,外旋肌群、臀大肌逐层严密缝合。对深筋膜也应严密缝合,以防止浅层发生感染时向深部扩散,伤口内应放置负压吸引器。

### (四)术前锻炼

行关节置换术前最好的准备工作就是锻炼。虽然有的患者不需要减少体重,但在术前需开始锻炼。为了准备手术,按照医生的指示锻炼肌肉、关节,学会使用步行器、拐杖。鉴于疾病到了需要做手术的患者,可能锻炼更困难。有3种训练方式:①耗氧训练,用以加强患者的心血管功能。例如骑自行车和游泳。②受累关节附近肌肉的力量性训练。③活动范围的训练,应尽可能活动关节至最大范围。简单训练增加伸展性,加强膝关节周围的肌肉,能够有效减少各种问题。在很多病例中,功能训练可以促进膝关节手术后恢复。提到的锻炼可从理疗师那里获得,有助于加强腿部和肌肉的力量,可以在晚上或早晨进行,也可以在白天任何时间进行。第一步是让踝关节做上下和旋转运动;第二步是躺平,将膝部用力往下压同时收紧大腿;第三步是抬起一条腿约15cm,保持伸直并数到5,再换一条腿,重复10次;第四步是侧身躺在健侧,让有病的腿伸直,尽量抬高,数到5,再放下,做5次。

## 二、术后并发症防治

人工髋关节置换术是人体矫形外科中较大的重建手术。术后容易发生多种全身和局部并发症,其中部分并发症是施行大手术后常见的,如伤口感染、神经和血管损伤等。但也有些并发症是置换术本身所特有的,如假体断裂、松动等。某些并发症,如血栓形成和栓塞、心肌梗死常可带来致命的后果;另一些并发症,如假体松动、感染、关节不稳定,则可造成严重、持久的关节病变,最终不得不再次手术治疗。全髋关节置换术的并发症按发生部位,可分为局部性和全身性两种;按发生时间先后,又可分为早期和晚期两类。前者如神经、血管损伤、血肿、血栓形成等,晚期并发症为术后数月至数年发生,如假体松动、骨溶解等。也有一些并发症可出现在术后任何时间,如骨折、脱位和感染等。

### (一)神经、血管的损伤

#### 1.神经损伤

由全髋关节置换术引起的神经损伤较为少见,坐骨神经、股神经、闭孔神经和腓神经均可受损,其中以坐骨神经受损最为常见。神经损伤的处理较为棘手,神经的恢复过程和预后缺乏可预测性。损伤机制包括:①直接损伤,如电凝造成的神经灼伤、骨水泥固化过程中的热烧伤;

②压迫损伤,多见于术中拉钩使用不当或局部血肿等对神经的挤压,损伤程度取决于挤压力大小、持续时间、神经周围软组织厚度及弹性;③牵拉性损伤,常发生在术后有患肢延长时,或股骨向外侧过度牵拉所致,一般来说如果过牵距离达神经长度的6%时即可造成神经损伤。坐骨神经损伤多发生在显露髋臼,后板拉钩拉髋臼后方软组织,以髋关节后侧或后外侧切口入路更易损伤,但术中没有必要常规显露坐骨神经。在髋臼内凸畸形、股骨极度外旋、股骨头颈部严重骨缺失和翻修术等髋关节解剖结构破坏严重的病例,坐骨神经可能从正常位置偏移,并与髋臼后方的瘢痕组织粘连,神经损伤的机会大大增加,因此切除髋臼后关节囊时,需要十分小心。必要时,术中显露,保护坐骨神经。松解股骨近端后方软组织时,应尽量贴近股骨操作。如果髋臼壁上的骨水泥固定孔钻得过深,穿透内、后侧皮质时,应部分植骨以阻挡骨水泥由此进入坐骨切迹,烧伤或挤压神经。臀下血肿压迫也是引起坐骨神经损伤的原因之一。脱出的股骨头可直接挫伤坐骨神经。迅速复位可防止和减少神经的损伤程度。孤立的腓神经损伤多因术后下肢安放不当,造成腓骨小头处受压所致,例如肢体在牵引支架、CPM机上外旋致腓骨小头处的腓总神经直接受压。腓总神经损伤主要是引起运动障碍,而坐骨神经于和胫神经的损伤除运动障碍外,其主要症状在于皮肤感觉营养性变化。下肢石膏托固定,防止足下垂或马蹄畸形,大部分患者神经功能会有部分恢复。如果伤后6周没有神经恢复迹象或有充分的证据说明骨水泥、螺钉等压迫神经,可行手术探查。

2.血管损伤

在人工髋关节置换术中大的血管如髂外动静脉、股动静脉、股深动静脉、闭孔动静脉以及臀上、臀下动静脉的损伤不是很常见,报道的发生率在0.2%~0.3%,且大多发生在翻修术中。与神经系统一样,血管损伤的机制主要有:①直接损伤,如骨水泥侵蚀、热损伤等;②压迫损伤,如拉钩压迫、肢体延长或反复脱位等。动脉粥样硬化症患者更易出现术后血管并发症。通常情况下,凡是能够避免神经损伤的措施都可同样保护伴行的血管束。对血管栓塞,造成下肢严重缺血症状者,可行血栓摘除术。术中损伤血管导致大出血时,如常见的髂外血管损伤,应在后腹膜处显露髂总血管,并暂时阻断以减少致命性的大出血,然后修复血管损伤。

(二)血肿

血肿可造成骨质愈合障碍和增加感染的机会。预防的重要方法是术中仔细止血,其次是伤口内常规放置引流管。术前应停用非甾体类抗感染药、激素等药物,减少术中、术后出血,术中尽量不做大粗隆截骨。伤口血肿形成者容易继发感染,因此有必要常规予以预防性的抗生素治疗。血肿多出现在老年患者和术后48~72h内,髋关节活动较多的患者,也有少数病例血肿出现在术后7天左右,其表现类似于皮下囊肿形成,需与炎症鉴别。较小的血肿可保守治疗。如果血肿持续性增大、表面皮肤张力高、局部剧痛,甚至出现坐骨神经麻痹的患者,应行急诊血肿切开引流和血管结扎。对血肿自发引流者,可经过常规的无菌换药的方法,等待伤口愈合。如果血肿表面皮肤坏死,强调及时清除,闭合伤口,必要时采用植皮术。否则一旦出现窦道,则假体与外界相通,反复换药必然引起感染,这时假体就无法保留了。

(三)出血

人工全髋关节置换术中最容易损伤的大血管有:①在切断圆韧带、横韧带或髋臼下方骨赘时,伤及闭孔血管分支;②臀大肌股骨附着部附近的血管损伤;③髂腰肌小转子止点部远侧的旋股内侧血管损伤;④髋关节前方股动静脉分支;⑤臀上、臀下血管分支。除大血管损伤外,术中出血主要来源于肌肉断面、股骨颈和髋臼的截骨面等处。由于 THR 术中损伤大血管的机会较少,术中出血量在 400~800mL。大部分患者依靠术前预存的自体血和自血回输技术能安全渡过围手术期,无须输入异体血。个别患者如 Paget 病、代谢病患者,术中出血量大。为减少术中出血,术前应仔细询问有无家族出血倾向、既往出血病史、肝病史及最近水杨酸类药物、激素、抗凝药物的应用情况等。一般情况下,术前应停用非甾体类抗感染药至少 2 周。对甲型或乙型血友病患者,还需与内科医生合作,术前积极调整凝血酶原活性,术后 2 周内每天补充凝血因子。

### (四)疼痛

疼痛是术后最常见的症状。除造成患者痛苦不安外,重者还可以影响各器官的生理功能及术后髋关节功能的正常恢复,必须予以有效解决。早期疼痛多因手术创伤引起,可用常规剂量麻醉止痛剂。注意除外局部压迫、感染、下肢深静脉血栓等病因,部分患者与术后关节康复强度过大、康复计划操之过急有关。大多数患者随着手术区域瘢痕的成熟及关节功能的逐渐恢复,疼痛都能缓解。

对少部分患者出院后,在无明显原因情况下重新出现的下肢疼痛症状,需要引起重视并注意临床鉴别。这种疼痛的原因主要有两类:一类是由假关节本身引起,包括松动、感染、微动、异位骨化、假体断裂和骨折等;另一类为关节外病变引起的髋关节、腹股沟和臀区疼痛,这类疾病有脊柱疾病、滑囊炎、粗隆不连接和神经性病变等。采集病史时,一定要详细询问疼痛出现的时间、诱因、部位、疼痛性质、加重或减轻的因素、有无放射性疼痛等。不同原因髋部疼痛具体表现形式上会有所区别,如疼痛在活动、负重时加重,休息时缓解,提示无菌性松动;活动性疼痛也可出现在肌腱炎、异位骨化患者。休息和夜间痛,负重时加重提示有感染的可能。急性疼痛多出现在假体断裂、骨折等。实验室检查也有助于区分疼痛的原因,常规检查项目包括白细胞计数与分类、尿常规、生化、血沉和 C 反应蛋白等。对怀疑感染的患者,可穿刺关节液作细菌培养。观察普通 X 线片上是否有假体移位、骨溶解、骨水泥透亮线等情况,并与以前 X 线片相比较。核素扫描对区分感染性、非感染性假体松动十分有价值。

对因治疗多能取得较好的效果,治疗时应注意:①不要轻易施行关节翻修术,除非假体松动、感染或位置不当诊断明确,并且能肯定髋关节疼痛症状与这些因素明确相关;②对术后 1~2 天内疼痛严重者可适当加大止痛药物剂量或使用强效止痛剂;③寻求心理医生的合作。极少数病例术后疼痛由反应性交感神经营养不良所致,可行腰交感神经阻滞术。

### (五)双下肢不等长

人工髋关节置换术后能保持双下肢等长当然是最理想的,但临床上这一要求往往很难达到,术后双下肢不等长现象十分常见。综合文献,术后双下肢不等长的发生率一般在60%~80%,术后患肢平均增长 1cm。出现这个问题的主要原因是由于术中手术医生缺乏准确性高、可重复性好的测定方法,来确保双下肢术后等长。术后更多见的表现是术侧肢体延长,而不是缩短。下肢长度差异在 1.5cm 以上时,可引起许多临床症状(如跛行、继发性腰骶部疼痛等),也可改变人工关节的受力特征,影响假体使用寿命。下肢过度延长还可引起坐骨神经麻痹,尤其当延长超过 2cm 时,发生率明显增加。相反,如术后肢体短缩则造成关节周围软组织松弛、外展肌乏力、关节容易脱位等。

为克服这一现象,尽可能地恢复双下肢长度,要求术者重视下列几点:①术前仔细评估患者双下肢长度差异,认真分析病因、术中纠正方法以及可能纠正的程度等;②术中测量,手术成功取决于医生在术中对下肢延长或短缩程度的准确判断;③术后处理,如果肢体短缩是由于股骨头颈部骨质缺失造成,可以通过尽量保留残余股骨颈,选用长颈假体解决。如果股骨近端骨质严重缺失,可同时采用大块异体植骨术。恢复肢体长度并不是绝对的,如在关节切除成形术或关节融合术患者改行人工髋关节置换术时,由于这些患者肢体多明显短缩,关节周围形成大量瘢痕组织,如要增加肢体长度,势必会扩大软组织的剥离范围,造成术中较多的失血,并且临床上一定程度的肢体短缩是完全能够接受的。

绝大多数双下肢不等长的患者,不需要特殊治疗。随着时间的延长,许多患者感觉上会逐渐适应,必要时可调节鞋跟高度。少数症状明显者,如反复脱位,可行翻修术。

### (六)脱位和半脱位

术后髋关节脱位是全髋置换术常见的并发症之一,可随手术技术的改进而明显减少。若无过度的人工关节位置失当,一般不造成长期的影响。此术后并发症发生率为 0.5%～3%。原因包括同一髋关节既往有手术史,特别是人工髋关节置换术,既往手术引起的髋关节广泛软组织松解和术侧肢体长度恢复不当可能是造成这一现象的主要原因。常用手术入路有 3 种,即后侧、外侧和前方切口,三者各有利弊。前入路易引起前脱位,后入路易引起后脱位,外侧入路脱位率较低。手术技术错误是导致术后关节不稳的重要环节,主要为假体位置不当。髋关节周围肌肉萎缩,关节囊松弛,以往多次髋关节手术造成周围大量瘢痕组织,这些都会增加髋关节的不稳定性,容易引起术后脱位。外伤或术后下肢放置在两个不稳定位(过度的屈曲、内收和内旋可引起关节后脱位,通常见于患者坐在低凳,试图站立时;伸直位过度内收和外旋引起前脱位,多见于前方入路,或假体位置过于前倾者)也可引起关节脱位。

对髋关节活动性疼痛,关节主被动运动受限,下肢异常内旋、外旋或缩短,即应怀疑髋关节半脱位或脱位的可能。X 线检查可以得到确诊。术后 4～5 周内发生的脱位称为早期脱位。早期脱位多因髋关节周围肌肉、关节囊的力量还没有恢复到正常,而患者又将下肢放置在容易发生关节脱位的危险体位所致,晚期脱位较少,也有少数患者可在术后 2～3 年发生,常因剧烈暴力(如摔倒或车撞伤)引起。个别病例可伴有股骨骨折。预防术后髋关节脱位的关键是准确的手术操作和稳定的假体位置。术后髋关节不稳者,适当延长外制动。

对术中髋关节稳定性欠佳的患者,术后立即予以外展支架固定,防止患者在随后的搬动或麻醉苏醒过程中躁动引起髋关节脱位。术后一经发现髋关节脱位,即应立刻整复。脱位超过数小时后,由于组织肿胀、肌肉紧张等原因复位变得较为困难。多数早期脱位病例,可在麻醉、使用肌松剂下手法复位。有时甚至不需麻醉,只将下肢牵引外展内旋后即可复位。复位前后均应摄 X 线片,以帮助了解脱位原因。复位后将髋关节人字石膏固定在屈曲 20°,外展 10°～20°,4～6 周。如果整复失败,或虽能整复但反复脱位,或假体位置明显错误,可考虑手术治疗。

### (七)下肢静脉血栓形成

深静脉血栓(DVT)是 THR 术后最常见的并发症,发生率 40%～70%,DVT 继发的肺栓塞发生率在 4.6%~19.7%,如不采取积极的防治措施,0.5%~2% 的肺栓塞患者有致死的危险。虽然 DVT 的各种监测手段和防治方法都有了很大进展,但 DVT 并发的静脉功能不全以及可能并发肺栓塞,仍然严重地影响着患者的术后疗效及其生命安全,因而人工关节置换术后的 DVT 防治一直受到重视。静脉血栓形成的三大因素是血流滞缓、静脉壁损伤和高凝状态。大部分 DVT 发生在小腿腓肠肌静脉丛,部分通过繁衍扩展而向上侵犯股静脉。但也有直接发生在盆腔静脉、股静脉血栓的报道。一般认为,THR 术后深静脉血栓发生的高峰在术后 1~4 天内,术后 17~24 天后 DVT 很少发生。

大部分患者症状轻微,少数患者可有疼痛、腓肠肌或大腿肌肉的压痛、患侧小腿水肿、低热、脉搏加快等,但这些轻微的症状,容易被手术创伤性反应或伤口疼痛所掩盖,所以常常漏诊。的经过吸收消散或者机化,始终未被发现;有的一直到血栓侵犯主干静脉,产生血流回流障碍的典型症状,或者并发肺栓塞,才被发现。Homans 征阳性有助于 DVT 诊断。将踝关节急剧背屈,使腓肠肌及比目鱼肌迅速伸长,可以激发血栓所引起的炎症性疼痛,主要用于检查深静脉。静脉造影是确诊 DVT 最有效、最可靠的方法。其他方法还有核素静脉造影、多普勒超声和放射性核素检查等。

在预防性治疗的问题上,目前有两种处理意见。一种认为,由于 THR 术后深静脉血栓发生率较高,而一旦血栓形成,再行处理多较为困难,效果也不确定,故所有 THR 术后患者均应作预防性的抗血栓治疗。另一种认为,因为抗血栓治疗本身有引起多种并发症如出血、血肿等的可能,预防性抗血栓治疗只限于有 DVT 高危因素的患者。但随着药物性能的改善和临床经验的不断积累,目前逐渐倾向于将预防性抗血栓治疗视作常规方法。预防性药物主要是干扰血小板活性和凝血因子的产生,对抗血液的高凝状态。如低分子右旋糖酐、华法林、普通肝素、低相对分子质量肝素、阿司匹林。

治疗第一步首先抬高患肢,卧床休息 10 天。对下肢静脉血栓形成的急性期,往往还需应用镇静止痛药,以缓解疼痛。有血管痉挛者,可应用交感神经阻滞药物,来改善肢体的血液循环。其次进行抗凝治疗,抗凝治疗是治疗 DVT 的关键所在,虽不能溶解已经形成的血栓,但可通过延长凝血时间,来预防血栓的滋长、繁衍和再发,有利于促进早期血栓的自体消融。常用的抗凝药物为肝素和华法林。再次可考虑应用溶栓治疗、辅助祛聚疗法(辅助祛聚疗法有阿司匹林、丹参等,常作为辅助治疗而不单独应用)。手术治疗主要是静脉血栓取出术,但其适应范围局限,只适用在病期不超过 48h 的原发性髂股静脉血栓,必要时需行下腔静脉滤网成形术,以预防致命的肺栓塞发生。

### (八)骨折

骨折作为人工髋关节置换术后的一个并发症,不是十分常见,由于其延长术后康复过程、影响假体固定效果,因此应尽量予以避免。骨折部位以股骨最为好发,其次为髋臼。骨折可发生在术中,也可见于术后;前者与手术操作有关,后者多因外伤、假体松动引起。术中最容易造成骨折的环节是在手法将髋关节脱位时、股骨髓腔准备和股骨柄假体的插入时、髋关节复位时这三个过程。术中彻底的软组织松解十分重要。另外,扩大股骨髓腔不当,也可引起股骨骨折。在击入髓腔锉、试模或假体遇到阻力时,必须仔细检查,切忌强行锤入。对近端假体周围骨折患者,股骨柄在远、近两个骨折块的髓腔内,起着良好的内固定作用,这类骨折一般无错位,稳定性良好,因此不用下肢牵引,可卧床休息,早期下地,但免负重,一般8～12周后骨折自行愈合。对不稳定型的远、近端假体周围骨折,用钛合金捆绑带将骨折端束紧后,用长柄假体固定。术后骨折多在术后数月至数年内发生。原因大致为:术后肢体活动量增加引起的应力性骨折;皮质骨缺陷如术中皮质穿透、螺钉孔道等,或骨水泥填塞不匀,导致股骨干某些部位应力集中;足以导致正常肢体骨折的外力;广泛的异位骨化;假体松动和假体周围骨溶解;感染因素;病理性因素,如代谢性骨病、肿瘤、放疗术后等。术后骨折大多发生在股骨柄远端附近,处理有些困难,术后效果欠理想。治疗方法包括牵引、切开复位、保留假体的内固定、假体翻修术等。

### (九)假体松动

假体松动是人工髋关节置换术后最常见的并发症,直接影响假体的使用寿命,并成为术后翻修术的主要原因。当假体固定界面承受的载荷超过其界面结合强度时,即可引起松动。研究表明,周围骨组织完整性受到破坏是造成假体松动最重要的原因。金属、聚乙烯和骨水泥磨损碎屑在假体远期松动的发生中起着十分关键的作用。应力遮挡也是引起假体松动的可能原因之一。如果出现假体移位或下沉、固定螺钉断裂、股骨柄变形断裂、多孔层脱落等情况,诊断假体松动并不困难。毫无疑问,只要能够获得假体-骨水泥-骨组织或假体-骨组织界面间的最大结合力,同时减少作用在界面上的应力强度,有些假体松动是可以避免的。非骨水泥假体要求安置时与骨髓腔紧密配合,达到最大的初始界面固定强度。通过选择合适的假体和假体的正确植入,可以减少假体撞击现象的发生。控制体重、减少大运动量活动也有利于延长假体的使用寿命。

## 三、术后康复

随着人工全髋关节置换术(THR)的广泛应用,术后康复日益受到重视,精湛的手术技术只有结合完美的术后康复治疗,才能获得最理想的效果。THR术后康复是很复杂的问题,它不但与疾病本身有关,也与手术操作技术、患者的信心、精神状态以及对康复治疗配合程度密切相关。THR术后康复治疗的目的在于促进患者恢复体力,增强肌力,增大关节活动度,恢复日常生活动作的协调性。康复计划的制订必须遵循个体化、渐进性、全面性三大原则。

### (一)康复前的评价

由于手术本身直接影响术后康复计划,康复人员必须了解手术的详细情况。假体应按正常解剖位置放入,只有了解假体位置的优劣,才能很好地指导患者活动,因而能避免训练时发生脱位等并发症。手术入路对关节稳定性影响;后入路很少出现髋关节伸展内收外旋位的不稳。前入路较少引起髋关节屈曲时不稳。正侧方入路特别是关节囊完整者,在髋关节屈伸活动时最为稳定。

### (二)康复过程

1.手术当天

应维持患肢的特殊体位:仰卧位双膝间垫枕、双膝及足尖向上,以防髋内收内旋。当患者生命体征稳定,应尽早采用半坐位:嘱患者开始进行股四头肌、小腿三头肌和胫前肌组肌肉主动收缩,加速静脉回流,防止深静脉血栓形成。给予冰袋冷敷24h以减轻疼痛,保持呼吸道通畅,鼓励患者进行深呼吸、咳嗽,预防肺部感染。

2.术后第一天

(1)踝关节背屈:主动最大限度屈伸踝关节及抗阻训练。每个动作保持5s,重复20次/组,每日2～3组。

(2)股四头肌训练:做股四头肌静力性收缩,每次保持5s,每20次/组,2～3组/日;同时患者可于床上做直腿抬高运动,不要求抬起的高度,但要有5s左右的滞空时间;缓慢屈膝屈髋将患肢足跟向臀部滑动,足尖保持向上,防止髋内收内旋。

(3)抗阻肌力训练:可进行抗阻内收肌和抗阻外展等长肌力训练,每个动作保持5s,重复20次/组,2～3组/日。

3.术后第2～第3天

患者应多活动,同时加强踝关节的背屈、跖屈和股四头肌训练。

4.术后第4～第14天

重点放在肌力锻炼和增加关节活动,出院时髋关节屈曲达70°～90°,外展15°,外旋10°。教会患者用双拐行走,安排出院后的康复训练计划。在此期间,还应进行仰卧位直腿抬高和屈膝屈髋训练。并加强体位转移训练及关节活动度训练。

5.术后第2～第3周

除以上训练外,加强屈髋、外展、外旋运动,训练方法一定要正确,防止关节脱位。训练患者用单拐行走。

6.术后第4周～第3个月

应进行日常生活功能训练,教会患者如何如厕、穿脱鞋袜、坐车、上下楼梯,没有做大转子切骨的患者应在6周左右弃拐行走。同时应嘱患者定期复查,在日常生活中仍要注意以下几个问题。

(1)坐位:术后第一个月内坐的时间不宜过长,以免导致髋关节水肿,亦可用冷敷及抬高患肢来改善,保持膝关节低于或等于髋部,不宜坐过低的椅子、沙发,不要交叉腿和踝,前弯身不要超过90°,坐时身体向后靠腿向前伸。

(2)如厕:用加高的自制坐便器如厕,或在辅助下身体后倾患腿前伸如厕,注意保持膝关节低于髋部。

(3)取物:术后2周内不要弯腰捡地上的东西,不要突然转身或伸手去取身后的物品,吃饭时宜把饭碗放在面前。

(4)乘车:臀部位置向前坐,身体向后靠,腿尽量前伸。

(5)淋浴伤口愈合后,辅持可靠可进行淋浴,因站着淋浴有一定的危险,故可坐一个高凳子,喷头为可移动的手持喷头,并准备一个带长柄的沐浴海绵以便能触到下肢和足。

(6)穿脱鞋袜:请别人帮忙或使用鞋拔子,选择不系带的松紧鞋、宽松裤,行后外侧切口者可内侧提鞋,行前内侧切口者可外侧提鞋。

(7)完全康复后可进行的体育活动:散步、园艺、骑车、保龄球、乒乓球、游泳、跳舞,并保持适当的体重。避免进行对新髋关节产生过度压力造成磨损的活动,如跳跃、快跑、滑雪、滑水、网球等。

7.术后 4 个月

复查,需髋关节 X 线片,检查患者关节活动度、肌力及 Trendelenburg 征。评定的内容包括:肌力是否恢复正常;患者能否独立行走而无须支具辅助,且无跛行,能行走较长距离;关节活动范围是否能够满足日常的生活需要,如无疼痛、跛行,可弃拐。这一阶段功能锻炼重点在于提高肌肉的耐力。方法包括抗阻力的直腿抬高练习、侧卧髋关节外展和俯卧伸髋练习等。在逐渐提高患者抗阻力强度同时,延长锻炼时间,提高肌肉耐力。

**(三)康复治疗中的注意事项**

人工关节的活动范围有限,髋关节过度屈曲内收内旋会引起脱位,患者需要特别注意避免关节脱位;人工关节感染会引起灾难性后果应该注意避免,包括:

(1)保持髋关节外展:在坐、站、躺时避免交叉腿和膝。座位时保持双足分开 6 英寸。卧位时,在双腿之间放一个枕垫,使关节保持在适当的位置。

(2)防止髋关节屈曲过度:座位时保持双膝在髋以下水平。避免坐太矮的椅子。可以用枕头垫着坐,以保持双膝在髋水平以下。避免弯腰动作,患者可以考虑购买长柄鞋拨或软鞋,这样无须弯腰就可以穿脱鞋袜。

(3)如有感冒咳嗽咽喉疼痛牙齿痛,腹泻及尿频尿痛等情况,应及时就诊,在医生指导下服药,以免引起关节感染。

(4)若需要进行拔牙等有创操作时与医师说明,提前 3 天口服抗生素防止引起关节感染。

# 第八节 人工膝关节置换术

膝关节是下肢重要的负重关节,其结构和功能是人体关节中最复杂者。膝关节的疾病很多,膝关节人工关节置换术是当前国内人工关节置换术中开展较多的手术,仅次于髋关节,但其要求的准确性要高,因此在进行人工膝关节置换术之前,术者必须对膝关节的解剖和生物力学特点以及对全膝关节置换术的技术要求有全面的了解。

首例同时置换胫股关节的手术出现在 20 世纪 50 年代。1951 年 Walldius 设计了完全限制型(铰链式)人工膝关节置换假体,因手术操作简单、早期疗效显著,曾风行一时;但这一类型假体因只能在一个平面上活动,并不符合膝关节的生物力学特点,其松动率和后期感染率均高,现已很少应用。20 世纪 70 年代依据膝关节的应用解剖和生物力学特点的要求研制出了非限制型的假体,最具代表性的是非限制性的全髁型膝关节假体(TCP),股骨髁部采用钻铬钼合金,胫骨平台为聚乙烯材料,当时并未注意到髌骨关节的问题,结果术后膝前疼痛发生率高。20 世纪 70 年代后期注意了这个问题,目前大多数学者主张同时做髌骨关节面的置换。目前,市场上假体种类繁多,其基本设计原则仍是以 TCP 为基础,概括起来可分为 3 种:不保留后交叉韧带的后方稳定型、侧副韧带稳定型和保留后交叉韧带型。是否保留后交叉韧带,尚有争议,如术前膝屈曲挛缩明显,术中必然要切断后交叉韧带或后交叉韧带已遭破坏者,只能选用后稳定型假体;反之,如能保留者,应予保留,以保持膝关节的自然稳定性。固定方式也分骨水泥和非骨水泥型两种,一般情况下多数主张采用骨水泥固定,压配式非骨水泥固定型可用于年青骨质量好的患者,但其手术精确性则要求更高。

全膝置换手术中,最重要的是矫正下肢的力线和软组织张力的不平衡,因此手术前必须对患肢的力线和软组织张力做出评估,最好能拍站立位的下肢全长 X 线片,以确定其机械轴(股骨头中心到踝关节中心和解剖轴)的情况,并使用模板初步确定需使用假体的大小。

全膝关节置换术主要适用于因各种原因引起膝关节病变致顽固性疼痛,经各种保守治疗无效的患者。和髋关节置换术相似,膝关节置换术也还有许多有待解决的问题,其使用寿命有限,并与其活动强度呈负相关,故通常适用于年龄较大者。对多关节受累及特殊情况者,年龄可放宽。其绝对禁忌证是膝关节目前或近期存在的化脓感染以及伸膝装置的严重功能丧失者。

尽管人工膝关节置换术的基本原则、步骤是相同或相似的,但手术器械和方法尚未规范化。手术者术前必须熟悉所选用的假体和专用器械的使用方法,并严格消毒。

## 一、手术切口

膝正中绕髌骨内缘或外缘切口。

## 二、手术暴露方法

平卧,大腿根部上好止血带、切口起自髌上 7cm 至胫骨结节下 2cm,切开皮肤、浅筋膜,清晰暴露股四头肌腱、髌骨和髌腱;切开股直肌和股内侧肌间隙,向下绕髌骨内缘(留约 0.5cm 以便以后缝合)、髌韧带和胫骨前结节内缘,切开滑膜进入关节腔。切除前交叉韧带和半月板,屈膝并翻转髌骨,暴露关节腔。如翻转髌骨困难时,可骨膜下剥离内 1/3 髌韧带附着点。如膝外翻明显者可从髌骨和髌韧带外侧进入关节腔。

## 三、手术操作步骤和技巧

### (一)切除骨赘、松解软组织

切除股骨和胫骨关节面边缘骨赘。膝内翻者松解内侧软组织,其步骤是:首先切除残余的内侧半月板,彻底松解胫骨平台内侧周围的关节囊、内侧副韧带的深层和后部,一般膝内翻的患者,已能达到要求。不得已时可松解缝匠肌、股薄肌及半腱肌肌腱和扩张部的联合附着点。膝外翻者需行外侧软组织松解,包括切除外侧平台的骨赘、残余的外侧半月板、关节囊,膝上 5cm 处横行切断阔筋膜,松解或切断后交叉韧带。必要时从股骨髁部松解外侧副韧带和腓肠肌外侧头。

### (二)股骨髁部截骨

使用配套的股骨截骨定位器和电锯行股骨远端前髁、髁部、后髁和远端截骨面上下棱角的截骨。要求做成①股骨远端股骨髁截除厚度 9~11mm;②有 5°~7°的外翻角;③截骨面平整。

### (三)胫骨平台下截骨

屈曲膝关节,用骨撬置于胫骨平面后缘并向前撬推,显露整个平台。放置胫骨切骨定位器,调整好截骨的方向和厚度。如果要保留后交叉韧带,可在髁间后嵴前垂直打入一骨刀,深达 2cm,以保护后交叉韧带。然后用电锯行胫骨平台下截骨。要求:①截除关节面厚度 6~7 mm;②横切面与踝关节面平行并后倾 3°~5°;③关节面平整。

胫骨平台下截骨完成后,放置合适大小的模板,在模板刻度指导下,用小骨刀和刮匙做出放置胫骨假体柄的骨槽,以备固定平台假体使用。

### (四)髌骨关节面截骨

切除髌骨周围滑膜和骨赘,将翻转的髌骨推向前方,应用髌骨截骨导向钳夹住髌骨,调节好截骨厚度,要求截骨厚度一般约8mm,留下髌骨的厚度不能小于10mm,用电锯截骨,在截骨面中间稍偏内侧处用骨圆凿和小刮匙挖出一骨洞,大小正好容纳人工髌骨的蒂。

### (五)试复位和下肢力线的检查

将选好的假体或试模置入相应部位,检查与各部截骨面是否相匹配;然后伸、屈膝关节,检查其松紧度和力线是否合适。膝关节应能完全伸直或过伸5°;髂前上棘至第1～第2趾蹼间的直线应通过髌骨中央,说服力线满意,并检查髌骨活动轨迹,有无半脱位情况。如有不满意处,应予补充纠正。

### (六)植入假体

彻底冲洗切口,关节截骨面用干纱布填塞保持干燥。调好骨水泥,黏合假体,一般顺序为股骨髁、胫骨平台、髌骨,去除边缘溢出的骨水泥,最后伸直膝关节,适当加压,等待骨水泥完全凝固。

### (七)关闭切口

再次冲洗创面,放松止血带,彻底止血,如有裸露松质骨面可用骨蜡涂布,以防术后渗血。放置引流管一根,分层缝合切口,用厚敷料加压包扎。

## 四、术中能发生的问题

(1)畸形侧软组织松解不彻底,致双侧软组织张力不平衡,影响手术效果。

(2)截骨定位器放置不正确,可使截骨过多、过少或所要求的角度不符合要求影响肢体力线的恢复。

(3)损伤腘窝后方的血管、神经。

## 五、术后处理

(1)术后继续使用抗生素5～7天。

(2)当24h内引流量少于50mL,或术后72h可拔除引流管。当然,也有人主张不放引流管的,但是最好术后常规使用引流管。

(3)术前1天晚上开始皮下使用低分子肝素或低分子肝素钙,预防深静脉血栓的发生,使用10天,年轻者或有出血倾向者可提前停用。现在已经出现口服的抗凝药,安全有效。可以减少患者皮下使用的痛苦。

(4)术后使用3～5天预防应激性溃疡的药物,预防应激性溃疡的发生,尤其是对一次手术进行双侧膝关节置换的患者。

(5)术后继续使用COX2抑制药,可以明显减少强力镇痛药的使用。

(6)对老年人,近期活动少,有凝血倾向者,术后可穿抗血栓袜,使用足底静脉泵。

(7)术后当天进行有序的康复锻炼。

# 第三章  上肢创伤

## 第一节  肩胛骨骨折

肩胛骨前后均为肌肉包绕,骨折少见,占全身骨折的 0.2% 左右。肩胛骨体部骨折常为多发伤的一部分。常有以下临床表现:①限于肩胛部肩:关节活动时尤为明显。其压痛部位多与骨折线相一致。②肿胀粉碎性骨:折者因出血多,肿胀明显易见,甚至皮下可有淤斑出现。而一般的裂缝骨折则多无肿胀。③关节活动受限:患侧肩关节活动范围受限,尤以外展为甚;并伴有剧痛而拒绝活动。

### 一、骨折分类

#### (一)按部位分类

肩胛骨骨折按解剖部位可分为肩胛体骨折、肩胛冈骨折、肩胛颈骨折、肩胛盂骨折、喙突骨折和肩峰骨折等。肩胛体和肩胛冈骨折最为常见,其次为肩胛颈骨折,然后是肩胛盂骨折、肩峰骨折、喙突骨折,不少骨折属于上述各类的联合骨折。另外,还有肌肉和韧带附着点的撕脱骨折、疲劳或应力骨折。

1.肩胛盂关节内骨折

可进一步分为六型。

(1)Ⅰ型盂缘骨折:通常合并肩关节脱位。

(2)Ⅱ型骨折:是经肩胛盂窝的横形或斜形骨折,可有肩胛盂下方的三角形游离骨块。

(3)Ⅲ型骨折:累及肩胛盂的上 1/3,骨折线延伸至肩胛骨的中,上部并累及喙突,经常合并肩锁关节脱位或骨折。

(4)Ⅳ型骨折:骨折线延伸至肩胛骨内侧。

(5)Ⅴ型骨折:是Ⅱ型和Ⅳ型的联合类型。

(6)Ⅵ型骨折:是肩胛盂的严重粉碎性骨折。

2.喙突骨折

根据骨折线与喙锁韧带的位置关系,可进一步分成两型。

(1)Ⅰ型骨折:位于韧带附着点后方,有不稳定倾向。

(2)Ⅱ型骨折:位于韧带前方,稳定。

#### (二)按关节内外分类

根据骨折是否累及肩盂关节面,肩胛骨骨折可分为关节内骨折和关节外骨折。关节外骨折根据稳定性,又可进一步分为稳定的关节外骨折和不稳定的关节外骨折两种。

1.关节内骨折

为涉及肩胛盂关节面的骨折,常合并肱骨头脱位或半脱位。肩胛盂骨折中只有 10% 有明显的骨折移位。

**2.稳定的关节外骨折**

包括肩胛体骨折、肩胛冈骨折和一些肩胛骨骨突部位的骨折。单独的肩胛颈骨折,一般较稳定,也属稳定的关节外骨折。

**3.不稳定的关节外骨折**

主要指合并锁骨中段移位骨折的肩胛颈骨折,即"漂浮肩"损伤,该损伤常由严重暴力引起,此种骨折造成整个肩胛带不稳定。由于上臂的重力作用,它有向尾侧旋转的趋势。常合并同侧肋骨骨折,也可损伤神经血管束,包括臂丛神经。

## 二、临床表现及诊断

肩胛骨骨折根据外伤史、症状、体征及 X 线检查,可明确诊断。

### (一)病史

**1.体部骨折**

常为直接暴力引起,受伤局部常有明显肿胀,皮肤常有擦伤或挫伤,压痛也很明显,由于血肿的刺激可引起肩袖肌肉的痉挛,使肩部运动障碍,表现为假性肩袖损伤的体征。但当血肿吸收后,肌肉痉挛消除,肩部主动外展功能即恢复。喙突骨折或肩胛体骨折时,当深吸气时,由于胸小肌和前锯肌带动骨折部位活动可使疼痛加剧。

**2.肩胛盂和肩胛颈骨折**

多由间接暴力引起,即跌倒时肩部外侧着地,或手掌撑地,暴力经肱骨传导冲击肩胛盂或颈造成骨折。多无明显畸形,易于漏诊。但肩部及腋窝部肿胀、压痛,活动肩关节时疼痛加重,骨折严重移位者可有肩部塌陷,肩峰相对隆起呈方肩畸形,犹如肩关节脱位的外形,但伤肢无外展、内收、弹性固定情况。

**3.肩峰骨折**

肩峰突出于肩部,多为自上而下的直接暴力打击,或由肱骨突然强烈的杠杆作用引起,多为横断面或短斜面骨折。肩峰远端骨折,骨折块较小,移位不大;肩峰基底部骨折,远侧骨折块受上肢重量的作用及三角肌的牵拉,向前下方移位,影响肩关节的外展活动。

### (二)X 线检查

多发损伤患者或怀疑有肩胛骨骨折时,应常规拍摄肩胛骨 X 线片,常用的有肩胛骨正位、侧位、腋窝位和穿胸位 X 线片。注意肩胛骨在普通胸部正位片,上显示不清,因为肩胛骨与胸廓冠状面相互重叠。此外,还可根据需要加拍一些特殊体位平片,如向头侧倾斜 45°的前后位平片可显示喙突骨折。CT 检查能帮助辨认和确定关节内骨折的程度和移位,以及肱骨头的移位程度。因为胸部合并损伤的发生率高,胸片应作为基本检查方法的一部分。

### (三)合并损伤

诊断骨折的同时,应注意检查肋骨、脊柱以及胸部脏器的损伤。肩胛骨周围有肌肉和胸壁保护,所以只有高能量创伤才会引起骨折。由于肩胛骨骨折多由高能量直接外力引起,因此合并损伤发生率高达 35%～98%。合并损伤常很严重,甚至危及生命。然而,在初诊时却常常漏诊。最常见的合并损伤是同侧肋骨骨折并发血气胸,其次是锁骨骨折、颅脑闭合性损伤、头面部损伤、臂丛损伤。肩胛骨合并第 1 肋骨骨折时,因可伤及肺和神经血管,故特别严重。

### 三、治疗

绝大多数肩胛骨骨折可采用非手术方法治疗,只有少数患者需行手术治疗。由于肩胛骨周围肌肉覆盖多,血液循环丰富,骨折愈合快,骨折不愈合很少见。

#### (一)肩胛体和肩胛冈骨折

肩胛体和肩胛冈骨折一般采用非手术治疗,可用三角巾或吊带悬吊制动患肢,早期局部辅以冷敷,以减轻出血及肿胀。伤后 1 周内,争取早日开始肩关节钟摆样功能锻炼,以防止关节粘连。随着骨折愈合,疼痛减轻,应逐步锻炼关节的活动范围和肌肉力量。

#### (二)肩峰骨折

如肩峰骨折移位不大,或位于肩锁关节以外,用三角巾或吊带悬吊患肢,避免作三角肌的抗阻力功能训练。如骨折块移位明显,或移位到肩峰下间隙,影响肩关节运动功能,则应早期手术切开复位内固定。手术取常规肩部切口,内固定可采用克氏针张力带钢丝,骨块较大时也可选用拉力螺钉内固定。如合并深层肩袖损伤,应同时行相应治疗。

#### (三)喙突骨折

对不稳定的 I 型骨折应行手术治疗。对单纯喙突骨折可以保守治疗,因为喙突是否解剖复位对骨折愈合及局部功能没有影响。但如合并有肩锁分离、严重的骨折移位、臂丛受压、肩胛上神经麻痹等情况,则需考虑手术复位,松质骨螺钉固定治疗。

#### (四)肩胛颈骨折

对无移位或轻度移位的肩胛颈骨折,可采用非手术方法治疗。用三角巾制动患肢 2～3 周,4 周后开始肩关节功能锻炼。

肩胛颈骨折在冠状面和横截面成角超过 40°或移位超过 1cm 时,需要手术治疗。根据骨折片的大小和骨折的类型,内固定物是在单纯的拉力螺钉和支撑接骨板之间选择。使用后入路,单个螺钉可从后方拧入盂下结节。骨折片很大时,应在后方使用 1/3 管状接骨板支撑固定,使带有关节面的骨片紧贴于肩胛骨近端的外缘。接骨板与直径为 3.5mm 的皮质骨拉力螺钉的结合使用,增加了固定的稳定程度。合并同侧锁骨骨折的肩胛颈骨折,即"漂浮肩"损伤,由于肩胛骨很不稳定,移位明显,应采用手术治疗。通常先复位固定锁骨,锁骨骨折复位固定后,肩胛颈骨折常常也可得到大致的复位,如肩胛骨稳定就不需切开内固定肩胛颈骨折;如锁骨复位固定后肩胛颈骨折仍不能有效复位,或仍不稳定,就需进一步手术治疗肩胛颈骨折。

#### (五)肩胛盂骨折

肩胛盂骨折只占肩胛骨骨折的 10%,而其中有明显骨折移位者占肩盂骨折的 10%。对大多数轻度移位的骨折可用三角巾或吊带保护,早期开始肩关节活动范围的练习。一般制动 6 周,去除吊带后,继续进行关节活动范围及逐步开始肌肉力量的锻炼。

1. I 型盂缘骨折

如骨折块面积占肩盂面积的 25%(前方)或 33%(后方),或移位大于 10mm 将会影响肱骨头的稳定并引起半脱位现象,应考虑手术切开解剖复位和内固定。目的在于重建骨性稳定,以防止慢性肩关节不稳。以松质骨螺钉或以皮质骨螺钉采用骨块间加压固定。如肩盂骨块粉碎,则应切除骨碎片,取髂骨植骨固定于缺损处。小片的撕脱骨折,一般是肱骨头脱位时由关节囊、唇撕脱所致。前脱位时发生在盂前缘,后脱位时见于盂后缘。肱骨头复位后,采用三角巾或吊带保护3～4周。

2.Ⅱ型骨折

如果出现台阶移位5mm时,或骨块向下移位伴有肱骨头向下半脱位,应行手术复位固定。可采用后方入路,复位盂下缘骨折块,以拉力螺钉向肩胛颈上方固定。也可采用易调整外形的重建钢板,置于颈的后方或肩胛体的外缘固定。

3.Ⅲ～Ⅴ型骨折的手术指征

骨折块较大合并肱骨头半脱位,采用肩后方入路,复位盂下缘骨折块,以拉力螺钉向肩胛颈上方固定。也可采用易调整外形的重建钢板,置于肩胛颈的后方或肩胛体的外缘固定;关节面台阶大于或等于5mm,上方骨块向侧方移位或合并喙突、喙锁韧带、锁骨、肩锁关节、肩峰等所谓肩上部悬吊复合体(SSSC)损伤时,可采用后上方入路复位骨折块,采用拉力螺钉,将上方骨折块固定于肩胛颈下方主骨上。手术目的是防止肩关节的创伤性骨关节炎、慢性肩关节不稳定和骨不愈合。

4.Ⅵ型骨折

较少见,也缺乏大宗病例或对照研究结果指导治疗。由于盂窝严重粉碎,不论骨块移位与否或有无肱骨头半脱位的表现,一般都不行切开复位。可采用三角巾悬吊制动,或用外展支架制动,也可采用尺骨鹰嘴牵引,早期活动锻炼肩关节。如果肩上方悬吊复合体有严重损伤,可行手术复位、固定,如此可间接改善盂窝关节面的解剖关系。

### (六)上肩部悬吊复合体损伤

上肩部悬吊复合体(SSSC)是在锁骨中段和肩胛体的外侧缘间组成的一个骨和软组织环,由肩盂、喙突、喙锁韧带、锁骨远端、肩锁关节和肩峰组成。SSSC的单处损伤,不会影响其完整性,骨折移位较小,只需保守治疗;两处损伤则会影响其完整性,可能会引起一处或两处明显移位,对骨折愈合不利,影响其功能。对这种骨折,只要有一处或两处存在不能接受的移位,就应行切开复位内固定。即使只固定一处,也有利于其他部位骨折的间接复位和稳定。

# 第二节　锁骨骨折

锁骨干较细,有弯曲呈"S"形。内侧半弯凸向前,外侧半弯凸向后。内端与胸骨相联构成关节,外侧与肩峰相联构成肩锁关节,横架于胸骨和肩峰之间,是肩胛带与躯干唯一联系支架。

### 一、病因

锁骨位置表浅,易发生骨折。间接暴力造成骨折多见。跌倒时手或肘着地,外力自前臂或肘部沿上肢向近心端冲击;肩部着地更多见,撞击锁骨外端造成骨折。多发生儿童及青壮年。

间接暴力造成骨折多为斜形或横行,其部位多见于中段;直接暴力造成骨折因着力点不同而异,多为粉碎或横型。幼儿多为青枝骨折。

### 二、病理机制

间接暴力造成骨折多见,如跌倒时上肢外展,手掌或肘部着地,外力自前臂或肘部沿上肢向近心端冲击;肩部着地更多见,撞击锁骨外端造成骨折。间接暴力造成的骨折多为斜形或横行,其部位多见于中外 1/3 处。直接暴力造成骨折因着力点不同而异,多为粉碎或横行。幼儿因为骨的韧性较大,骨折时不易断裂,多为青枝骨折。锁骨骨折中断后由于肌肉的牵拉可表现为:近端受胸锁乳突肌牵拉向上后移位,远端因肢体重量及胸大肌牵拉向前、下、内侧移位,形成断端短缩重叠移位。Stanley、Trowbridge 和 Norris 发现在 122 例锁骨骨折中,94％为直接打击暴力致伤,而不是传统的传导应力。

### 三、临床表现

主要表现为局部肿胀、皮下淤血、压痛或有畸形,畸形处可触到移位的骨折断端,如骨折移位并有重叠,肩峰与胸骨柄间距离变短。伤侧肢体功能受限,肩部下垂,上臂贴胸不敢活动,并用健手托扶患肘,以缓解因胸锁乳突肌牵拉引起的疼痛。触诊时骨折部位压痛,可触及骨擦音及锁骨的异常活动。幼儿青枝骨折畸形多不明显,且常不能自诉疼痛部位,但其头多向患侧偏斜、颌部转向健侧,此特点有助于临床诊断。有时直接暴力引起的骨折,可刺破胸膜发生气胸,或损伤锁骨下血管和神经,出现相应症状和体征。

### 四、辅助检查

本病的辅助检查方法主要是影像学检查,锁骨骨折常发生在中段。多为横断或斜行骨折,内侧断端因受胸锁乳突肌的牵拉常向上后移位,外侧端受上肢的重力作用向内、下移位,形成凸面向上的成角、错位缩短畸形。

#### (一)X 线检查

疑有锁骨骨折时需摄 X 线像确定诊断。一般中 1/3 锁骨骨折拍摄前后位及向头倾斜 45°斜位像。拍摄范围应包括锁骨全长,肱骨上 1/3,肩胛带及上肺野,必要时需另拍摄胸片。前后位像可显示锁骨骨折的上下移位,45°斜位像可观察骨折的前后移位。

婴幼儿的锁骨无移位骨折或青枝骨折有时在原始 X 线像上难以明确诊断,可于伤后 5～10 天再复查拍片,常可呈现有骨痂形成。

外 1/3 锁骨骨折中,一般可由前后位及向头倾斜 40°位 X 线像做出诊断。锁骨外端关节面骨折,常规 X 线像有时难以做出诊断,常需摄断层 X 线像或行 CT 检查。

锁骨内 1/3 前后位 X 线像与纵隔及椎体相重叠,不易显示出骨折。拍摄向头倾斜 40°～45°X 线像,有助于发现骨折线。在检查时,不能满足于 X 线正位片未见骨折而诊断为软组织损伤,需仔细检查是否有锁骨内端或对局部骨折征象,以便给予正确的诊断。

#### (二)CT 检查

CT 检查多用于复杂的锁骨骨折,如波及关节面及肩峰的骨折。尤其对关节面的骨折优于 X 线检查。

### 五、诊断

诊断依据:上肢外展跌倒或局部被暴力直接打击等外伤史,伤后肩部出现疼痛,上肢不敢活动。局部肿胀、皮下淤血、压痛或有畸形,畸形处可触到移位的骨折断端。X 线片可确诊,并显示骨折移位及粉碎情况。

### 六、治疗

治疗方法很多,计有两百多种,但还没有一个很满意的疗法。非手术疗法,很难保持骨端对位,愈后虽有一定畸形,但多不影响功能;手术内固定有骨折不愈合的危险。

Neer 总结了 2235 例闭合治疗的锁骨骨折,仅有 3 例不愈合(0.1%)。Rowe 报告闭合复位不愈合率为 0.8%,切开复位的不愈合率为 3.7%。Neer 采用切开复位治疗锁骨骨折 45 例的不愈合率为 4%。故锁骨骨折多以保守治疗为主。

**(一)非手术治疗**

1.悬吊患肢

青枝骨折、不全骨折或内 1/3 移位不大的骨折,用三角巾或颈腕吊带悬吊患肢 1～2 周,疼痛消失后开始功能锻炼。

2.复位固定

有移位的骨折,手法复位,"8"字形石膏固定或纱布绷带固定 4～5 周。手法复位可在局麻下进行。患者坐在木凳上,双手叉腰,肩部外旋后伸挺胸,医生站于背后,一脚踏在凳上,顶在患者肩胛间区,双手握住两肩向后、向外、向上牵拉纠正移位。复位后纱布棉垫保护腋窝,用绷带缠绕两肩在背后交叉呈"8"字形,然后用石膏绷带同样固定,使两肩固定在高度后伸、外旋和轻度外展位置。固定后即可练习握拳,伸屈肘关节及双手叉腰后伸,卧硬板床休息,肩胛区可稍垫高,保持肩部后伸。复位后 2 周内,肿胀减轻后应及时复查调整,4～6 周拆除。锁骨骨折复位并不难,但不易保持位置,愈合后,上肢功能无影响,所以临床不强求解剖复位。如患肢有麻木、疼痛、肿胀、苍白,应随时复查,将固定的石膏做必要的调整松紧度。

**(二)手术治疗**

1.手术适应证

(1)骨折不连接。

(2)合并血管、神经损伤的骨折。

(3)有喙锁韧带断裂的锁骨外端或外 1/3 移位骨折。

(4)开放骨折。

(5)复位后反复移位。

(6)骨折断端软组织嵌入。

(7)漂浮肩。

(8)患者不能耐受外固定。

2.手术方法

(1)切开复位:锁骨横行骨折可在骨折部位做 2.5cm 长的切口,粉碎骨折可根据需要确定切口的长度。向下解剖到锁骨,但不要剥离骨膜。将一枚 3.2mm 直径的斯氏针插入内侧段松质骨中央,插入深度为 3.8～7.5cm,然后取出斯氏针将它向外侧插入外侧骨折端的松质骨,捶击使其从锁骨锥形结节处穿出,轻轻地将皮肤绷紧并在皮肤上刺破一个小切口,使钉由此穿出,然后拔出此斯氏针。另外选择一枚 3.2mm 直径的斯氏针,其一半长度具有螺纹,切断无螺纹的一端,使无螺纹部比锁骨内侧的钻孔深度短约 1.3cm,再用钻将钉逆行打入外侧骨块。钢钉穿透皮肤后,将钻移到钢钉外侧端,退出钢钉直至其无螺纹部的顶端到达骨折处。整复骨折,再将钢钉钻入内侧骨块,直到螺纹部进到骨折处。钢钉螺纹部切不可穿过骨折处,以免引起变形或以后活动时易于折断。用 X 线片检查钢钉位置,位置达到固定要求时于皮下切断过长的钢钉。如果为陈旧性骨折,在锁骨骨折处的下面和后面植入松质骨。如果使用光滑的斯氏针,则外露的钢钉外侧端必须弯成90°,防止斯氏针向内侧移动。固定完毕后,冲洗伤口,逐层缝合,外用无菌纱布包扎。

术后处理:上臂用吊带悬吊固定1~2周,8~10周后骨折牢固愈合,拔除斯氏针。

(2)钢板和螺丝钉固定:如果锁骨骨折需要做钢板内固定,采用S或弧形切口显露骨折,剥离少许骨膜,但应足够放置钢板,采用3.5mm有限接触钢板固定,置板于锁骨上方,按锁骨的外形要求将钢板弯曲和塑形。每侧主要骨折块至少放置3枚螺钉,必须消灭骨质缺损。在钻孔和拧螺丝钉时应极其小心,避免损伤锁骨下静脉和胸腔内容物。在钻孔时要在锁骨下面放置一些保护性器械,以防钻头刺入胸腔。另可采用记忆合金固定。术后悬吊7~10天,在此期间进行肩关节钟摆活动,肩关节以下功能锻炼,6~8周后骨折愈合进行肩以上功能锻炼。术后3个月恢复正常生活。锁骨外1/3骨折内固定方法可视骨折的类型和部位等不同,选择克氏针张力带或钢板螺丝钉、钩状钢板或喙锁螺钉固定。术后患肢悬吊4~6周,余同上。

(3)外固定:Lambottle于1905年首先提出并使用外固定术治疗锁骨骨折,Schuind等于1988年再次应用外固定治疗锁骨骨折。外固定术的主要适应证是开放性骨折、严重错位的闭合性骨折伴有表面皮肤损伤、多发性损伤、伴有疼痛的延迟愈合或不愈合以及骨折合并胸廓出口综合征。

# 第三节　胸锁关节脱位

胸锁关节脱位包括锁骨内端向上、向前突出的前脱位和锁骨内端向下、向后突出或锁骨头向胸骨柄后内方滑动的后脱位。胸锁关节是人体最稳定的关节之一,脱位并不常见,仅占肩关节脱位总数的3%,与肩关节后脱位的发病率相仿。

## 一、解剖与损伤机制

胸锁关节是由锁骨内侧端与胸骨柄切迹构成的关节,锁骨关节面较胸骨关节面大,锁骨内侧关节面仅有50%与向外倾的胸骨关节面相对,其间借一个软骨盘补偿。胸锁关节由关节囊、前后胸锁韧带、锁骨间韧带和肋锁韧带维持其稳定性。正常状态下胸锁关节约有40的活动范围。上肢外展时肩前方受到暴力可导致锁骨内端向前移位,胸锁关节发生前脱位。暴力作用于肩部后外侧,可导致锁骨移位到胸骨后方,发生胸锁关节后脱位。胸锁关节脱位也可以是先天性的,还可在发育、退变及炎症过程中发生。

## 二、临床表现

胸锁关节部位疼痛、肿胀,颈部向前和患侧屈曲,任何抬头和肩部活动可诱发疼痛,深呼吸、打喷嚏可使疼痛加剧,关节畸形,锁骨内侧端松弛,压痛(十),前脱位可见锁骨内侧端向前突出,并有异常活动。当锁骨头压迫气管和食管时,可产生窒息感和吞咽困难。若刺破肺尖可产生皮下气肿,触诊时胸锁关节部空虚。

### 三、诊断及鉴别诊断

#### (一)诊断

一般有明显外伤史。伤后局部肿痛,肩部运动受限,两侧胸锁关节不对称;前脱位者可见锁骨内侧端向前突出移位,常伴有异常活动;后脱位者,局部疼痛,肿胀不明显,但触诊时胸锁关节部空虚。由于锁骨内侧端移位于胸后侧,可能压迫气管引起呼吸困难或压迫食管及纵隔血管出现吞咽困难及血液循环受阻的症状。

胸锁关节脱位常见于车祸和重物直接打击。凡锁骨内端前方或肩部外伤而出现胸锁关节部位疼痛、肿胀、压痛者,应首先考虑胸锁关节脱位,拍摄 X 线片可确诊。

#### (二)鉴别诊断

胸锁关节是半脱位还是脱位,取决于关节囊韧带、关节软骨盘及锁骨间韧带和肋锁韧带的损伤程度。20 岁以下患者的锁骨内端骨骺损伤与胸锁关节脱位表现相似,应加以鉴别。

### 四、治疗

#### (一)手法复位外固定

胸锁关节后脱位的闭合复位方法有两种:一种为患者取仰卧位,在肩胛骨间垫大沙袋,肩内收位牵引患侧上肢,由前向后用力下压肩和锁骨远端;另一种为外展位牵引伤肢,用手指夹住锁骨,用力向前牵引以帮助复位,如仍不能复位,消毒皮肤,用无菌巾钳夹住锁骨,向前牵引复位,大多数后脱位复位后是稳定的,复位后以"8"字绷带、商品化的锁骨固定带或"8"字石膏固定 4 周,限制活动 6 周。如果在全麻状态下仍无法使后脱位闭合复位,应行手术复位,因为使其处于脱位状态是危险的。手术复位时应找有胸外科经验的医生会诊。

#### (二)切开复位内固定

1.前脱位者

如不易复位或有小片骨折,整复不易维持关节的对合关系,且有疼痛者,可考虑行开放复位,用 2 枚克氏钢针经过关节固定,合并有骨折者也可用 2 枚空心拉力螺钉内固定,用克氏针时需将克氏针尾端弯成钩状,以防克氏针移位;缝合修复撕破或断裂的胸锁前韧带,术后用前"8"字石膏绷带固定 4 周,6 周左右拔除克氏针,活动关节。

2.后脱位者

不能用手法复位,或有气管或纵隔血管压迫症状者,沿锁骨内侧段切口,暴露胸锁关节及锁骨内侧段,在直视下向外牵引上臂,并用巾钳夹住锁骨内端向外前方牵拉,使脱位整复,并用 2 枚克氏针经过关节固定,尾端弯成钩状,术后用后"8"字石膏固定 5 周,6 周左右拔除克氏针。

3.陈旧性未复位的胸锁关节前脱位

一般认为造成的功能丧失即使有,也是程度较轻的。这种疾病手术治疗的指征是患者主诉在用力或者在体育运动时上臂乏力和疲劳。常用的手术方法有在锁骨和第 1 肋骨周围使用阔筋膜稳定,在锁骨和胸骨之间行阔筋膜稳定术,锁骨下肌腱移植重建术,锁骨内侧端切除术。

# 第四节　肩锁关节脱位

肩锁关节脱位并非少见,可有局部疼痛、肿胀及压痛,伤肢外展或上举均较困难,前屈和后伸运动亦受限,局部疼痛加剧,检查时肩锁关节处可摸到一个凹陷,可摸到肩锁关节松动。手法复位后制动较为困难,因而手术率较高。

## 一、病因

肩锁关节脱位通常由暴力自上而下作用于肩峰所致。坠落物直接砸在肩顶部后,锁骨下移,由于第1肋骨阻止了锁骨的进一步下移,如果锁骨未骨折,则肩锁、喙锁韧带断裂,同时可伴有三角肌和斜方肌锁骨附着点的撕裂,肩峰、锁骨和喙突的骨折,肩锁纤维软骨盘的断裂和肩锁关节的关节软骨骨折。锁骨的移位程度取决于肩锁和喙锁韧带、肩锁关节囊以及斜方肌和三角肌的损伤程度。

## 二、分型

根据伤力及韧带断裂程度、Zlotsky等将其分为三级或三型。Ⅰ型:肩锁关节处有少许韧带、关节囊纤维的撕裂,关节稳定,疼痛轻微,X线照片显示正常,但后期可能在锁骨外侧端有骨膜钙化阴影。Ⅱ型:肩锁关节囊、肩锁韧带有撕裂,喙锁韧带无损伤,锁骨外端翘起,呈半脱位状态,按压有浮动感,可有前后移动。X线片显示锁骨外端高于肩峰。Ⅲ型:肩锁韧带、喙锁韧带同时撕裂,引起肩锁关节明显脱位。

## 三、分类

### (一)Ⅰ型

指肩锁关节的挫伤,并无韧带断裂和关节脱位,肩锁关节稳定,疼痛轻微,早期X线片阴性,后期可见锁骨远端骨膜的钙化。

### (二)Ⅱ型

由更大的外力引起,肩锁韧带和关节囊破裂,但喙锁韧带完好,肩锁关节不稳定,尤其是在前后平面上不稳定。X线片上可看到锁骨外侧端高于肩峰,但高出的程度小于锁骨的厚度,肩锁关节出现明显的疼痛和触痛,但必须拍摄应力下的X线片来确定关节不稳定的程度。

### (三)Ⅲ型

损伤肩锁韧带和喙锁韧带以及锁骨远端三角肌附着点的撕裂。锁骨远端高于肩峰至少一个锁骨厚度的高度。

### (四)Ⅳ型

损伤的结构与Ⅲ型损伤相同,但锁骨远端向后移位进入或穿过斜方肌。

### (五)Ⅴ型

损伤三角肌与斜方肌在锁骨远端上的附着部均从锁骨上分离,肩锁关节的移位程度为100%～300%,同时在锁骨和肩峰之间出现明显的分离。

### (六)Ⅵ型

损伤较少见,由过度外展使肩锁韧带和喙锁韧带撕裂所致,锁骨远端移位至喙突下、肱二头肌和喙肱肌联合腱后。

## 四、临床表现及诊断

此脱位均有外伤史。肩锁关节是上肢运动的支点,在肩胛带功能和动力学上占有重要位置,是上肢外展、上举不可缺少的关节之一,同时参与肩关节的前屈和后伸运动。由于肩锁关节位于皮下,易被看出局部高起,双侧对比较明显,可有局部疼痛、肿胀及压痛;伤肢外展或上举均较困难,前屈和后伸运动亦受限,局部疼痛加剧,检查时肩锁关节处可摸到一个凹陷,可摸到肩锁关节松动。根据外伤史,局部疼痛,肿胀及压痛;肩前屈、后伸活动受限。X线检查可确诊。

## 五、治疗

### (一)非手术治疗

Ⅰ型损伤通常采用吊带制动,配合局部冰敷、止痛药物治疗。Ⅱ型损伤的治疗方法与Ⅰ型相似,如果锁骨远端移位的距离不超过锁骨厚度的 1/2,可应用绑扎、夹板或吊带制动 2～3 周,但必须在 6 周以后才能恢复举重物或参加体育运动。

### (二)手术治疗

对于Ⅲ、Ⅳ、Ⅴ、Ⅵ型损伤应行手术治疗,手术方法有许多种,可以分为五个主要类型:①肩锁关节复位和固定;②肩锁关节复位、喙锁韧带修复和喙锁关节固定;③前两种类型的联合应用;④锁骨远端切除;⑤肌肉转移。常用的手术方法如下所述:

1.喙锁韧带缝合、肩锁关节克氏针内固定术(改良 Phemister 法)

通过肩部前内侧的 Thompson 和 Henry 入路,显露肩锁关节、锁骨外侧端及喙突。探查肩锁关节,去除关节盘或其他妨碍复位的结构,然后褥式缝合肩锁韧带,暂不要打结,接着逆行穿出克氏针,整复脱位的肩锁关节后顺行穿入,使其进入锁骨 2.5～4cm。通过前后位和侧位(腋部)X 线片检查克氏针的位置和复位的情况。如二者均满意,于肩峰外侧边缘将克氏针折弯 90°并剪断,保留 0.6cm 的钩状末端以防止其向内侧移位,旋转克氏针,将末端埋于肩峰下软组织内,修复肩锁关节囊和韧带,并将预先缝合喙锁韧带的线收紧打结,修复斜方肌和三角肌止点的损伤。术后处理用肩胸悬吊绷带保护,术后 2 周去除绷带并拆线,开始主动活动,8周在局麻下拔除克氏针。克氏针的折断和移位是常见的并发症。

2.喙锁关节的缝线固定术

作一个弧形切口显露肩锁关节、锁骨的远端和喙突,显露肩锁关节,彻底清除关节盘或其他碎屑,褥式缝合断裂的喙锁韧带,暂不打结。用直径约为 0.7cm 的钻头在喙突上方的锁骨上前后位钻两个孔,在喙突基底的下方穿过 1 根不吸收缝线,并向上穿过锁骨的两个孔,复位肩锁关节,打紧缝线,这样缝线就可不绕住整个锁骨,以避免缝线割断锁骨。如果仍有前后向不稳定,可按 Phemister 法用 1 枚克氏针固定肩锁关节,最后收紧打结喙锁韧带的缝线,修复肩锁关节囊,缝合撕裂的三角肌和斜方肌。术后处理同改良 Phemister 法。

3.喙锁关节螺钉内固定及喙锁韧带缝合术(改良 Bosworth 法)

通过前内侧弧形切口显露肩锁关节和锁骨末端,向远外侧牵开三角肌以暴露喙突尖和喙锁韧带。同 Phemister 法一样,检查肩锁关节,去除关节盘或其他妨碍复位的结构,缝合喙锁韧带,暂不要打结,用直径为 4.8mm 的钻头在锁骨上垂直钻一个孔,此孔在锁骨复位后应同喙突基底在同一直线上。复位锁骨,用另外一个直径为 3.6mm 的钻头通过先前在锁骨上钻好的孔在喙突上再钻一个孔,选择一个合适长度的 Bosworth 螺钉穿过两孔,拧紧螺钉使锁骨上表面与肩峰上表面平齐,收紧打结喙锁韧带缝线,修复撕裂的斜方肌和三角肌止点。术后用悬吊带制动,1 周后去除悬吊,开始轻微的主动功能锻炼,2 周拆线,术后 6～8 周取出螺钉,10 周内避免超过 90°的外展运动和举重物。

4.锁骨远端切除术(Stewart 法)

通过前方弧形切口显露肩锁关节、锁骨外侧端及喙突,沿锁骨长轴切开关节囊和肩锁上韧带,骨膜下剥离显露锁骨,然后修复关节囊和韧带,用咬骨剪或摆动锯在骨膜下自下外方斜向内上方截除 1cm 长的锁骨外侧端,挫平上缘残端。褥式缝合损伤的喙锁韧带,暂不打结,交叉穿入 2 枚克氏针,将锁骨外侧端维持在正常位置。术后悬吊制动 1 周,进行轻微的主动环绕运动,2 周拆线,增加活动量,4 周内避免抬举重物,8 周内避免体育活动。

5.喙肩韧带移位加强肩锁关节术(Neviaser 法)

通过前内侧弧形切口显露肩锁关节、锁骨外侧端及喙突,切断喙肩韧带在喙突前外侧缘的起点,向下推压锁骨外侧段,复位肩锁关节,用克氏针 1～2 枚,贯穿固定肩锁关节,将喙肩韧带向前上翻转,固定缝合于锁骨外侧端前方,修复肩锁韧带和喙锁韧带。术后处理同 Stewart 法。

6.喙肩韧带移位重建喙锁韧带术(Weaver 法)

同 Neviaser 法显露肩锁关节、锁骨外侧端及喙突,切断喙肩韧带在肩峰前内侧缘的起点。在锁骨外侧端相当于喙突尖的上方行锁骨切骨术,切骨线由内下向外上倾斜,切除锁骨外侧端约 2cm。在切骨端近侧 1cm 处,于锁骨前壁钻两个骨孔,以细钢丝或粗丝线在喙肩韧带的肩峰端作褥式缝合,两线端分别经髓腔,从锁骨的骨孔引出。下压锁骨,恢复正常喙锁间距,抽紧缝线,结扎固定,使喙肩韧带移入锁骨断端的髓腔内。

术后用 Velpeau 绷带固定患肩 4 周,之后改用三角巾悬吊 4 周,术后 8 周去除悬吊,进行康复训练。

7.Dewar 手术

显露肩峰、肩锁关节及锁骨外侧端,自肩峰和锁骨外侧端前方切断三角肌附着点,行骨膜下剥离,显露肩锁关节。切除破碎的肩锁关节囊,软骨盘,显露锁骨外侧端并切除 1.0cm。切开喙突上方的锁骨前方骨膜,将锁骨前面 1.5～2.0cm 的皮质骨制成粗糙面,于骨粗糙面中央由前向后钻孔备用。切开胸肌筋膜,显露喙突及其下方的肱二头肌短头、喙肱肌和胸小肌。在肱二头肌短头、喙肱肌和胸小肌之间作由下而上的逆行分离,至喙突前、中 1/3 交界处,环形切开骨膜,在喙突角部由前向后钻备用。以骨刀在喙突前、中 1/3 处截骨,使喙突骨块连同肱二头肌短头腿和喙肱肌一起向下翻转,以 1 枚适当长度的加压螺钉贯穿固定喙突骨块于锁骨前方原钻孔部位。将三角肌前部重新缝合。

术后三角巾悬吊患臂 3 周,3 周后练习上举及外展活动,6～8 周后即可负重功能训练。

8.锁骨钩钢板内固定、喙锁韧带缝合术

近年我们采用锁骨钩钢板内固定,喙锁、肩锁韧带缝合治疗肩锁关节脱位取得满意疗效。该方法固定牢靠,并可早期行肩关节功能锻炼,又无克氏针内固定断裂后游走的危险。

# 第五节　肩袖损伤

肩袖是覆盖于肩关节前、上、后方之肩胛下肌、冈上肌、冈下肌、小圆肌等肌腱组织的总称。位于肩峰和三角肌下方，与关节囊紧密相连。肩袖的功能是上臂外展过程中使肱骨头向关节盂方向拉近，维持肱骨头与关节盂的正常支点关节。肩袖损伤将减弱甚至丧失这一功能，严重影响上肢外展功能。本病常发生在需要肩关节极度外展的反复运动中（如棒球，自由泳、仰泳和蝶泳，举重，球拍运动）。

## 一、功能解剖

肩关节外侧有两层肌肉，外侧层为三角肌，内侧层为冈上肌、冈下肌、肩胛下肌及小圆肌。其肌肉和腱性部分在肱骨头的前、上、后方形成袖套样组织，附着于肱骨大结节和解剖颈的边缘，称为肩袖。

肩袖可使肱骨头与肩胛盂紧密接触，使肩关节在运动或静息状态下均能对抗三角肌的收缩，防止肱骨头被拉向肩峰，以三角肌的拮抗作用保持肩关节的稳定。不仅如此，肩袖还以杠杆的轴心作用协助肩关节进行外展和旋转。其中冈上肌能使上臂外展及轻度外旋，冈下肌和小圆肌在肩下垂时能使上臂外旋，肩胛下肌在肩下垂时能使上臂内旋，所以有人将肩袖又称为"旋转袖"。

冈上肌、肩胛下肌的肌腱伸出在喙肩弓的下方，当肩关节在内收、外展、上举、前屈及后伸等大范围运动时（如吊环、蛙泳、体操等）冈上肌与肩胛下肌在喙肩弓下被反复夹挤、频繁碰撞而造成损伤。在解剖上，冈上肌、冈下肌腱止点末端 1.5cm 长度内是无血管的"危险区"，有人认为这是肌腱近侧滋养血管与来自骨膜的微细血管的吻合交接处，此处血供应减弱，是肌腱退行变性和撕裂的好发部位。

## 二、发病原因

肩袖损伤的发病原因学说较多，主要有以下各点。

### （一）撞击学说

肩撞击综合征首先由 Neer（1972）提出，他在解剖 100 例肩关节中发现 11 例的肩盂边缘有骨刺出现和肩峰前突下骨赘增生，这是肩袖与肱骨头多次反复撞击的结果。冈上肌腱从喙肩弓下方穿出向外下方附着于肱骨大结节，肩关节前屈时很容易被肩峰前突所撞击。

### （二）退变学说

肩袖疾病的病因是多方面的，肩袖肌腱维持肱骨头的稳定，其力臂较短，又在肱骨的顶端即突出部分，容易发生肌腱退行变。其病理表现往往是细胞变性坏死，钙盐沉积，纤维蛋白玻璃样变性，肌纤维部分断裂，肩袖止点出现潮线复制及不规则。退变后的肌腱在运动中稍加用力即行断裂，一般在 40 岁以上者易发生。

### （三）创伤学说

由于创伤导致肌腱损伤已不容置疑。例如肩关节脱位无其他合并伤，复位后肩关节仍不能外展，其根源很可能就是肩袖损伤。肱骨头大结节撕脱骨折大多伴有不同程度的肩袖损伤。

运动损伤在肩袖损伤中占有一定的比例。暴力作用于肩袖造成急性损伤的方式较多,主要有以几种。

(1)肩部被直接撞伤,造成冈上肌腱损伤。

(2)上臂突然过度内收,冈上肌被极度牵拉而撕裂。

(3)上臂接受纵轴牵拉暴力而使肩袖损伤。

(4)暴力从腋下向上冲击,冈上肌受到顶撞对冲而损伤。

### 三、损伤机制

体操运动员在单杠、吊环、高低杠上运动时进行"转肩""压十字"动作,标枪投掷运动员上臂上举做反弓爆发力时,因反复外展、急剧转肩,肩袖受到摩擦、劳损、牵拉,造成肌腱纤维反复磨损变性,呈慢性炎症样改变,同时可发生肩峰下滑囊炎症改变和退行性改变。这种情况也可见于游泳时的肩部旋转、举重时的抓举、篮球的转手及排球的扣球动作等。追问病史大多有一次损伤史可以追溯,但也有部分运动员何时损伤难以清晰回忆。

肩袖损伤的病理牵涉到肌腱、关节软骨、滑囊及肩峰。在正常情况下,冈上肌、冈下肌对抗三角肌的收缩力,拉紧肱骨头使其在一定的范围内活动。一旦冈上肌、冈下肌损伤(急性或慢性),三角肌丧失拮抗力量,收缩时肩峰下组织与肩峰撞击,关节盂和肱骨头因机械力量受到破坏,出现关节退行变。肩袖肌腱损伤后发生玻璃样变性或断裂,断端之间充斥瘢痕并发生挛缩。肩袖损伤时因局部渗血、出血及积液,加上机械性压迫和劳损,终于产生肩峰下滑囊炎。滑囊壁玻璃样变性,滑膜浅层出现纤维素,导致组织增生和粘连。由于反复劳损和机械力的重复叩击,肩峰骨膜增厚,刺激成骨细胞产生骨唇,造成肩关节活动受限或疼痛。

### 四、症状及诊断

#### (一)慢性损伤

较为多见。肩痛不明显,当上臂外展至某一特定部位时突然疼痛而停止活动。平时能全程参加训练,但成绩进步不快,有肩部不舒适的感觉。

#### (二)亚急性损伤

此型最多见。系反复慢性挫伤积累而形成。检查肩外展试验:伤员伸肘旋后位,做肩部外展运动至80°~110°时出现肩部疼痛,外展动作突然中止或卡住,这可能是肩袖与喙肩韧带或肩峰摩擦挤压造成。一些病例训练前做好准备活动后外展时无疼痛。多数病例按压肩外侧肱骨大结节部位有压痛,肩关节外展和上臂抗阻内外旋有疼痛。如已迁延时日未经正规治疗可出现三角肌萎缩现象。

#### (三)急性损伤

此型少见。大多为一次急性损伤所致。肩部疼痛、活动受限均较显著。检查臂下落试验:将患肩被动外展90°位去除扶持,患肢不能维持外展,伤臂迅速下落,说明肩袖明显损伤。

### 五、治疗

#### (一)非手术治疗

(1)由急性炎症或急性损伤所形成的肩部剧烈疼痛,应暂停训练。可将上臂外展30°位支架外固定,卧床休息3天后可适当活动。

(2)慢性或亚急性损伤,可用1%普鲁卡因溶液10~20mL加入泼尼松龙1mL局部封闭,疗效非常理想。

(3)物理治疗:人工太阳灯,紫外线(4～5生物剂量)及直流电碘离子透入对肩袖损伤的康复有明显的辅助作用。

(4)运动训练适当改变,慢性挫伤可继续一般训练,对于引起疼痛的外展动作可适当减少或避免,要加强三角肌力量训练。

**(二)手术治疗**

肩袖肌腱断裂如面积较大,断端分离较多,残端缺血或经非手术治疗4～6周后症状未见改善,可选择手术治疗。术中可将断端褥式缝合,如不能对合,取阔筋膜修补缝合。也可在肱骨大结节上钻孔缝合肩袖,术后以外展支架将患肢固定于外展、前屈及外旋位,6周后拆除外固定积极进行功能锻炼活动。

**六、预防**

(1)在进行大范围转肩运动训练前应循序渐进并加强肩关节各组肌肉力量训练,如三角肌肌力加强训练等。

(2)每次训练前应严格认真做好准备活动,以适应运动,减少损伤。

# 第六节 复发性肩关节前脱位

复发性肩脱位是指原始创伤脱位复位后的一段时间内(一般在伤后两年以内),肩部受轻微的外力或肩关节在一定位置活动中又发生脱位。而且在类似条件下反复发生脱位时称为复发性脱位。

**一、病因**

复发性脱位的发生主要取决于第一次脱位时的损伤程度。初次脱位的创伤越大,复发性脱位的发生率就越高。初次脱位时的年龄越小越易复发脱位。初次脱位复位后未能将肩关节有效固定,也可能是一个原因。肩关节脱位复发的病理方面有以下几种原因。

(1)盂唇从关节盂腔的前缘上剥离,肩盂前方或前下方的盂唇一旦剥离,很难重新愈合,成为永恒缺陷,构成了肩关节前方不稳定因素。

(2)肩关节囊过度松弛,盂肱中韧带松弛或断裂,肩关节囊的前壁松弛及膨胀不易修复。随脱位次数增加,其松弛程度加重。

(3)肩关节前脱位时,肱骨头撞向关节盂缘,可导致肱骨头的后外侧面嵌插骨折。该部位的凹陷性骨缺损,使肱骨头外旋到达一定角度,加上后伸动作即可促使肱骨头的缺损部位自肩盂的边缘向前滑出,导致再次脱位。

**二、分型**

肩关节脱位可依据以下几方面来进行分型和决定治疗:不稳的方向、程度和病程,引起不稳的原发创伤,患者的年龄、心理状态及伴随疾病情况。

**(一)肩关节脱位的分型**

**1.按方向分型**

分为前脱位、后脱位及上、下脱位。约97%的复发性脱位为前脱位,约3%为后脱位,上、下脱位极为罕见。

**2.按程度分型**

分为半脱位或全脱位。

**3.按病程分型**

分为急性、亚急性、慢性或复发性。如果肱骨头脱位超过6周,被称为慢性脱位。

**4.按与脱位有关的创伤分型**

分为大创伤性脱位,即由一次单独的创伤即可造成的脱位;微创伤性脱位(获得性的),即肢体运动时反复的创伤造成了关节囊盂唇复合体的塑性变形。

**5.随意性脱位**

即一些患有后方不稳定的患者能通过选择性地收缩肌肉,使其肩关节随意地脱位。对这些患者应以心理治疗为主。另对患有原发性神经肌肉疾病或综合征而伴发的复发性脱位,应首先进行药物治疗。

**(二)患者的年龄**

患者的年龄对于预后极为重要。依年龄常分为小于20岁、20~40岁和大于40岁。

## 三、诊断

复发性肩关节脱位,有经常脱位的病史,当上臂外展、外旋和后伸时,即可发生脱位。但肩关节复发性半脱位的患者,症状不典型,有的患者诉说有肩关节滑进与滑出的感觉,有的无任何不适,常被漏诊。检查时应双侧对比,进行双肩关节的全面检查。观察肩部是否有萎缩,有无压痛,压痛部位和程度。检查双肩的主动与被动活动范围,评价三角肌、肩袖与肩胛骨稳定肌肉的肌力。此外,还有一些特殊检查可帮助判断肩关节的稳定性。

**(一)肱骨头推移试验**

上臂0°外展位,检查者一手固定肩胛骨,另一只手握住肱骨头施加压力,观察肱骨头在关节盂中前后移位的程度。

**(二)陷窝试验**

分别在上臂0°和45°外展位,牵拉患侧上肢远端,观察肱骨头与肩峰间的陷窝,测量肱骨头与肩峰间距离,并分为三级,小于1cm为1+,1~2cm为2+,大于2cm为3+,0°外展位时,半脱位更多地提示旋转间隙的松弛;而45°外展位时,半脱位则提示下盂肱韧带复合体的松弛。

**(三)肩关节Lachman试验**

患者仰卧位,在肩胛骨平面,将肢体在各个角度外展、外旋。检查患者的右肩时,检查者的左手握住肱骨近端,右手轻握住肘部。用左手在肱骨近端向前方施压,观测移位程度及脱位点。移位程度被分为0~3级。1级,移位超过对侧正常肢体;2级,肱骨头滑至关节盂缘的上方,但可自行复位;3级,脱位。检查左肩时相反。

**(四)前恐惧试验**

将肩关节外展90°,屈肘90°,肩部在向前的压力下,轻度外旋上肢。此时患肩关节前侧不稳定的患者一般可产生一种恐惧感。

### (五)复位试验

用于检查击球运动员的不稳定,患者仰卧位,肩关节外展90°并外旋,检查者在肱骨的后部向前方施压,如果患者出现疼痛或脱位的恐惧感,对肱骨施以向后的压力,使肱骨头复位于关节内,疼痛或恐惧感消失,解除向后的压力,疼痛或恐惧感又出现,提示前不稳定。

### (六)其他

存在后方不稳定时,要判断患者是否能将肩关节随意脱位。如果患者有掌指关节过伸超过90°、肘膝关节过伸、双肩关节松弛、拇指能被动触及前臂等表现提示存在韧带普遍松弛。通过病史及体格检查一般能诊断肩关节不稳,常规 X 线检查可进一步支持诊断。X 线检查包括肩关节的前后位与腋窝侧位平片。如仍不能得出结论,必要时可行 MRI 扫描或 CT 关节造影。

## 四、治疗

### (一)复发性肩关节前脱位的治疗

虽然已有 100 多种手术及更多的改良方法来治疗创伤性复发性肩关节前方不稳定,但却没有一种最好的方法。要获取满意效果需依据不同的病理特点选择手术方法。复发性肩关节前脱位的手术方法可分为下列三类:①修复关节囊前壁,加强肩关节前方稳定性的手术,常用的有 Bankart 手术和 Putti-Platt 手术;②肌肉止点移位,加强肩关节前壁的手术,常用的有 Magnuson 手术;③骨阻挡术,采用骨块移植将肩盂前方的缺损填平或使之加高,以阻挡肱骨头向前滑脱,常用的有 Bristow 手术。

1.Bankart 手术盂唇

与关节囊在关节盂缘分离或关节囊较薄时,有行 Bankart 手术的指征。该手术的优点是可矫正盂唇缺损并将关节囊重叠加固;主要缺点是手术操作较困难。

(1)患者体位:患者取仰卧位,患肩垫高,头端摇高 20°,整个肩部消毒并铺单。

(2)切口及显露:从喙突部至腋皱襞做一直切口,于胸大肌、三角肌间沟进入,将头静脉及三角肌牵向外侧,显露喙突及附着其上的肱二头肌短头、喙肱肌与胸小肌联合腱,向内侧牵开联合腱。如果显露困难,可行喙突截骨,先自喙突的尖部沿其纵轴钻一骨孔,以利于喙突重新固定。

(3)手术方法:骨刀截断喙突,将喙突尖与附着的联合腱一起向内下方牵开,注意勿损伤肌皮神经。外旋肩关节,显露整个肩胛下肌肌腱,如发现有裂口,在肱骨头上方修补该裂口,如果打算把肩胛下肌肌腱从关节囊上游离下来,则应在切断肩胛下肌肌腱后,切开关节囊前修补该裂口。如果打算水平切开肩胛下肌及其肌腱,则应在切开肩胛下肌前修补该裂口。切开肩胛下肌的方法有:①二头肌间沟的外侧约 1cm 处,锐性垂直分离肩胛下肌腱;②仅切开肩胛下肌肌腱的上 3/4,下 1/4 保留于原位以保护腋神经及其下方的血管;③沿肩胛下肌肌纤维方向分开。外旋肩关节打开关节囊,如关节囊松弛或多余,那么在关节囊修补过程中,应收紧松弛部分。外旋肩关节,垂直切开关节囊,如发现有 Bankart 损伤,则通过盂缘的 3 个骨孔将关节囊重新固定于关节盂缘,打孔前,用刮匙刮净肩胛颈边缘及前关节盂缘。促进关节囊附着并与骨组织愈合。骨孔距关节盂缘 4~5mm。然后将关节囊的外侧部与关节盂缝合。检查肩关节的活动,外旋应能达到30°。缝合前关节囊的所有剩余开口,将肩胛下肌肌腱缝回原位,如截断喙突,则要用1枚螺纹钉重新固定。

(4)术后处理:吊带固定肩关节,以防止外旋。第3日解除吊带,进行肩关节摆动锻炼。3周后,开始肌肉等长收缩锻炼。3个月后,进行抗阻力锻炼。6个月时应恢复肩关节的全部功能。

2.Putti—platt手术

该方法的优点是不论肱骨头外,上方是否缺损,不论盂唇是否脱落,均可防止肱骨头再脱位;缺点是术后肩关节外旋受限。

(1)手术方法:大部分与Bankart手术相似,主要不同在于重叠缝合关节囊和肩胛下肌肌瓣。用褥式缝合法将关节囊的外侧瓣缝在肩胛骨颈部软组织上,内旋上臂,并下压上臂近端,然后收紧结扎缝线。将关节囊的内侧瓣重叠缝于外侧瓣的浅层,然后将肩胛下肌向外侧移位,缝于肱骨头大结节处的肩袖肌腱上或肱二头肌沟处。缝合后肩胛下肌的张力应以肩关节仅能外旋35°~45°为宜。这样就形成一个抵御再脱位的结实的屏障。但当前关节囊组织结构较差或如果后肱骨头缺损较大需行手术以限制外旋时,这种重叠手术的作用极小。

(2)术后处理:同Bankart手术。

3.Magnuson—Stack手术

由Magnuson与Stack设计,该方法将肩胛下肌的止点由小结节移至大结节,由于这种手术的成功率较高,且简单可行,因而目前非常流行。其缺点是不能矫正盂唇及关节囊的缺损,且术后外旋受限。外旋恢复正常的患者会出现复发。

(1)手术方法:手术入路同Bankart手术,显露肩胛下肌后,外旋上臂,沿肩胛下肌的上、下缘做一切口,游离肩胛下肌至小结节的附着部。在肱骨小结节处将肩胛下肌凿开,附着一薄骨片,但不要损伤肱二头肌腱沟,将肩胛下肌向内侧掀起,显露肩关节囊。内旋上臂,显露肱骨大结节,在大结节部位选择新的附着点,其标准是以能限制肩关节50%的外旋。选定新附着点后,在新的附着点骨皮质上凿楔形骨槽,骨槽外侧壁钻3~4个小孔,将肩胛下肌腱连同附着的骨片用粗丝线缝在骨槽内。将肩胛下肌上、下缘与邻近组织间断缝合,逐层缝合关闭切口。

(2)术后处理:同Bankart手术。

4.Bristow手术

手术指征为关节盂缘骨折、慢性破损或前关节囊肌肉等支持组织结构不良。喙突转位的位置是否正确是手术成败的关键。喙突转位后必须贴近关节盂前缘,而不是超越。手术的关键在于:①喙突转位点在关节盂中线以下,距关节盂内侧缘5mm以内;②固定螺钉应不穿透关节面,并过关节盂后方皮质骨;③喙突与肩胛骨之间产生骨性融合。该手术的主要缺点是:①术后产生内旋挛缩;②不能矫正盂唇或关节囊的病理状况;③可能损伤肌皮神经;④肩胛下肌相对短缩,降低了内旋力量。

(1)手术方法:取肩关节前切口,于胸大肌、三角肌间沟进入,显露喙突及其上附着的联合腱。切断喙突,将喙突尖及与其附着的腹股沟镰与喙肩韧带移向远端,注意保护肌皮神经。然后,找到肩胛下肌的上下界限,顺其肌纤维方向,约在该肌的中下1/3,由外向内劈开肩胛下肌,显露前关节囊。同法劈开前关节囊。探查关节内的病理变化,摘除游离体。如果关节囊及盂唇从关节盂前缘剥离,用缝线将其缝合于新的骨床上。骨膜下剥离,显露肩胛颈前部。转位点位于关节盂中线以下,距关节盂内侧缘 5mm。在这一位置,钻一个直径 3.2mm 的骨孔,穿过肩胛颈的后部皮质,测深,在喙突尖钻一个同样直径的孔。去除肩胛颈的所有软组织并使其表面粗糙。间断缝合关节囊,将转位的喙突尖及其附着的肌肉穿过肩胛下肌的水平裂隙固定于肩胛颈,用 1 枚适当长度的松质骨螺钉将喙突尖固定于肩胛颈。检查肌皮神经不被牵拉,间断缝合肩胛下肌纵裂,逐层缝合切口。

(2)术后处理:肩关节制动 1 周,然后悬吊制动 3~4 周,并进行肩关节摆动锻炼。6 周内不能伸肘关节,但可被动屈肘。6 周后,不负重增加活动范围。3~4 个月时进行非接触性运动。6 个月后进行接触性运动。定期摄片,以观察转位的喙突或螺纹钉位置的变化。螺钉松动,应及时去除。可能有 50%~70% 的患者产生骨愈合,其余患者可产生牢固的纤维连接。

**(二)复发性肩关节后脱位的治疗**

**1.保守治疗**

肩关节后方不稳定的初期应采用非手术治疗。治疗包括以下内容。

(1)教育指导患者避免特殊的、可引起后方半脱位的随意动作。

(2)进行外旋肌与三角肌后部的肌力锻炼,锻炼恢复肩关节正常的活动范围。经过至少4~6 个月恰当的康复治疗后仍不能好转,并且疼痛与不稳定影响日常生活和工作,在排除了习惯性脱位且患者的情绪稳定后,则应手术治疗。

**2.手术治疗**

多年来已有多种类型的手术用于矫正肩关节后方不稳定,包括后关节囊肌腱紧缩术、关节囊后壁修复术,如反 Bankart 与反 putii-platt 手术,肌肉转位术,骨阻挡术以及关节盂截骨术。

(1)后关节囊肌腱紧缩术:后关节囊肌腱紧缩术基本上是一种改良的反 putti-platt 手术,由 Hawkins 和 Janda 提出。可用于肩关节反复遭受向后的创伤或有一定程度内旋丧失的运动员或体力劳动者。①手术方法:患者取侧卧位,患肢消毒铺单,应使其可被自由搬动。从肩峰后外侧角的内侧 2cm 处开始做纵向切口,延伸至腋后部。顺肌纤维方向钝性剥离分开下方的三角肌,显露冈下肌与小圆肌。将上肢置于旋转中立位,平行关节线,垂直切开冈下肌肌腱与关节囊,注意保护小圆肌或腋神经。切开关节囊后,缝定位线,将肱骨头半脱位,检查关节,外旋上肢,将关节囊外侧缘缝合于正常的后关节盂盂唇上。如果盂唇已被剥离,在关节盂上钻孔固定关节囊的边缘。将关节囊内侧部与冈下肌向外侧缝合于关节囊外侧缘的表面。上肢应能内旋约 20°。缝合三角肌筋膜,常规缝合切口。②术后处理:上肢用支具或肩"人"字石膏制动于外展 20°并外旋 20°位。非创伤性脱位的患者,制动 6 周。创伤性脱位的患者,制动 4 周。然后除去支具,开始康复训练,先被动锻炼,后主动锻炼,一般经 6 个月的积极锻炼,患者才能重新参加体育运动或重体力工作。

(2)关节盂截骨术:①手术方法:患者取侧卧位。切口同后关节囊肌腱紧缩术,显露三角肌肌纤维。在肩峰后角内侧 2.5cm 处,顺三角肌肌纤维方向向远端将三角肌劈开 10cm,向内、外侧牵开三角肌,显露下方的冈下肌与小圆肌。然后,将小圆肌向下翻至关节囊水平。切断冈下肌肌腱并将其翻向内外侧,注意勿损伤肩胛上神经。垂直切开关节囊显露关节。于关节盂缘截骨,截骨部位不要超过关节盂面内侧 0.6cm,以免损伤肩胛上神经。骨刀边推进,边撬开截骨部,使后关节盂产生向外侧的塑性变形。截骨不应穿出前方,恰好止于肩胛骨的前侧皮质部,以形成完整的前侧皮质、骨膜软组织链,使移植骨不用内固定即能固定于截骨处。然后从肩峰取约 8mm×30mm 的移植骨,用骨刀撬开植骨处,插入移植骨。维持上肢于旋转中立位。将内侧关节囊向外并向上牵拉缝在外侧关节囊的下面。将外侧关节囊向内并加上牵拉缝在内侧关节囊上。然后在,上肢旋转中立位修复冈下肌肌腱。②术后处理:术后石膏或支具维持上肢于外展 10°~15°并旋转中立位。6~8 周拆除石膏,循序渐进开始康复锻炼。

# 第七节　肱骨干骨折

肱骨外科颈以下至肱骨髁上为肱骨干。骨折发病率占全身骨折 3~5%,多发于 30 岁以下成年人。按发生部位可分上、中、下 1/3。肱骨干中段后方有桡神经沟,其内桡神经紧贴骨面行走。肱骨中下段骨折容易合并桡神经损伤。

## 一、病因病机

### (一)病因

直接暴力、间接暴力、旋转暴力均可致该骨骨折。

#### 1.直接暴力

如打击伤、挤压伤或火器伤等,多发生于中 1/3 处,多为横行骨折、粉碎骨折或开放性骨折,有时可发生多段骨折。

#### 2.间接暴力

如跌倒时手或肘着地,地面反向暴力向上传导,与跌倒时体重下压暴力相交于肱骨干某部即发生斜行骨折或螺旋形骨折,多见于肱骨中下 1/3 处,此种骨折尖端易刺插于肌肉,影响手法复位。

#### 3.旋转暴力

如投掷手榴弹、标枪或翻腕赛扭转前臂时,多可引起肱骨中下 1/3 交界处骨折,所引起的肱骨骨折多为典型螺旋形骨折。

肱骨干骨折后,由于骨折部位肌肉附着点不同,暴力作用方向及,上肢体位的关系,肱骨干骨折可有不同的移位情况。如骨折于三角肌止点以上者,近侧骨折端受到胸大肌、大圆肌和背阔肌的牵拉作用向内侧移位;远侧骨折端因三角肌的牵拉的作用而向外,上移位。如骨折于三角肌止点以下者近侧骨折端因受三角肌和喙肱肌的牵拉作用而向外向前移位;远侧骨折端受到肱二头肌和肱三头肌的牵拉作用,而发生向。上重叠移位。如骨折于下 1/3 部,由于伤员常将前臂悬吊胸前,引起远侧骨折端内旋移位。手法整复时均要注意纠正。

### (二)病机

#### 1.损伤机制

传达暴力致伤,外力经尺骨鹰嘴传递至肱骨滑车,形成偏离肱骨中轴的偏心载荷,与躯干向前或向后倾倒的应力构成扭转载荷,在肱骨干下 1/3 的扁平部形成应力集中,引起斜形或螺旋形骨折。

2.骨折类型

(1)上 1/3 骨折:骨折线在三角肌止点以上。远端受三角肌牵拉向外上移位,近端向前内移位。

(2)中 1/3 骨折:骨折线在三角肌止点以下。近端受三角肌和肱肌牵拉,向外、向前移位,远端向内上移位。

1)骨折在三角肌止点以上

2)骨折在三角肌止点以下

(3)下 1/3 骨折:多为长斜形或螺旋形骨折。因患肢前臂多靠在胸前,可引起远端内旋移位。中、下 1/3 骨折易形成粉碎骨折。

3.骨折特点

(1)中 1/3 骨折容易发生桡神经损伤,整复固定时应注意预防。

(2)中、下 1/3 骨折容易形成断端分离,尤其是横形、粉碎骨折时。

(3)中、下 1/3 骨折容易发生愈合障碍,因断端分离或滋养血管受损而引起。

## 二、诊断

### (一)临床表现

1.疼痛

表现为局部疼痛及传导叩痛等,一般均较明显。

2.肿胀

完全骨折,尤其粉碎型者局部出血可多达 200mL 以上,加之创伤性反应,因此局部肿胀明显。

3.畸形

在创伤后,患者多先发现上臂出现成角及短缩畸形,除不完全骨折外,一般多较明显。

4.异常活动

多于伤后立即出现。

5.血管神经损伤症状体征

患者神经干紧贴骨面走行,甚易被挤压或刺伤,周围血管亦有可能被损伤。因此在临床检查及诊断时务必对肢体远端的感觉、运动及桡动脉搏动等加以检查,并与对侧对比观察。

### (二)诊断要点

1.骨折

(1)有明显的短缩或成角畸形,有骨擦音、异常活动等骨折体征。

(2)X 线片,上 1/3 骨折,近折段向内上移位,远折段向外上移位;中 1/3 骨折,近折段向外、上移位,远折段向内上移位。

2.桡神经损伤

(1)手背第 1～第 2 掌骨间皮肤感觉减弱甚至丧失。

(2)腕下垂畸形。

（3）拇指背伸力丧失及伸掌指关节功能障碍。

3.断端分离

（1）骨传导音消失。

（2）X线片可证实。

### （三）鉴别诊断

本病的鉴别诊断主要有以下的几种情况。

#### 1.病理性骨折

上臂部X线正侧位片可明确骨折的部位、类型和移位情况，注意有无骨质破坏，鉴别是否为转移癌、骨囊肿等所致的病理性骨折。

#### 2.上臂软组织损伤

有牵拉痛，压痛局限于损伤部位，但无纵向叩击痛及异常活动。X线片可以除外骨折。

#### 3.桡神经损伤

若出现桡神经损伤，要鉴别清楚是术前损伤还是术中损伤，通过询问病史、发病时间和发病经过、临床表现则不难诊断。如果术前无桡神经损伤表现而术后立即出现者考虑为牵拉伤和粗暴操作所致，如果术后渐进性出现桡神经损伤表现应考虑为骨痂或瘢痕粘连所致。

## 三、治疗

消除分离，防止骨折愈合障碍是肱骨干骨折的治疗原则。具体的措施有：整复时不用麻醉，避免诱发分离；牵引手法勿过度，以免引起分离。固定时，消除远端肢体重量的牵拉，防止分离，如用外展架或弹力带固定，或早期多卧床，均可预防分离。

### （一）治疗方案

（1）逐步复位法是利用肢体远端重量的牵拉矫正骨折重叠，并通过调整夹板压垫，以及配合挤按断端来进行骨折整复的方法。适用于肱骨干中、下1/3横形、长斜形、螺旋形、粉碎骨折。治疗时，局部外敷活血化瘀中药，肱骨干内、外侧放置小夹板后，包扎固定，每天换药一次。通过重力作用，经4～8天将骨折重叠移位纠正后，再以挤按手法矫正侧方移位，并用肱骨干夹板固定5～6周。

（2）青壮年肱骨于上1/3骨折，手法整复，小夹板固定6～7周。

（3）肱骨干中、下1/3粉碎骨折，整复时不需牵引，术者从前后或两侧挤压骨折部，使骨折面互相接触即可。小夹板固定后，为防止断端分离，患肢须用弹力带固定或置外展架上，直至断端连接。

### （二）外治法

#### 1.整复方法

（1）上1/3骨折：患者座位或仰卧位。近端助手用布带绕过患侧腋窝向上牵引，远端助手握患侧前臂及肘部，在中立位行对抗牵引，纠正重叠移位。术者双手拇指置于骨折远断端外侧，其余四指置近断端内侧，对向用力，拇指按远折端向内，四指提近折端向外，以矫正侧方移位。

（2）中1/3骨折：患者体位及助手牵引部位同上1/3骨折。骨折远、近端助手持续牵引1～2min，矫正短缩移位。术者双手拇指置于骨折近断端外侧，其余四指置远断端内侧，对向用力,拇指接近折段向内,其余四指提远折段向外,使侧方移位得以矫正。

(3)下1/3骨折:多为斜形或螺旋形骨折,整复时,助手微用力牵引,矫正过多的重叠移位及成角畸形。术者双手分别置于骨折部位的前后侧或内外侧,十指交叉,双手掌用力合挤,矫正残余成角移位,并使骨折面紧密接触。

2.固定方法

(1)固定范围:肱骨干上1/3骨折用超肩关节夹板固定,前、后、外侧夹板超肩关节,用宽胶布将前后侧夹板拉紧固定后,再将外侧板固定于胶布上。中1/3骨折用局部夹板固定。下1/3骨折用超肘关节夹板固定,内、外、后侧夹板超肘关节,用宽胶布将内外侧夹板拉紧固定后,再将后侧板固定于胶布上。固定后肘关节屈曲90°,前臂用中立位托板悬吊于胸前。

(2)纸压垫放置:根据原始移位及成角方向而定。有侧方移位者,采用两点对挤法放置固定垫,即将平垫分别放置于骨折远近折端的移位侧。有成角移位者,采用三点挤压法放置固定垫,即角顶处放一平垫,对侧夹板的远近端各放一平垫。

(3)小夹板加外展架固定:外展架能将伤肢支撑于肩关节外展90°、肘关节屈曲90°的位置,消除骨折远端肢体重力的牵拉,避免断端间发生分离。骨折整复、小夹板固定后,将外展架放在患侧,用绷带固定于胸廓侧方,再将伤肢置于外展架上,绷带固定肩、肘、腕关节于功能位置。如果骨折端向内成角,外展架要适当内收位放置。固定后即刻做握拳、上臂肌肉舒缩活动。

(4)弹力带加小夹板固定:骨折经手法复位、小夹板固定后,将肘关节置90°屈曲位,再沿肱骨纵轴方向安放弹力带圈,上压肩峰端,下压鹰嘴部,使分离的两骨折端产生对向挤压;固定期间,调节弹力带的张力,可使骨折间隙缩小到最低限度,使分离的骨折端紧密接触或互相嵌插,为骨折早日愈合创造条件。

3.推拿手法

肱骨干上1/3或下1/3骨折,小夹板超关节固定,容易出现固定部位关节功能障碍。在解除夹板固定后,可采用擦法、揉法、拿法、弹拨法等手法舒筋活络,并配合摇法、扳法,滑利关节,促进功能恢复。

## 四、预防与调护

(1)骨折固定后,鼓励患者用力握拳,促进前臂肿胀消退。3周后,可在用力握拳下做肘关节的主动伸屈锻炼。

(2)骨折整复后3周内,隔日检查骨传导一次,如发现有分离移位,可用触顶手法使断端紧密接触,并用宽胶布围绕肩部及肘部做环状固定,以防止断端再分离。以后每周检查骨传导一次,直至临床愈合。

(3)桡神经损伤,可观察2~3个月,观察期间应进行积极的治疗,如推拿、熏洗、直流电刺激等,无恢复迹象者,可行神经探查术。

(4)陈旧性骨折,虽有重叠愈合而无过大的成角、旋转畸形,不需再处理。

# 第八节　尺骨鹰嘴骨折

尺骨鹰嘴位于尺骨远端后方的皮下,是构成关节结构的主要组成部分,尺骨鹰嘴骨折多为波及半月切迹的关节内骨折,治疗的好坏直接影响着肘关节的功能活动。治疗骨折力求解剖复位,以保证关节面的光滑及减少创伤性关节炎发生的机会。

尺骨鹰嘴骨折是常见的肘部损伤之一,又称肘骨骨折、鹅鼻骨骨折。

## 一、解剖

尺骨位居前臂内侧,分一体两端。上端粗大,前面有一半圆形深凹,称滑车切迹,与肱骨滑车相关节构成肱尺关节。切迹后,上方的突起称尺骨鹰嘴。尺骨鹰嘴呈弯曲状突起于尺骨上端,形似鹰嘴。鹰嘴突与冠状突相连而构成半月切迹,为有较深凹陷的关节面,是肘关节屈伸的枢纽。尺骨鹰嘴为肱三头肌的附着处,尺骨鹰嘴是松质骨,它的附着肌肱三头肌(TB)是强有力的伸肘肌,在其两侧尚有外侧支持带和内侧支持带。尺神经于肱骨内上髁后面的尺神经沟内,经肘关节后内侧,向前穿过尺侧屈腕肌两个头之间到前臂掌侧,位于该肌的浅面。鹰嘴骨化中心出现于 8~11 岁,至 14 岁骨骺线闭合。尺骨鹰嘴骨折多见于成人和老年人。儿童的尺骨鹰嘴短而粗,同时亦较肱骨下端的骨质为强,故骨折较少见。大部分尺骨鹰嘴骨折为关节内骨折,若处理不当,日后可发生创伤性关节炎,影响肘关节的活动功能。

## 二、病因病机

直接暴力或间接暴力均可造成尺骨鹰嘴骨折,但多数为间接暴力所致。

### (一)间接暴力

跌倒时,肘关节处于半伸位,掌心着地,由上向下的重力及由下向上传达的暴力集中于尺骨半月切迹,同时肘关节突然屈曲,肱三头肌反射性迅速强烈收缩,造成尺骨鹰嘴撕脱骨折。若投掷运动时用力过猛,肱三头肌强烈收缩,亦可造成尺骨鹰嘴骨折。骨折近端被肱三头肌牵拉而向上移位,骨折线为横形或斜形。此骨折在青少年常为骨骺分离,在儿童则多为纵形裂缝骨折或青枝骨折。

### (二)直接暴力

尺骨鹰嘴较表浅,易于遭受直接暴力损伤。跌倒时,肘关节屈曲,肘后部着地,使鹰嘴受到直接撞击,或外力直接打击于肘后尺骨鹰嘴处,亦可造成尺骨鹰嘴骨折,多为粉碎骨折。由于鹰嘴支持带未被撕裂,故骨折移位不大,但临床上较少见。

### (三)直接暴力和间接暴力合并损伤

由直接暴力和间接暴力合并引起者,骨折可呈不同程度的粉碎,并有较严重的骨折片移位。尺骨鹰嘴骨折线多数侵入半月切迹,为关节内骨折;少数撕脱的骨折片较小,骨折线可不侵入关节,为关节外骨折。若肘部后面遭受较严重的暴力,造成尺骨鹰嘴骨折时,可并发肘关节前脱位,临床较少见。

## 三、骨折的分类

鹰嘴骨折的分类方法很多,如 Smitn 分类、Morrey 分类、Keon coben 分类、Colton 分类、

Wilkins 分类等,尚无统一意见。多数作者都是根据骨折的形状进行分类。

**(一)无移位的尺骨鹰嘴骨折**

无论何种类型以及何种暴力所引起的骨折,只要没有移位,均可归入本类型。故可有粉碎,横形或斜形骨折。从 X 线片判断,骨折端分离应在 2mm 以内。肘关节仍有对抗重力地伸直活动,即伸肘功能尚完好。

**(二)有移位的尺骨鹰嘴骨折**

X 线片上骨折端分离在 3mm 以上,且肘关节不能抗重力活动。常可见以下几种骨折。

1.撕脱骨折

多在三头肌止点处撕脱,骨折片甚小,极易漏诊。以青壮年好发,老年人多为骨折块较小的横形骨折。

2.横形或斜形骨折

此类骨折移位较多,多数闭合复位较困难,且难维持位置。

3.粉碎骨折

多为直接暴力所致,且多合并有软组织的开放损伤。

4.合并肘关节脱位的尺骨鹰嘴骨折

骨折线可为横形或斜形。

## 四、临床表现与诊断

肘关节肿胀,以肘后部为明显,肘活动受限,伸肘功能丧失,移位明显者可触及骨折块。肘后三点关系正常。

摄正侧位肘关节 X 线片可以确定诊断,尤以侧位片容易显示,可为治疗提供依据。

## 五、治疗

无移位骨折或老人粉碎骨折移位不显著者,不必手法整复,短期制动即可。有分离移位者,进行整复。尺骨鹰嘴骨折多数为关节内骨折,故骨折整复应力求达到解剖复位,使肘关节恢复正常的活动功能和伸屈力量,避免发生创伤性关节炎。其治疗目标为避免关节的不平整,回复肘的力量及关节稳定性,保持关节的活动度,避免治疗的并发症。

**(一)非手术治疗**

1.手法复位

关节内积血较多,肿胀较严重,难以摸清骨折近端者,整复前可先在无菌操作下抽出关节内积血,然后再进行手法复位。

一法:患者仰卧或座位,肘关节呈 30°～45°微屈位。助手握持患肢前臂,术者站在患肢外侧,面向患肢远端。术者先用轻柔的手法按摩肱三头肌和上臂其他肌肉,然后再以两手拇指分别按压移位的尺骨鹰嘴上端的内、外侧,由近侧向远侧推挤,使骨折近端向远端靠拢,两手其余四指使肘关节徐徐伸直,两手拇指再将骨折端轻轻摇晃,使两骨折端紧密嵌合。此时,术者紧推骨折近端,令助手作缓慢轻度的屈伸患肘数次,使半月切迹的关节面平复如旧,再将患肢置于屈曲 0°～20°位。

二法:患者侧卧,患肢在上,肘关节伸直,术者站于患者背后,一手握持患肢前臂,另一手拇指、食指捏住骨折近端,由近侧向远侧推挤,同时将患肘做数次的伸屈活动,直至两骨折面紧密嵌合,粗糙的骨擦音消失为止。再将患肢置于屈肘 0°~20°位,术者拇指、示指仍推按住已复位的骨折近端,待助手做夹板固定。

**2.固定方法**

无移位的裂缝骨折或移位不大的粉碎骨折,用上臂后侧超肘夹板固定于肘关节屈曲 20°~60°位 3 周。有移位骨折手法整复后,在尺骨鹰嘴上端置一块有半圆形缺口朝下的抱骨垫,用以顶住尺骨鹰嘴的上端,不使骨折片再向上移位,并用前、后侧超肘夹板固定肘关节于屈曲 0°~20°位 3 周,肘关节在伸直位或微屈位固定期不宜过长,以免妨碍肘关节屈曲功能的恢复,以后再逐渐改为固定在屈肘 90°位 1~2 周。固定后需注意观察患肢血运情况,尤其在 5~7天内。随着肿胀消退,肌肉痉挛缓解,夹板松动时,骨折易发生再移位,所以应注意经常调节夹板的松紧度,定期拍摄 X 线片检查,及时发现和矫正骨折再移位。夹板固定约 3~4 周。

**3.功能锻炼**

无移位或轻度移位骨折,通过主动的功能锻炼,常可获得迅速和良好的功能恢复。老年人应适当缩短夹板固定时间,尽早开始肘关节的屈伸功能锻炼。有移位骨折在 3 周以内只做手指、腕关节屈伸活动,禁止肘关节屈伸活动,第 4 周以后才逐步做肘关节主动屈伸锻炼,严禁暴力被动屈肘。粉碎骨折且关节面不平者,5 天后可开始做小幅度(小于 60°以内)的肘关节屈伸活动,拆除夹板固定后则加大肘关节活动幅度,使关节面模造塑形,保持光滑,避免后遗创伤性关节炎。此外,可配合进行肩关节功能锻炼。

### (二)手术治疗

**1.手术适应证**

尺骨鹰嘴骨折若分离移位过大,且手法整复不成功者,可考虑切开复位,丝线或钢丝缝合固定,修补肱三头肌肌腱。有明显移位的粉碎骨折,但粉碎部分不超过半月切迹 1/3 者,可将骨碎片切除,行肱三头肌成形术,特别是用于高龄者。尺骨鹰嘴骨折合并肘关节前脱位者,可用切开复位,带钩钢板内固定,不需外固定,早期进行功能锻炼。

**2.手术方法尺**

骨鹰嘴横断或斜形骨折而有分离移位者,非手术治疗多易致骨折对位不良、肱三头肌肌力减弱、创伤性关节炎(TA),或肘关节屈曲受限。临床多选用手术治疗,除非患者有手术禁忌证。可考虑用钢丝经皮压缩缝合法。患侧肘关节微屈位,在无菌操作下,用直针连带钢丝,由骨折远端尺侧穿入,横向穿过尺骨背部,于桡侧穿出皮肤。钢丝两端改用弯针连带,各由原针孔穿入,沿鹰嘴背侧皮下,呈交叉状分别在鹰嘴顶点两侧穿出皮肤。再将鹰嘴的内侧钢丝穿回皮下,沿鹰嘴顶点骨面,向外穿过肱三头肌肌腱,与鹰嘴外侧钢丝汇合,收紧结扎,形成"8"字形钢丝内固定。最后肘部屈曲 90°位,使钢丝对抗肱三头肌肌腱牵拉张力,在两骨断端之间形成压缩力。截除多余钢丝,将残端埋入皮下,用上肢直角托板或石膏固定 4 周。在操作过程中,应注意防止损伤尺神经。还可选用螺钉、钩状钢板、克氏针钢丝张力带固定;非粉碎者,也可选用鹰嘴外固定器。

## 六、并发症

### (一)骨折不愈合

尺骨鹰嘴骨折后骨不愈合是最常见的并发症。多见于患儿肘部外伤后没有得到及时的、正确的诊断及合理的治疗,待伤后几个月后肘部功能仍不佳时,再进一步诊治,此时已失去最好的治疗时机。也有虽诊断正确,在治疗中因各种原因造成骨折块的移位,局部纤维性连接,而发生骨不愈合的。

对于闭合复位石膏外固定或夹板外固定的患儿,应密切观察复位后有无继续移位,若在2周内骨折块继续移位者,应立即行手术切开复位治疗。若发生骨不愈合再行手术治疗,不但手术困难,而且会导致肘关节功能受限。

骨不愈合的患儿,局部多无肿胀,无压痛,但肘关节屈伸功能有不同程度的障碍,伸直功能受限比屈曲功能明显。偶有前臂旋转功能受限。肘外翻畸形多见于伤后几年的患儿,畸形严重可继发尺神经炎。

### (二)迟发性尺神经炎、尺神经麻痹

尺神经炎继发于肘外翻畸形,尺神经长期慢性牵拉刺激,使肱骨下端尺神经沟处发生无菌性炎症,局部逐渐形成瘢痕组织,再作用于尺神经而出现早期的尺神经刺激症状,若这一阶段得不到治疗,则逐渐发生尺神经麻痹。

尺神经炎出现,多视外翻畸形的严重性而定,严重者出现早。对于尺神经炎的治疗,只要发现有早期尺神经刺激症状,即可行手术治疗。做尺神经前移手术时,一定要松解尺神经周围的瘢痕组织。若伴有肘外翻时,应同时给予矫形治疗。

# 第九节　桡骨头骨折

桡骨头骨折是成年人容易发生的肘部损伤。通常疼痛症状较轻,临床上容易误诊。桡骨头骨折多发生在平地跌倒或体育运动时致伤。跌倒时,肘关节伸直并在肩关节外展位手掌着地,使肘关节置于强度的外翻位,导致桡骨头猛烈地撞击肱骨小头,引起桡骨头骨折。

### 一、解剖

桡骨近端包括桡骨头、颈和结节。桡骨头骨化中心出现于5~6岁,至15岁骨骺线闭合。桡骨头关节面呈浅凹形,与肱骨小头构成肱桡关节。桡骨头尺侧缘与尺骨的桡切迹相接,构成上桡尺关节。桡骨头和颈的一部分位于关节囊内,环状韧带围绕桡骨头的4/5,附着于尺骨的桡切迹前后缘,故桡骨头骨折属关节内骨折。桡神经在肘前部系位于肱桡肌与肱肌之间,向下分为浅支和深支。深支由桡骨颈的外侧经旋后肌的前外侧进入,将此肌分成两层,其深层将桡神经深支与桡骨隔开。桡骨头骨折临床上易被漏诊和误诊,若未能及时治疗,将造成前臂旋转功能障碍或引起创伤性关节炎。桡骨头部骨折以青少年较多见,壮年较少见,桡骨颈部以儿童较多见,多为骨骺分离或青枝骨折。

### 二、病因

桡骨头骨折多由间接暴力所致。桡骨头骨折多发生在平地跌倒或体育运动时致伤。跌倒时,肘关节伸直并在肩关节外展位手掌着地,使肘关节置于强度的外翻位,导致桡骨头猛烈地撞击肱骨小头,引起桡骨头骨折。有时,这种类似暴力可能导致肱骨小头骨折或肘关节内侧损

伤,如肱骨内上髁撕脱骨折。

由于桡骨头与其颈、干并不排列在一条直线上,而是向桡侧偏心地与颈部相接,故桡骨头外侧 1/3 的骨小梁不与颈、干部垂直,形成力学上的薄弱部。当外力致使桡骨肱骨小头撞击时,桡骨头外 1/3 骨小梁不与颈、干部垂直,形成力学上的薄弱部。当外力致使桡骨肱骨小头撞击时,桡骨头外 1/3 缺乏抗衡剪切力的作用,故该部骨折机会明显增多。

## 三、分类

### (一)青枝骨折

桡骨头向外侧移位,桡骨头关节面不与肱骨小头关节面平行,桡骨头内侧缘对向肱骨小头关节面,骨膜未完全破裂。

### (二)裂纹骨折

桡骨头部或颈部呈裂缝状的无移位骨折。

### (三)劈裂骨折

桡骨头外侧缘被劈裂,骨折块占关节面 1/3～1/2,且常有向外或向外向下移位。

### (四)粉碎骨折

较强的暴力撞击,致桡骨头呈粉碎骨折,骨碎片有分离,或部分被压缩而使桡骨头关节面的中部塌陷缺损。

### (五)嵌插骨折

在桡骨颈部产生纵向嵌插,在颈部有一横形骨折线,但无明显移位。

### (六)嵌插合并移位骨折

桡骨颈骨折或桡骨小头骨骺分离,骨折近端向外移位;桡骨头关节面向外倾斜,桡骨头关节面与肱骨下端关节面由平行改变为交叉,骨折近端与骨折远端外侧缘嵌插,呈"歪戴帽"式移位。严重移位时,桡骨头完全翻转移位,其关节面向外,两骨折面互相垂直而无接触,骨折近端还可同时向前或向后移位。如为桡骨头骨骺分离,则往往整个骨骺向外移位而带有一块三角形的干骺端。

以上各型,在临床上可单独出现,亦可两型混合出现。暴力较小时,可仅为桡骨颈青枝骨折或桡骨头裂缝骨折。垂直暴力较大时,可发生桡骨颈嵌插骨折或粉碎骨折。肘外翻暴力较大时,可发生桡骨头劈裂骨折或嵌插合并移位的桡骨头骨骺分离或桡骨颈骨折。

## 四、临床表现与诊断

桡骨头骨折主要临床表现是肘关节功能障碍及肘外侧局限性肿胀和压痛。尤其前臂旋后功能受限最明显。拍摄肘关节前后位和侧位 X 线片可以诊断并能确定骨折类型。骨折的分类法能够代表损伤程度,并可提供选择治疗方法的依据。必要时可做双侧对比摄片,借此鉴别。

桡骨头骨折有 Mason 分类、Keonconen 分类、Morrey 分类等。其中 Mason 分类为大家所接受。

Ⅰ型:为线状骨折,即无移位型骨折,骨折线可通过桡骨头边缘或呈劈裂状。

Ⅱ型:为有移位的骨折,有分离的边缘骨折。

Ⅲ型:为粉碎型骨折,移位或无移位或呈塌陷性骨折。

Ⅳ型:为桡骨头骨折伴有肘关节脱位。

外伤史,肘关节功能障碍及肘外侧局限性肿胀和压痛。尤其前臂旋后功能受限最明显。X线能确诊骨折及分型。

正、侧位 X 线片有助于诊断和了解骨折移位程度。无移位的嵌插骨折,有时 X 线照片上仅能见到骨折部有皱褶,而无明显的骨折线,读片时必须仔细。5 岁以下的儿童,桡骨头骨骺尚未出现,只要临床表现符合,即可诊断,不必完全依赖 X 线照片。桡骨头骨骺分离时,桡骨头骨折片可带有一干骺端三角形骨折片,常向三角形骨折片的一侧移位。

## 五、治疗

桡骨头骨折为关节内骨折,应及时进行治疗,根据不同类型的骨折而采用相应的治疗方法。治疗目的在于恢复肘关节伸屈和前臂旋转活动功能。对无移位的裂缝骨折和嵌插骨折,仅用三角巾悬吊患肢于胸前,早期进行功能锻炼。对轻度移位骨折,如嵌插骨折而桡骨头关节面倾斜度在 30°以下者,估计日后不影响肘关节活动功能,则不必强求解剖复位。对明显移位骨折,则要求有良好的对位。

### (一)非手术治疗

1.手法复位

患者仰卧或座位,术者站于患侧,整复前先用拇指指腹在桡骨头的外侧进行揉按,迫使局部肿胀消退,并准确地摸出移位的桡骨头。

(1)一法(即推挤复位法):一助手固定患肢上臂,术者一手握持前臂,将肘关节伸直,并拔伸牵引,另一手掌置于患肘后侧,拇指按于桡骨头外侧,余指捏住前臂上段内侧并向外扳,两手配合,使肘关节内翻以增宽肱桡关节的间隙。拇指将桡骨头向上、向内侧推挤,同时捏持前臂之手将前臂轻轻来回旋转,使骨折远端来回转动,使骨折复位。一旦原先可触及的骨折近端已消失,肱桡关节位置触诊正常,说明复位成功。骨折复位后,术者拇指仍按住桡骨头,捏持前臂之手将肘关节徐徐屈曲至 90°。桡骨头有翻转移位者复位时,肘关节置于伸直内收位,术者先用拇指尖将翻转的骨折块的上端(即桡骨头关节面的内侧缘)向尺侧顶按入肱桡关节间隙,然后再用拇指在骨折块的下端(即桡骨头关节面的外侧缘)向内上方推按,使之复位。

(2)二法(即撬推复位法):患肘伸直,前臂稍旋后。术者两手拇指交叠紧压于桡骨头上,其余手指合抱尺骨鹰嘴部,令助手双手握住前臂远端,沿尺桡两个方向做挺摆动作。每当助手向尺、桡方向做扳摆动作时,术者两拇指用力推压桡骨头,使移位的桡骨头逐步回复到张开的关节间隙内。用力须适当,配合要协调。经过数次撬推,一般都可以获得复位。

2.固定方法

无移位骨折可屈肘 90°用三角巾悬吊患肢于胸前 2~3 周。有移位骨折复位满意后,在桡骨头部置一长方形平垫,呈弧形压于桡骨头外侧,用胶布粘贴,将肘关节屈曲 90°,前臂旋前位,超肘夹板四块固定 3~4 周。

3.功能锻炼

复位固定后即做手指、腕关节屈伸活动,并用力握拳和行肩关节功能锻炼,禁止做前臂旋转活动。2 周后逐渐作肘关节伸屈活动。解除固定后,可做前臂轻度旋转活动,活动度逐渐加大,直至痊愈。

### (二)手术治疗

若手法复位不成功,可使用钢针拨正法:患者平卧,肘关节微屈或伸直位,两助手分别握持上臂和前臂进行拔伸牵引,肘关节保持在内翻位,使肱桡关节间隙增宽。局部皮肤消毒,铺巾,在 X 线透视下,术者用不锈钢针自肘外后下方穿过皮肤,针尖顶住骨折块,向内、向上方撬起,并顶回原位。此时应注意检查两骨折端的外侧皮质骨是否恢复良好接触,以免发生再移位。钢针拨正时,应注意无菌操作,术者必须熟悉局部解剖,避开桡神经,切勿损伤桡骨头关节面。

移位严重的桡骨颈骨折或有较大的劈裂骨折块的桡骨头骨折,经手法复位和钢针拨正仍不能整复者,可考虑切开复位。桡骨颈骨折复位后,一般较稳定,不必作内固定。若骨折块不稳定,可用细钢针作内固定,但应注意钢针不要穿过桡骨头关节面。劈裂骨折块可用小螺丝钉固定,操作时,应避免损伤桡神经深支。成年人桡骨头粉碎骨折、塌陷骨折超过周径 1/3 以及嵌插合并移位骨折的关节面倾斜度在 30°以上,且手法复位和钢针拨正不能整复,影响前臂旋转功能者,可考虑行桡骨头切除术。但桡骨头骨骺尚未闭合的 14 岁以下的儿童,则不宜切除桡骨头,否则会影响桡骨的长度生长而继发肘外翻畸形、下尺桡关节脱位以及腕部尺骨小头隆突畸形。术后要注意检查腕部和手指的感觉及运动情况,以了解是否损伤桡神经深支。

## 六、并发症

### (一)尺桡骨融合

多发生于桡骨颈骨折切开复位治疗和侧向移位未矫正患者,亦偶见于桡骨头切除术后。

### (二)畸形

桡骨头、颈膨大、增粗或变形,多见于骨折复位不良病例,对功能影响不大。

### (三)桡骨头缺血坏死

多发生于严重移位头骺分离患者,桡骨头为囊内骨骺,与股骨头相似,颈段移位骨折容易损伤进入骨骺的营养血管。

### (四)骨折不愈合

偶发生于成人桡骨头骨折保守治疗病例,可能与早期活动量大有关。

# 第十节　尺桡骨干双骨折

此种骨折在前臂骨折中居第二位,仅次于桡骨远端骨折,可发生侧方移位、重叠、旋转、成角畸形,治疗较为复杂。不同形式的暴力所致骨折的类型亦不同。

直接暴力多见于打击或机器伤,骨折为横行或粉碎型,骨折线在同一平面;间接暴力跌倒时手掌着地,暴力向上传导致桡骨中或上 1/3 骨折,残余暴力通过骨间膜斜向下传导至尺骨,造成尺骨骨折,故尺骨骨折线较桡骨骨折线低。桡骨骨折多为横行或锯齿状,尺骨多为短斜型;扭转暴力跌倒时身体向一侧倾斜,前臂同时受到纵向传导和旋转扭力的作用,发生尺桡骨螺旋形双骨折。骨折线方向一致,多有尺骨内。上斜向桡骨外下。

## 一、病因

尺、桡骨干骨折可由直接暴力、间接暴力、扭转暴力引起，有时导致骨折的暴力因素复杂，难以分析其确切的暴力因素。

### (一)直接暴力

多见外力的打击，如棍棒的打击或重物的砸伤；机器的轧伤；车祸的撞伤，车轮的碾伤等。骨折为横型或粉碎型，骨折线在同一平面。

### (二)间接暴力

多有暴力的传递所致的骨折，如跌倒手掌触地，暴力向上传达桡骨中或上 1/3 骨折，残余暴力通过骨间膜转移到尺骨，造成尺骨骨折。所以骨折线位置低，且不位于同一平面。桡骨多为横型或锯齿状，尺骨为短斜型，骨折移位明显。

### (三)扭转暴力

外力作用时，前臂同时扭转所造成的骨折。如跌倒时身体同一侧倾斜，前臂过度旋前或旋后，发生双骨螺旋性骨折，或旋转机器将手夹入等。骨折线多数由尺骨内上斜向桡骨外下，骨折线方向一致，尺骨干骨折线在上，桡骨骨折线在下。

## 二、病理机制

尺桡骨构成前臂的支柱，其两端组成结构复杂的多个关节：肱桡关节、肱尺关节、桡尺近侧关节、桡腕关节及桡尺远侧关节。细微改变即可影响前臂旋转功能。因此，复位要求高，需按关节内骨折要求对待。尺桡骨间由坚韧的骨间膜相连，除提供前臂肌肉附着外，对稳定尺桡关节、维持前臂旋转功能具有重要作用。前臂完全旋前时，尺桡骨相互交叉，骨间隙最窄，骨间膜最松。前臂完全旋后时，骨间隙最宽，骨间膜最紧。前臂中立位时，骨间隙接近于旋后位的宽度。治疗时应注意维持骨间隙的宽度和对抗骨间膜挛缩，避免尺桡骨交叉愈合，影响旋转功能。

尺桡骨单骨骨折时，因受另一完整骨的影响，易出现延迟愈合或不愈合。骨折延迟愈合和不愈合易发生于桡骨干中下 1/3 交界处或尺骨干中上 1/3 交界处。据 Trojin 综合 1636 例尺桡骨干骨折，不愈合发生率 7.3%。其中闭合复位与外固定为 3.8%，切开复位 14.8%。

尺桡骨干骨折，在幼儿由于韧性较大，骨折多为青枝骨折。成人由于韧性较小，多为完全断裂，当骨折发生在桡骨干上 1/3 骨折时，附着在桡骨结节肱二头肌及附着于桡骨上 1/3 旋后肌，因疼痛发生收缩，使骨折近段向后旋转移位。当骨折发生在桡骨干中 1/3 或下 1/3 骨折时，骨折线在旋前圆肌抵止点以下，由于旋前及旋后肌力量相等，骨折近段处于中立位，而骨折远段受旋前方肌牵拉，旋前移位，单纯桡骨干骨折重叠移位不多。

## 三、临床表现

### (一)症状

(1)外伤后前臂肿胀，疼痛。

(2)活动受限，外观可出现成角畸形。

### (二)体征

(1)前臂局部有压痛，骨折有移位时，可触及骨折端，内后的尺骨嵴不再连续。

(2)感知骨擦音及假关节活动。

（3）骨传导音减弱或消失。

（4）儿童常为青枝骨折，表现成角畸形，两骨的畸形方向一致，且多发生在下 1/3。

（5）当桡骨颈骨折损伤桡神经时，出现伸腕肌麻痹，表现为腕下垂，前臂外后部及手背的桡侧两个半指感觉障碍，以虎口处最为明显。

### (三)辅助检查

（1）X 线片必须包括腕关节及肘关节，避免遗漏上下尺桡关节的合并损伤。

（2）须拍摄正侧位两个位置的 X 线片，以判断桡骨近折段的旋转位置，以利整复。

## 四、诊断

（1）前臂肿胀、淤斑，剧烈疼痛，功能障碍障碍，外观畸形。直接外力造成者局部常有软组织损伤。

（2）完全骨折者有假关节活动及骨擦音。

（3）儿童常为青枝骨折，表现成角畸形，两骨的畸形方向一致，且多发生在下 1/3。

（4）X 线片可发现骨折的准确部位、骨折类型及移位方向，以及是否合并有桡骨头脱位或尺骨小头脱位。

## 五、治疗

### (一)治疗原则

前臂双骨折治疗的主要目的是保证前臂的旋转功能，因此，要求必须充分矫正成角、重叠、旋转和侧方移位。不应当作一般骨干骨折来处理，而应像对待关节内骨折一样来加以处理。重视前臂骨筋膜间室综合征、缺血性挛缩；防止交叉愈合，尽最大可能恢复前臂旋转功能。

国外有学者主张闭合复位外固定，以 Bohler 学派为主。也有学者主张先做闭合复位外固定，失败后才采用切开复位内固定，如 Sufe、Wiithrich 等。有的学者如 Smith 认为成人均应切开复位内固定。只有桡骨近侧 1/5 无移位骨折和双骨干中下 1/3 交界处横骨折可以例外。国内多采用中西医结合的方法，在闭合复位方法和外固定器材和技术方面做出了成绩，取得了显著疗效。但近年来切开复位有增加的趋势。

### (二)治疗方案

#### 1.闭合复位外固定

手法复位小夹板或石膏外固定。复位标准：桡骨近端的旋后畸形不得大于 30°；尺骨远端的畸形不得大于 10°；尺桡骨的成角畸形不得大于 10°；桡骨的旋转弓应予恢复。正确的闭合复位应注意以下几点。

（1）手法复位外固定整复前，根据受伤原理及 X 片显示骨折类型、部位和移位方向，确定整复步骤及复位手法。

（2）选择良好的麻醉：临床上通常采用局麻或臂丛阻滞。

（3）纠正旋转畸形：使患者仰卧，肩外展 90°，屈肘 90°。中段或下 1/3 骨折时，前臂中立位，即手掌、前臂和地面平行。上 1/3 骨折时稍旋后位，即手掌前臂和地面有 45°倾斜。不同水平骨折，因受旋转肌牵拉之故两骨折端所处的旋转方位不同，所以必须将前臂远折段置于与近骨折段相同的旋转位置上，再开始复位。为此必须首先判明桡骨近端处于何种旋转位置。

（4）肘上和手掌两处对抗牵引，然后根据骨折移位情况可分别用提按、折顶、摇摆等手法使骨折断端复位。纠正短缩、重叠、成角畸形。

（5）分骨方法，并纠正侧方移位。如有一骨折为横形稳定骨折，另一骨折为不稳定骨折，首先整复稳定骨折。若两骨折均为不稳定骨折，先整复结构上粗大的那根骨折，再整复细小的骨折。如两骨折均属稳定骨折，可先整复尺骨，再复位桡骨。

（6）外固定：①石膏固定：用长臂石膏固定。固定期间注意松紧度合适，8 周后拆除外固定，加强功能锻炼。②小夹板固定：4 块小夹板，二个分骨及手纸压垫固定。

**2.切开复位内固定**

Richards 和 Corley 等提出以下手术适应证：①所有成人的尺桡骨骨折；②所有移位的单一桡骨骨折；③单一尺骨骨折成角大于 10°；④Monteggia 骨折；⑤Galeazzi 骨折；⑥前臂开放骨折；⑦骨折并发骨筋膜间室综合征。

（1）髓内针固定：用于尺、桡骨的髓内钉种类很多。髓内固定对于尺骨骨折是适宜的，但由于桡骨存在旋转弓之故，髓内固定绝不是桡骨骨折的首选内固定物。除了特制的预先弯曲成形的 Sage 针外，其他髓内钉都是直的。因此，一般主张钢板固定桡骨，髓内钉固定尺骨。

术前应测量尺骨髓腔最狭窄处的直径，选择长度及直径适宜的髓内钉 2～3 根备用。多采用闭合复位穿钉内固定。

（2）钢板螺钉内固定：目前多采用动力加压钢板（DCP）或有限接触动力加压钢板（LCDCP）做桡骨干骨折内固定，对于尺骨骨折选用骨圆针或斯氏针内固定。多采用后侧入路途径将桡、尺骨分别显露。对桡骨远侧 1/2 骨折可采用 Henry 前侧手术入路。做骨膜下剥离，塑型钢板使之适应骨干走形。对多数前臂骨折，选用的钢板至少 6 孔，比较粉碎的或斜行的骨折需要较长的钢板。桡骨干近 1/2 骨折，钢板置于背侧，远 1/2 骨折，钢板置于掌侧。固定时将专用的中心导钻置于最接近骨折部的钢板孔内，通过中心导钻钻第一个螺丝孔，测骨孔的深度，用丝锥攻丝后，拧入第一枚螺钉，双侧皮质固定，但勿拧紧。接着在骨折的另一部分最接近第一枚螺丝钉处，用偏心导钻钻孔，同法固定，紧固螺钉。余螺钉同法固定。尺桡骨双骨折时先固定稳定性好的骨折。最后，将深筋膜松松缝合 1～2 针，放置引流。固定时可以结合拉力钉固定技术。尺骨干骨折多选用骨圆针或斯氏针做内固定，方法为逆行进针法。术后后侧石膏托固定，1～2 天拔引流，开始手指及腕部的伸屈握拳活动。1～2 周活动肩关节，3～4 周去石膏，进行肘关节屈伸活动。骨折基本愈合后方可进行前臂旋转活动。应定期复查 X 线片。

（3）其他少用的治疗方法：①开放整复，不使用内固定；②钢丝内固定；③开放整复，螺钉内固定。

# 第十一节　肘关节脱位

肘关节脱位是肘部常见损伤，多发生于青少年，成人和儿童也时有发生。由于肘关节脱位类型较复杂，常合并肘部其他骨结构或软组织的严重损伤，如肱骨内上髁骨折、尺骨鹰嘴骨折和冠状突骨折,以及关节囊、韧带或血管神经束的损伤。多数为肘关节后脱位或后外侧脱位。

## 一、病因

肘关节脱位主要系由间接暴力所引起。肘部系前臂和上臂的连接结构,暴力的传导和杠杆作用是引起肘关节脱位的基本外力形式。

### 1.肘关节后脱位

这是最多见的一种脱位类型,以青少年为主要发生对象。当跌倒时手掌着地,肘关节完全伸展,前臂旋后位,由于人体重力和地面反作用力引起肘关节过伸,尺骨鹰嘴的顶端猛烈冲击肱骨下端的鹰嘴窝,即形成力的支点。外力继续加强,引起附着于喙突的肱前肌和肘关节囊的前侧部分撕裂,则造成尺骨鹰嘴向后移位,而肱骨下端向前移位的肘关节后脱位。由于构成肘关节的肱骨下端内外髁部宽而厚,前后又扁薄,侧方有副韧带加强其稳定,但如发生侧后方脱位,很容易发生内、外髁撕脱骨折。

### 2.肘关节前脱位

前脱位者少见,又常合并尺骨鹰嘴骨折。其损伤原因多系直接暴力,如肘后直接遭受外力打击或肘部在屈曲位撞击地面等,导致尺骨鹰嘴骨折和尺骨近端向前脱位。这种损伤肘部软组织损伤较严重,特别是血管、神经损伤常见。

### 3.肘关节侧方脱位

以青少年为多见。当肘部遭受到传导暴力时,肘关节处于内翻或外翻位,致肘关节的侧副韧带和关节囊撕裂,肱骨的下端可向桡侧或尺侧(即关节囊破裂处)移位。因在强烈内、外翻作用下,由于前臂伸或屈肌群猛烈收缩引起肱骨内、外髁撕脱骨折,尤其是肱骨内上髁更易发生骨折。有时骨折片可嵌夹在关节间隙内。

### 4.肘关节分裂脱位

这种类型脱位极少见。由于上、下传导暴力集中于肘关节时,前臂呈过度旋前位,环状韧带和尺桡骨近侧骨间膜被劈裂,引起桡骨小头向前方脱位,而尺骨近端向后脱位,肱骨下端便嵌插在两骨端之间。

## 二、病理机制

肘关节脱位多由于传递暴力或杠杆作用等间接暴力所致,当患者跌倒时手掌着地,肘关节完全伸直,前臂旋后位,暴力沿尺骨纵轴上传,肘关节过伸鹰嘴尖端猛然冲击肱骨下端鹰嘴尖形成力的支点,产生杠杆作用,肱骨下端突破薄弱的关节囊前臂,尺骨鹰嘴却向后移位,形成临床上常见的肘关节后脱位。肘关节脱位可合伴肱骨内上髁骨折和尺骨的冠状突。肘关节前脱位少见,多为跌倒时肘屈曲,尺骨鹰嘴先着地所致,常合并尺骨鹰嘴骨折。

## 三、临床表现

肘关节肿痛,关节置于半屈曲状,伸屈活动受限。如肘后脱位,则肘后方空虚,鹰嘴部向后明显突出:侧方脱位,肘部呈现肘内翻或外翻畸形。肘窝部充盈饱满。肱骨内、外髁及鹰嘴构成的倒等腰三角形关系改变。肘关节脱位时,应注意血管、神经损伤的有关症状及体征。

## 四、诊断

根据外伤史、临床表现以及 X 线片检查,即可做出诊断。X 线片可以确定肘关节脱位类型及是否合并骨折。但应与肱骨髁上骨折相鉴别。

## 五、治疗

肘关节脱位的治疗原则：及早进行复位、固定、功能锻炼，积极处理并发症。

### (一)闭合性骨折

闭合性的肘关节脱位治疗以手法复位为主，如果有手术适应证应及时手术。

**1.新鲜肘关节后脱位**

手法复位，多用牵引复位法。其复位方法如下。

(1)体位：患者仰卧在病床上或坐于木椅上。

(2)麻醉：一般选用肘关节局部浸润麻醉或臂丛麻醉。

(3)操作方法：术者一手握患者腕部，使伤肢前臂旋后，在肱二头肌松弛后，沿前臂纵轴作持续牵引，助手握住患肢上臂作对抗牵引，术者另一手握住肘部，用拇指在肘前方将肱骨下端向后推压，余指在肘后用力向前提拉尺骨鹰嘴，先纠正侧方移位，一手合力同时屈曲肘关节，即可复位。如果一人操作，可用膝肘复位法或椅背复位法。

(4)复位成功的标志：复位过程中感到弹响声，关节活动和骨性标志即恢复正常，X线片已证实复位。

(5)注意事项：复位前应检查有无尺神经损伤，复位时应先纠正侧方移位，有时要先将肘稍过伸牵引，以便使嵌在肱骨鹰嘴窝内的尺骨喙突脱出，再屈肘牵引复位，若合并肱骨内上髁骨折，肘关节复位后，肱骨内上髁多可随之复位；但有时骨折片嵌入肱尺关节间隙，可高度外展前臂，利用屈肌的牵拉作用将骨折片拉出。

(6)复位后的处理：复位后，用石膏或夹板将肘固定于屈曲90°位，3～4周后去除固定，逐渐练习关节自主活动，要防止被动牵拉，以免损伤肌肉及肌腱引起骨化肌炎。肘关节脱位合并肱骨内上髁骨折或桡骨小头骨折，手法复位失败者，可行手术复位，成人可做桡骨小头切除。

**2.新鲜的肘关节前脱位**

手法复位时，应将肘关节呈高度屈曲位进行，一助手牵拉上臂，术者握前臂，推前臂向后，即可复位。复位后固定于半伸肘位4周，有时尺骨鹰嘴不能手法整复，需手术复位固定。是由于鹰嘴骨折所致。

**3.手术复位**

适宜于复位失败超过3周，可切开复位；合并有骨折者；血管神经损伤者。一般做切开复位内固定或外固定。

### (二)开放性脱位

及早清创缝合，有效固定，预防感染，待伤口愈合后进行功能锻炼。

### (三)陈旧性脱位

**1.手法复位**

适应于陈旧性肘关节脱位，损伤在3周以上3个月以内者，可试行手法复位，如不能复位时，切不可施加暴力强求复位，应采取手术切开复位。

**2.手术复位**

适应于合并有尺神经损伤，手术时应先探查神经，在保护神经下进行手术复位，复位后宜将尺神经移至肘前，如关节软骨已破坏，应考虑做肘关节成形术或人工关节置换术。

# 第十二节　桡骨头半脱位

常由于大人领着患儿走路、上台阶时,在跌倒瞬间猛然拉住患儿手致伤;或从床上拉起患儿,拉胳膊伸袖穿衣;或抓住患儿双手转圈玩耍等等原因,患儿肘关节处于伸直,前臂旋前位突然受到牵拉而发病致伤。当伸肘、前臂旋前位牵拉肘关节时,环状韧带远侧缘附着在桡骨颈骨膜处发生横断撕裂。当前臂旋前时桡骨头直径短的部分转至前后位,因而桡骨头便自环状韧带的撕裂处脱出,环状韧带嵌在肱桡关节间。

## 一、病因病机

常由于大人牵着患儿走路,上台阶时在跌倒瞬间猛然拉住患儿手致伤;或从床上拉起患儿,拉胳膊伸袖穿衣;或抓住患儿双手转圈玩耍等原因,患儿肘关节处于伸直,前臂旋前位突然受到牵拉而致。

目前有关本病的发病机制仍未得到明确的统一认识,过去认为小儿桡骨头发育不完全,桡骨头的周径比桡骨颈部的周径小,环状韧带松弛,不能牢固保持桡骨头的位置,当受到牵拉时,桡骨头自环状韧带下滑脱,致使环状韧带嵌在肱桡关节间。但近年来有些学者通过尸检发现婴幼儿桡骨头的周径反而比桡骨颈的周径大,而且桡骨头也并非圆形而是椭圆形,矢状面直径比冠状面大,当伸肘、前臂旋前位牵拉肘关节时,环状韧带远侧缘附着在桡骨颈骨膜处发生横断撕裂,此时桡骨头直径短的部分转到前后位,所以桡骨头便自环状韧带的撕裂处脱出,致使环状韧带嵌在肱桡关节间。因环状韧带滑脱不超过桡骨头的一半,故一般很容易复位。总之,有关本病的发病机制尚需进一步探讨和研究。

## 二、临床表现与诊断

患儿受牵拉伤后,疼痛哭闹,拒绝使用患肢,前臂常处于旋前,肘关节半屈曲位。上肢不敢上举,肘不敢屈曲。桡骨头部位可有压痛,但无明显红肿。肘关节屈伸稍受限,但前臂旋后明显受限。X线片表现正常。结合有牵拉外伤史而不是跌打摔伤即可考虑为本病。有时在临床检查及拍片过程中,不知不觉已经复位。

## 三、治疗

### (一)非手术治疗

1.复位

右侧为例,术者右手握住患儿前臂及腕部,左手拇指放于桡骨头外侧,先轻轻牵引,然后将前臂旋后屈肘,当桡骨头复位时可感觉到弹响,此时疼确立即消除,患儿即刻停止哭闹,并能屈肘上举,开始使用患肢拿东西。若不能复位,术者左手握住患儿肘部,拇指放于桡骨头内侧,先轻轻牵引,然后右手将前臂旋前,同时左手拇指向外侧推压桡骨头即可复位。有时桡骨头脱位时间长、复位后需经过一段时间之后症状才能消除。

2.固定

复位后无须特殊外固定,简单用三角巾悬吊患肢于屈肘功能位1周即可。另外应嘱咐家长避免再牵拉伤患肢。若反复多次发生脱位时,复位后患肢应适当用石膏托制动2周左右。

3.练功方法

固定期间无须特殊练功,去除固定后应避免再次牵拉伤患肢。

4.药物治疗

无须药物治疗。

**(二)手术治疗**

无特殊情况,闭合手法复位均能获得成功而不需行手术治疗。但对年龄较大的患儿用手法复位失败,需行手术切开复位并修复环状韧带。

**四、并发症**

本病复位后,除未予制动而且多次受到牵拉易导致习惯性桡骨头半脱位外,一般无其他并发症发生。

# 第十三节 舟骨骨折

腕舟骨是近排腕骨中最桡侧的一块,由于其独特的解剖形态和生物力学特点,使其成为各腕骨中骨折发病率最高的一个。舟骨的不规则形态也使其骨折线在普通 X 线片中容易被遮挡而造成漏诊,加之其比较独特的血供系统,使其近极骨折后近端折块的坏死率和骨折不愈合率都较高,所以,直到现在围绕腕舟骨骨折的研究和讨论仍然是手外科领域的热点。

**一、功能解剖**

舟骨在腕骨中位于近排桡侧,外形略长圆如船形,故得名,分为结节部、腰部及近端 3 部分。在腕骨中它最长,腰部较细,大致呈斜形排列,向掌侧倾斜约 47°。舟骨在位置上连接着远、近两排腕骨,似一个连杆。任何作用在腕中关节的力量,也会作用在舟骨腰部,故此处最容易骨折。因此,发生在舟骨中段 1/3 的骨折高达 70%,远 1/3 的骨折占 10%,近 1/3 的骨折占 20%。舟骨腰部一旦骨折,又会因剪力作用而影响骨折的愈合。

舟骨突出的近端与桡骨远端相应的凹面形成关节:周围与大、小多角骨、月骨、头状骨共形成 5 个关节面。因而,舟骨表面大部分为关节软骨覆盖,故其血液供应较差。

舟骨从两个部位获得血液供应:一是舟骨结节部的韧带附着处;二是舟骨腰部背侧韧带附着处。将近 1/3 的人在舟骨腰部近端没有血管孔。腰部骨折时,如果破坏了从远端及腰部来的血管,就可能发生骨折近端缺血性改变,严重者会有骨坏死。

**二、损伤机制**

在跌倒时,腕关节极度背伸位着地,舟骨近端被固定在桡骨关节面凹内,腕中关节进一步向背伸展运动,致伤时的背伸角度通常大于 95°,桡偏角度为 10°左右。在此情形下,舟骨极度背伸,近极被桡骨远端及桡舟头韧带钳制不能移动,远极被大、小多角骨及头状骨推挤向背侧移位,由此使舟骨掌侧承受张力,背侧承受压力。当负荷超出骨质强度时,舟骨便会发生张力性骨折。其掌侧最先断裂和分离,以后随外力的继续作用向背侧扩展,直至舟骨完全断裂。巨大的剪力多使舟骨腰部产生骨折。但舟骨骨折部位还取决于腕背伸后其桡偏的程度。腕关节越桡偏,则骨折更趋向发生在舟骨近端。反之,则向远端。在过度尺偏时,容易产生结节部撕脱骨折。

有时作用力施加在拇指尺侧,产生一种与第一掌骨呈斜形方向的力量,如受舵轮、摇把等转动力量的打击,则多致舟骨近端骨折。

### 三、骨折分类

舟骨骨折较为少见。1964 年 Eichenholtz 和 Leine 报道 66 例,分为 3 种类型:皮质撕脱骨折(47%),结节部骨折(24%)和体部骨折(29%),有作者认为疲劳骨折应属第 4 种类型,也应包括其内。

#### (一)皮质撕脱骨折

通常由于足外翻扭伤所致。多见于女性,距舟关节囊和三角韧带前部的大部分纤维,附着于舟骨的背侧唇,当处于过度张力情况下,可引起二者之一的撕脱骨折。多数骨折不涉及关节面。撕脱骨折一般可用石膏托固定 4~6 周。如骨折块较大,且复位不好,穿鞋引起摩擦疼痛,症状明显者应考虑切除。如骨折块大且有移位,损伤关节面超过 20% 至 25%,应做准确复位,用克氏针或小螺钉固定,以恢复距舟关节的关节面。

#### (二)结节部骨折

通常发生于足的外翻损伤,胫后肌腱张力增加,或由于三角韧带前部纤维牵拉,造成结节部撕脱骨折。此骨折很少有明显移位,但常合并有骰骨的压缩骨折,而不应忽略整个中跗关节复合结构的损伤。局部触痛,同时有足主动外翻或内翻疼痛,是此骨折的特征。摄前后位和适度下垂位时足的内斜位 X 线片,易明确诊断。但需与副舟骨相鉴别,副舟骨通常是双侧对称性,具光滑的边缘,不同于新鲜的骨折面。轻度或无移位的撕脱骨折,可用石膏固定 6~8 周。偶可发生不愈合,如无症状可不用处理。有持续疼痛症状,可通过舟骨结节上方作弧形切口,从胫后肌腱止点处剥离下不愈合的骨折块,将结节部的骨折面重新造成新鲜创面,缝回胫后肌腱,张力与切除骨折块前相同,术后用石膏托制动 4~6 周。很少情况结节骨折块可向近侧移位 1cm 以上,如不作复位,胫后肌腱的远期功能可受影响。应早做切开复位,恢复肌肉的功能长度。

#### (三)体部骨折

常伴有中跗关节的其他损伤。单独的舟骨体部骨折有不同的类型和损伤机制。垂直或纵形骨折常合并其他中跗关节损伤。横断和斜形骨折少见,压砸性损伤常致粉碎骨折。Sangeorzan 等报道 21 例体部骨折,分为 3 种类型:Ⅰ 型为冠状面骨折,无前足成角。Ⅱ 型是主要骨折线由背外侧向跖内侧,前足向内移位。Ⅲ 型为粉碎骨折,前足向外移位。通常需摄前后位、斜位和侧位 X 线片来确定骨折,偶尔仅可在一个投照位上发现骨折。少数骨折可分为背外侧和下内侧两骨折块。无移位粉碎骨折可用石膏制动 6 周,直至骨折愈合。有移位的骨折,即使骨折可闭合复位,也可能发生再移位。Ⅰ 型的移位骨折可做切开复位拉力螺钉内固定。Ⅱ 型骨折复位更为困难,常因外侧有粉碎骨块,需用螺钉从背内侧骨折块拧入固定于其他跗骨。Ⅲ 型骨折应尽力恢复正常的解剖,虽经手术治疗,疗效也多较差。术后患肢应用石膏制动直至骨愈合。由此损伤可引起舟骨的缺血坏死,术时应注意保护附着骨块上的软组织。

### (四)疲劳骨折

主要发生在年青男性运动员,近年来报道逐有增多。在平片上常难确定诊断,多需做骨的断层扫描。骨折线经常在舟骨的中 1/3 呈矢状方向,可以是完全或不完全骨折。若能早期诊断,可用石膏托制动 6～8 周,直至经断层扫描确定骨愈合。恢复正常运动常需 6 个月。迟延诊断或持续负重可导致骨折不愈合,迟延愈合或骨折复发,则治疗较为困难。有作者建议对完全和粉碎骨折做自体植骨。不愈合的 X 线表现是骨折线硬化或骨松质内有囊性变。

## 四、症状与体征

舟骨骨折一般都有明显的外伤史,腕桡侧肿胀、疼痛。可见鼻咽窝变浅,局部压痛。拇指轴向扣击可使腕部疼痛加重。患手握力减低,用力握拳可感腕部痛。腕关节活动时疼痛,活动范围受限。腕关节活动时特别是腕背伸及桡偏时疼痛更明显。这对晚期骨折患者的检查非常重要。因为此时腕部肿胀及局部压痛消失,腕关节的活动度也几乎和健侧相同,仅在腕背伸时有明显的疼痛。

X 线片对舟骨骨折的诊断非常重要。怀疑舟骨骨折时,应拍 5 个位置的 X 线片:舟骨位、前后位、侧位、旋前、旋后 25°位。

有以上 5 个位置的 X 线片,95%的舟骨骨折可以明确诊断。侧位片对观察骨折脱位及是否合并有其他腕骨脱位的意义较大。舟骨位片,可呈现舟骨的全长,更有利于骨折线的显示。拍舟骨位片要求患者座位,上肢前伸,前臂旋前,手及腕的掌侧贴放在暗盒上,远端抬高 20°,中心射线对准尺骨和桡骨茎突连线中点,并与摄影台面垂直。暗盒也可平放在检查台上,与暗盒相贴的受检手或呈握拳状,以使腕关节呈背伸及尺偏位,或与暗盒一起平放而 X 线管向肘侧倾斜 20°,这样结果与暗盒远端抬高 20°相当。舟骨位投照时,腕舟骨的长轴与 X 线投射方向近乎垂直,因而平片的影像为其全长投影,没有自身远、近极影的重叠,清晰度远远高于其他体位。

急诊时,X 线片上怀疑有骨折,但又不能确诊时,可将腕关节暂时制动,2 周后再拍片复查,若有骨折,则骨折线处有骨质吸收,骨折线即清楚可见。必要时还可做 CT 检查,更能对小的骨折及结节部不易发现的骨折做出诊断。

## 五、治疗

近年来,对舟骨骨折提出了多种治疗方法,并出现了很多新的治疗器械,如 Herbert 钩、Herbert 钉、空心钉等。也提出了一些新的手术适应证。但总的治疗原则和方法并没有改变,基本上仍是非手术治疗和手术治疗。

### (一)非手术治疗

新鲜骨折无移位或以手法复位后的骨折,可采用石膏管型固定。多数医生使用前臂石膏管型。石膏内不加衬垫,紧贴皮肤,塑型要好。固定位置要根据骨折类型而不同。如结节部骨折,应使腕关节轻度桡偏及背伸 20°～30°位;近端骨折,应使腕关节轻度尺偏及背伸,拇指在对掌位固定。石膏远端应至远侧掌横纹,拇指处应超过掌指关节。

也有人使用长臂石膏管型。但据统计,这两种固定方法,在骨折愈合时间及不愈合比例上没有明显差别。

晚期骨折,通过石膏固定,多数骨折能够愈合。部分迟延愈合的骨折,也能通过延长固定时间而获得愈合。X 线片上,在骨折线处如发现有骨质吸收或有囊性变,通过延长固定时间仍有可能愈合。一般需延长固定 2～3 个月,有的甚至达 5 个月。有人反对延长固定时间。认为长时间的固定,可造成手关节的僵硬,超过 3 个月的固定,就会有明显的肌肉萎缩。因而主张,经过 3 个月的固定仍未愈合者,应行手术治疗。

### (二)手术治疗

手术治疗一般限于骨折不愈合及有并发症者,如骨折块缺血坏死和有创伤性关节炎改变者。近年来,由于手术器械的改进,使舟骨骨折的内固定更方便,效果更好。因而有人提出,对早期骨折,也可行手术治疗。

1.手术适应证

(1)不稳定性骨折如腰部垂直斜形骨折。

(2)粉碎性多发骨折。

(3)不能复位的骨折。

(4)合并有其他腕骨脱位者。

(5)腕关节重要韧带有明显损伤者。

2.手术治疗原则

(1)充分显露骨折端。

(2)无创操作技术。

(3)骨折解剖复位。

(4)坚强的内固定。

(5)仔细修复关节韧带。

(6)早期关节活动。

3.手术方法舟骨远端骨折,切口可采取前入路,越过舟骨结节中心,远端弯向大鱼际肌部。

将桡侧腕屈肌拉向尺侧,桡动脉牵向桡侧,结扎桡动脉腕分支。纵向切开关节囊,显露骨折线。

舟骨近端骨折,应做腕背侧切口,比较容易显露。从桡骨茎突斜向尺侧远端做一短斜形切口,牵开拇长伸肌腱,暴露关节囊,纵向切开,即可见到骨折线。当腕关节屈曲时,舟骨向背侧突出,则骨折线更易显露。

骨折复位困难时,可一边活动腕关节,同时用手指顶压骨折块达到复位。必要时还可使用不锈钢针或巾钳撬拨帮助复位。对粉碎性骨折,并有骨缺损者,需要切除碎裂的小骨块并做植骨。

内固定物可使用不锈钢针,如螺丝钉、Herbert 钉及空心钉等。Herbert 钉及空心钉有加压作用,对骨折愈合有利。由于舟骨近似椭圆形,表面较光滑,在骨折复位后当对舟骨钻孔及拧入螺丝钉时骨块极易分离。使用 Herbert 钩可以先将复位的舟骨用此钩夹紧,先打入一根克氏针,拍片证实复位良好后再拧入 Herbert 钉。但在实际操作中,Herbert 钩的放入较困难,而空心钉使用相对简单。手术时先将骨折复位,打入一根导针,导针要位于舟骨纵轴中心,穿过骨折线。拍片证实复位良好后,顺此导针用空心钻钻孔,再拧入空心钉。术后用石膏托固定腕关节在功能位,1～2 周后即可开始活动。

单纯使用克氏针固定,术后需用石膏固定,一般要在一个半月以上。使用 Herbert 钉或空心钉固定者术后固定时间短,待周围软组织愈合即可拆除石膏,开始功能锻炼,达到早期活动的目的。

### (三)舟骨骨折不愈合及假关节形成

大约有 1/6 的舟骨骨折患者有舟骨骨折不愈合及有假关节形成,可在 X 线片上见到骨折线增宽,骨折边缘硬化或有囊性变。有的近端骨折块有缺血样改变,骨折块之间可有移动。腕中关节失去了舟骨的支持,可逐渐发生腕塌陷及骨折端向背侧成角。晚期可导致舟骨周围的创伤性关节炎。

此时,患者腕桡侧可有肿胀及压痛,腕关节活动特别是背伸受限。骨折端有成角畸形者活动受限更明显。但也有些患者,可在几年内无明显症状,仅有腕关节活动度减小及腕关节背伸时疼痛。

舟骨骨折不愈合或有假关节形成时,桡骨茎突往往在骨折线的部位出现骨性增生,腕活动时,尤其在桡偏时会顶压骨折线,使骨折不易愈合。因此手术应将桡骨茎突切除并在舟骨骨折处植骨。

### (四)近端骨折块坏死

大多数舟骨腰部骨折经过非手术或手术治疗都能愈合,尤其是舟骨远端的骨折,由于骨折部位不会导致骨折远端骨折块的血液供应中断,一般骨折比较容易愈合。骨折线越靠近近端者越容易出现近端骨折块坏死。因为从舟骨腰部及舟骨结节部进入的血管因腰部骨折而损伤,通向舟骨近端的血液供应全部中断,近骨折块出现缺血样改变。X 线片上可见该骨折块发白,失去骨小梁纹路,进一步骨折块塌陷、变形。腕部肿胀,局部压痛,关节活动时疼痛加重。日久,坏死骨块在关节内摩擦可形成舟骨周围创伤性关节炎。

若近端骨折块有缺血坏死,在早期,可行桡动脉返支带桡骨瓣移植至舟骨。将舟骨通过骨折线作一槽,将此带血运的骨瓣填入并用克氏针固定。术后做石膏功能位外固定 8 周。还可在骨未塌陷前用磨钻将近端骨折块磨空,保留关节软骨,从髂骨取松质骨植入。术后也做外固定 8~10 周。

对舟骨近骨折块坏死,但又无桡腕关节炎的患者,如果疼痛严重,为保留腕关节的部分活动,还可行近排腕骨切除。将舟、月、三角骨切除,使头状骨与桡骨远端关节面相对成关节。术后将腕关节固定在功能位 4~6 周后去掉石膏开始活动。

如近骨折块已经坏死、塌陷,舟骨周围有创伤性关节炎者,可行死骨摘除,做局限性腕关节融合术或全腕关节融合术。

# 第四章 下肢创伤

## 第一节 股骨颈骨折

由股骨头下至股骨颈基底部之间的骨折称股骨颈骨折,是老年常见的骨折之一。尤以老年女性较多。由于老年人股骨颈骨质疏松脆弱,且承受应力较大,所以只需很小的旋转外力,就能引起骨折。老年人的股骨颈骨折几乎全由间接暴力引起,主要为外旋暴力,如平地跌倒、下肢突然扭转等皆可引起骨折。少数青壮年的股骨颈骨折,则由强大的直接暴力致伤,如车辆撞击或高处坠落造成骨折,甚至同时有多发性损伤。

### 一、解剖特点

股骨颈长约 5cm,中段细,基底部粗。股骨颈与股骨干构成的角度叫颈干角或称内倾角,为 $125°\sim130°$。颈干角大于正常为髋外翻,小于正常为髋内翻。股骨颈的长轴与股骨的冠状面形成的角度称为前倾角,正常为 $12°\sim15°$,股骨头的血液供给有三个来源:①圆韧带支:圆韧带内小动脉,来自闭孔动脉,供应头内下小部分血运,又称内上骺动脉,在老年人此动脉逐渐退变而闭锁。②骨干滋养动脉升支,对股骨颈血液供给很少,仅及股骨颈基部。③关节囊支:来自旋股内、外侧动脉的分支,是主要血液供给来源。旋股内侧动脉来自股深动脉,在股骨颈基部关节囊滑膜反折处,分成三组血管进入股骨头,即骺外侧动脉、干骺端上侧动脉及干骺端下侧动脉分别由上下方距离股骨头边缘下 0.5cm 处进入股骨头,在股骨头内互相交通,骺外侧动脉供应股骨头 $4/5\sim2/3$ 区域血运。旋股外侧动脉也来自股深动脉,它的血供量少于旋股内侧动脉。旋股内、外侧动脉的分支在股骨颈基底组成一个动脉环。旋股内侧动脉损伤是导致股骨头缺血性坏死的主要因素。所以股骨颈骨折,必须尽早解剖复位,良好的固定,才有可能从股骨颈基部重建骨内血液循环,使股骨头颈连接,恢复股骨头内血液供给,减少创伤后股骨头缺血性坏死的发生。

### 二、病因及损伤机制

#### (一)病因

造成老年人发生骨折有两个基本因素,骨质疏松骨强度下降,加之股骨颈上区滋养血管孔密布,均可使股骨颈生物力学结构削弱,使股骨颈脆弱。另外,因老年人髋周肌群退变,反应迟钝,不能有效地抵消髋部有害应力,加之髋部受到应力较大(体重 $2\sim6$ 倍),局部应力复杂多变,因此不需要多大的暴力,如平地滑倒、由床上跌下或下肢突然扭转,甚至在无明显外伤的情况下都可以发生骨折。而青壮年股骨颈骨折,往往由于严重损伤如车祸或高处跌落致伤。因过度过久负重劳动或行走,逐渐发生骨折者,称之为疲劳骨折。

#### (二)损伤机制

损伤机制可分为两种:①跌倒时股骨大转子受到直接撞击;②肢体外旋。在第二种机制中,股骨头由于前关节囊及髂股韧带牵拉而相对固定,股骨头向后旋转,后侧皮质撞击髋臼而造成颈部骨折,此种情况下常发生后外侧骨皮质粉碎。年轻人造成股骨颈的暴力较大,暴力沿股骨干直接向上传导,常伴有软组织损伤,骨折也常发生粉碎。

### 三、分型

股骨颈骨折分类方法有多种,概括起来可分为 3 类:①根据骨折的解剖部位。②骨折线的方向。③骨折移位程度。

#### (一)按解剖部位分型

许多作者曾根据骨折的解剖部位将股骨颈骨折分为 3 型:头下型、经颈型和基底型。其中头下型和经颈型属于关节囊内骨折,而基底型则属于关节囊外骨折。头下型是指位于股骨颈中部的骨折,基底型是指位于股骨颈基底部与粗隆间的骨折。Klenerman、Garden 等人认为在 X 线片上由于投照角度不同,很难区分头下型与经颈型。Klenerman、Marcuson 及 Banks 均认为单纯的经颈型骨折极为罕见。由于经颈型骨折发生率很低,各型 X 线表现受投照角度影响很大,目前此类分型已很少应用。

#### (二)按骨折线方向分型(Pauwels 分型)

1935 年,Pauwels 根据股骨颈骨折线的方向将股骨颈骨折分为 3 型:Ⅰ型骨折线与水平线夹角为 30°;Ⅱ型骨折线与水平线夹角为 50°;Ⅲ型骨折线与水平线夹角为 70°。Pauwels 认为,夹角越大,即骨折线越垂直,骨折端所受到剪式应力、骨折越不稳定,不愈合率随之增加。该分型存在两个问题,第一,投照 X 线片时股骨颈与 X 线片必须平行,这在临床上难以做到。患者由于疼痛等原因,在摄 X 线片时骨盆常发生倾斜,而骨折线方向便会改变。同一股骨颈骨折,由于骨盆倾斜程度的不同,在 X 线片上可以表现出自 Pauwels 型至 PauwelsⅢ型的不同结果。

第二,Pauwels 分型与股骨颈骨折不愈合及股骨头缺血坏死无明显对应关系。Boyd、George、Salvatore 等人发现在 140 例 PauwelsⅠ型患者中不愈合率为 0%,股骨头缺血坏死率为 13%。295 例 PauwelsⅡ型的患者中不愈合率为 12%,股骨头缺血坏死率为 33%。在 92 例 PauwelsⅢ型的患者中,不愈合率仅为 8%,股骨头缺血坏死率为 30%。由于 Pauwels 分型受 X 线投照影响较大,与骨折不愈合率及股骨头缺血坏死率缺乏对应关系,目前较少应用。

#### (三)骨折移位程度分型(Garden 分型)

Garden 根据骨折移位程度,将股骨颈骨折分为四型(1961)。Ⅰ型不全骨折,股骨颈下方骨小梁完整,该型包括所谓"外展嵌插型"骨折;Ⅱ型完全骨折,但无移位;Ⅲ型完全骨折,部分移位,该型骨折 X 线片上可以看到骨折远端上移、外旋,股骨头常后倾,骨折端尚有部分接触;Ⅳ型完全骨折,完全移位。该型骨折 X 线片上表现为骨折端完全无接触,而股骨头与髋臼相对关系正常。Garden 分型中自Ⅰ型至Ⅳ型,股骨颈骨折严重程度递增,而不愈合率与股骨头缺血坏死率也随之增加。

Garden 分型在国际上已被广泛应用。Frandsen 等人对 100 例股骨颈骨折分别请 8 位医生进行 Garden 分型,结果发现,8 位医生分型后的相互符合率只有 22%。对于移位与否的争议占 33%。由此可见,Garden 分型中移位的判断与主观因素有密切关系。Eliasson 等人(1988)建议将股骨颈骨折简单地分为无移位型(GardenⅠ、Ⅱ型)及移位型(GardenⅢ、Ⅳ型)。

## (四)AO 分型

AO 将股骨颈骨折归类为股骨近端骨折中的 B 型。

B1 型:头上型,轻度移位。①嵌插,外翻 15°。②嵌插,外翻<15°。③无嵌插。

B2 型:经颈型,①经颈部基底。②颈中部,内收。③颈中部,剪切。

B3 型:头下型,移位。①中度移位,内收外旋。②中度移位,垂直外旋。③明显移位。

## 四、临床表现与诊断

### (一)症状

老年人跌倒后诉髋部疼痛,不敢站立和走路,应想到股骨颈骨折的可能。

### (二)体征

#### 1.畸形

患肢多有轻度屈髋屈膝及外旋畸形。

#### 2.疼痛

髋部除有自发疼痛外,移动患肢时疼痛更为明显。在患肢足跟部或大粗隆部叩打时,髋部也感疼痛,在腹股沟韧带中点下方常有压痛。

#### 3.肿胀

股骨颈骨折多系囊内骨折,骨折后出血不多,又有关节外丰厚肌群的包围,因此,外观上局部不易看到肿胀。

#### 4.功能障碍

移位骨折患者在伤后不能坐起或站立,但也有一些无移位的线状骨折或嵌插骨折病例,在伤后仍能走路或骑自行车。对这些患者要特别注意,不要因遗漏诊断使无移位稳定骨折变成移位的不稳定骨折。在移位骨折,远端受肌群牵引而向上移位,因而患肢变短。

#### 5.患侧大粗隆升高

表现在:①大粗隆在髂-坐骨结节连线之上;②大粗隆与髂前上棘间的水平距离缩短,短于健侧。

### (三)辅助检查

X 线片对股骨颈骨折的诊断有决定性意义,可明确骨折类型及移位程度。MRI 检查对于股骨颈不完全性骨折、疲劳骨折等常规 X 线片难以发现的损伤,具有明显的优越性。

## 五、治疗

无移位及嵌插型股骨颈骨折(Garden Ⅰ、Ⅱ型),占所有股骨颈骨折的 15%～20%。无移位的股骨颈骨折,虽然对位关系正常,但稳定性较差。嵌插型股骨颈骨折,骨折端相互嵌插,常有轻度内翻。由于骨折端嵌入骨松质中,其内在的稳定性也不可靠。Lowell 认为嵌插型股骨颈骨折,只要存在内翻畸形或股骨头后倾超过 30°便失去了稳定性。由于嵌插型股骨颈骨折的患者症状轻微,肢体外旋、内收、短缩等畸形不明显,骨折端具有一定的稳定性。因此,对此是采取保守治疗还是手术治疗存在争议,一些作者主张保守治疗(Christopher,Crawford 等人)。保守治疗具有避免手术风险,降低治疗费用等优点。主要缺点是骨折会发生再移位。其发生率各作者报道从 8%～20%,Roaymakers 和 Marti 报道为 15%。MacAusland,Moore,Fielding 等许多作者认为,对于嵌插型股骨颈骨折,应该同移位型股骨颈骨折同样行手术治疗。Bentley 内固定治疗嵌插型股骨颈骨折,愈合率 100%。3 年后随诊,股骨头缺血坏死率 18%,而保守治疗组缺血坏死率 14%。由此可见,手术治疗具有很高的骨折愈合率,而且并未明显增加股骨头缺血坏死率。目前认为,对于无移位或嵌插型股骨颈骨折,除非患者有明显的手术禁忌证,均应考虑手术治疗,以防止骨折再移位。并减少患者卧床时间,减少骨折并发症发生。

移位型股骨颈骨折(Garden Ⅲ,Ⅴ 型)的治疗原则:①解剖复位。②骨折端加压。③坚强内固定。

移位型股骨颈骨折,如患者无手术禁忌证,均应采取手术治疗。目前多数作者主张应予以急诊手术。由于股骨颈骨折的患者多为老年人,尽快手术可以大大减少骨折并发症发生及原有心肺疾病的恶化。Bredhal 发现 12h 之内进行手术治疗的患者,病死率明显低于迟延手术对照组。另外,急诊手术尽快恢复骨折端的正常关系,对于缓解股骨头颈血运的进一步损害有一定的益处。Massie 统计的一组患者中,12h 之内手术者,股骨头缺血坏死率 25%,13~24h 手术者,股骨头缺血坏死率 30%,24~48h 手术者,股骨头缺血坏死率 40%。目前,多数作者主张应在 6~12h 急诊手术。

对于手术之前是否需要牵引争议较大。Needbof,Finsen 等人观察到,术前皮牵引对于患者肢体疼痛的缓解、术中骨折复位以及手术难易程度均无影响。因此,认为术前的牵引价值不大,反而增加皮肤压疮的危险及护理困难。另有些作者从恢复血运角度考虑,应予以术前牵引。Mussbichler 应用动脉造影研究指出,中立位或轻度内旋位肢体牵引后,股骨头血运较牵引前明显增加。Clevelard,Boswoth 也认为中立位牵引后股骨头血运改善。因此,对于移位型股骨颈骨折,首先应尽早施行手术(6~12h 之内)。如由于某种原因无法急诊手术,可考虑术前皮肤或骨牵引,但牵引一定要保持肢体处于中立位或轻度内旋位,以避免肢体处于外旋位对于血运的继续损害。

**(一)保守治疗**

对稳定性嵌插型股骨颈骨折可根据情况给予保守治疗。嵌插型骨折的骨折面挤压或嵌套在一起,可使股骨颈的骨小梁和皮质插入到股骨头较软的松质骨里。这种嵌插使骨折处具有较高的稳定性,可行保守治疗。尽管其稳定性较高,但使用多枚螺钉对此类骨折行内固定术将更为可靠、安全性更高,手术愈合率几乎可达 100%,而不行内固定,有 15% 或以上的骨折会发生移位。在无移位的股骨颈骨折(Garden Ⅱ 期)中,由于无断端的嵌插,也没有内在稳定性。如果不行内固定,则几乎全部骨折都将会发生移位。对于无移位或嵌插型股骨颈骨折,除非患者有明显的手术禁忌证否则均应考虑手术治疗,以防止骨折发生再移位,并减少患者的卧床时间,减少发生骨折并发症。

**(二)复位内固定术**

1.治疗原则

(1)手术治疗:新鲜股骨颈骨折如属不稳定性嵌插型及有移位者,均应尽早予以复位和内固定术。患者应在 6~12h 内予以急诊手术。由于股骨颈骨折的患者多为老年人,尽快手术可以大大减少骨折并发症发生及原有疾病的恶化。另外,急诊手术能够尽快恢复骨折端的正常功能,有利于尽快纠正骨折后的血管扭曲、痉挛,尽可能保留股骨头的残存血供,缓解对股骨头颈血运的进一步损害,从而降低股骨颈骨折不愈合率和股骨头缺血性坏死率。

(2)非手术治疗:因种种原因不能急诊手术的患者,应进行皮肤或骨骼牵引,牵引一定要保持肢体处于中立位或轻度内旋位,以避免肢体处于外旋位对于血运的继续损害。

2.手术复位方法

骨折的解剖复位是股骨颈骨折治疗的关键。直接影响骨折愈合及股骨头缺血性坏死的发生。

(1)Whitman法:患者仰卧于手术台,健肢绑扎于托足架上,患肢于外旋位绑扎于另一托足架上。先使患肢外旋,再外展约20°,伸直位牵引,使患肢长度略长于健侧。手法将股骨大转子向前、向后推动数次,再使肢体内旋直至髌骨呈内旋20°~30°位,再用手法将大转子向后推动数次,略为放松牵引,使膝关节能屈曲10°左右即可。这一方法通常可获得成功。

(2)Leadbetter法:患者仰卧于手术台,将患肢屈曲90°,大腿轻度内旋,沿股骨干轴线牵引,然后再依次将肢体做外展、内旋的环行活动,最后将肢体在低于手术台平面伸直。此时可用跟掌试验来估计复位情况,将患肢足跟放在手掌中,若骨折复位完全,肢体将不再处于外旋位。将患肢固定在托足架上,外展15°~20°,内旋约20°。

(3)牵引复位法:为了尽可能保留和防止进一步破坏股骨头残存血供,骨折后宜立即于局麻下做股骨结节骨牵引术,采用缓慢持续的牵引使骨折在无创伤情况下达到复位。对Garden Ⅲ、Ⅳ期骨折患者,应先在下肢中立位牵引,质量为4~7kg,2~3日后摄X线片。如已将缩短畸形纠正,即可将下肢置于外展内旋位,使骨折端相互对合,并维持对位直至内固定时。逐渐复位可减少损伤,但此方法的缺点在于:①推迟手术时间,使骨折不愈合的可能性增加;②当股骨颈骨折后,由于出血使关节内压力增高,据测定,其压力有时超过经由关节囊进入股骨头内的动脉压,因而发生血液循环障碍,持续牵引使关节腔容积缩小,关节内压力进一步增高,增加了股骨头缺血性坏死的可能性;③在牵引过程中有可能发生各种并发症,如肺炎或压疮等。

(4)切开复位法:适用于闭合复位失败,或需要同时行植骨者。股骨颈骨折一般经上述方法闭合复位多无困难。只有在闭合复位失败才采用切开复位,一般采用Watson-Jones切口或SmithPetersen切口,切开关节囊,在直视下将骨折整复,手术时,宜将肢体在托足架上放松,使髋关节可以屈曲,以便于整复,要求达到解剖复位。如股骨颈后侧粉碎性骨折难以达到解剖复位者可经后进路直接获得解剖复位。但必须了解切开复位可进一步损伤关节囊支持带血管,加重股骨头缺血,故应尽可能避免切开复位法。

(5)复位评价:影像增强器和透视是目前检查复位常用的方法。但也可以在多个体位摄X线片。Garden提出观察正、侧位X线片骨小梁的排列方式,使用Garden指数来评价复位,在正位像上,股骨头内侧骨小梁系统的中轴线与股骨干内侧皮质形成的角度应不小于160°,但不超过180°。角度小于160表明有不可接受的内翻,而大于180°表明存在严重的髋外翻,此时由于髋关节匹配不良,将导致缺血性坏死、关节退行性变的发生率增高。在侧位像上,正常情况下股骨颈内骨小梁排列为一直线,Garden对线指数是180°,复位后的Garden指数也要求与之相差不能超过20°,如果股骨头前倾或后倾,角度小于150°,说明为不稳定性的、非解剖性的复位,需要重行手法复位。任何达不到此严格要求的情况,均需重新手法复位或切开复位。

3.内固定物

目前经常应用的股骨颈骨折内固定物可分为多针、螺钉、钩钉、滑动螺钉加侧方钢板等。

(1)多针:种类很多。如 Knowels 钉、Hagle 针和螺纹斯氏针等,多针(钉)固定比其他任何形式内固定都坚固,且多针(钉)的占位面积又不大,对股骨头血运破坏轻。多针(钉)内固定操作简便,并发症少,可经皮穿针,减少损伤和感染机会,因此,目前已被临床广泛采用。多针固定方法的主要缺点是无加压作用;在老年骨质疏松的患者中,有在股骨大转子进针入点处造成骨折的报道;针有自行滑出和游走的可能,当骨折端骨吸收后可出现间隙影响愈合,多枚加压螺纹钉可使骨折端维持加压作用,促进愈合。

(2)钩钉:Stromgqvist 及 Hansen 等人设计了一种钩钉治疗股骨颈骨折,该钉插入预先钻孔的孔道后在其顶端伸出一个小钩,可以有效地防止钉杆穿出股骨头及向外退出,手术操作简便,损伤小,Stromgqvist 认为可降低股骨头缺血性坏死率。

(3)加压螺钉:多根加压螺钉固定股骨颈骨折是目前主要提倡的方法,其中常用的有 AO 中空加压螺钉、Asnis 钉等。加压螺钉可使骨折端获得良好的加压力;三枚螺钉固定具有很高的强度及抗扭转能力;手术操作简便,手术创伤小等。由于骨折端获得加压及坚强固定,提高了骨折愈合率。术后患者可以早期活动肢体,有效地防止骨折并发症发生。因此认为,空心加压螺钉基本解决了股骨颈骨折的愈合问题,应为内固定优先选择的方法之一。但对于严重粉碎性骨折,单纯螺钉固定的支持作用较差,有继发骨折移位及髋内翻发生的可能。

(4)滑动螺钉加侧方钢板:股骨颈骨折治疗轴向加压十分重要,可促进愈合。滑动式内固定器主要有 AO 的 DHS 及 Richard 装置,由固定钉与带柄套筒两部分组成。固定钉可在套筒内滑动,对骨折端产生加压作用。当骨折面吸收时,通过滑动保持了骨折端的密切接触,术后负重亦可使骨折端间获得较大的轴向加压力,利于骨折愈合。其特点是对于股骨颈后外侧的粉碎、骨折端缺乏复位后骨性支撑者提供可靠的支持。但单独使用抗扭转能力较差,因此,建议在固定钉的上方再拧入一颗加压螺钉以防止旋转。

**(三)人工关节置换术**

人工关节置换术包括人工股骨头置换和全髋关节置换术。对于绝大多数新鲜股骨颈骨折,首先考虑解剖复位,坚强内固定。人工关节置换术应根据患者的具体情况,按照其适应证慎重选用。

1.适应证

目前的趋势是对于新鲜股骨颈骨折,首先应争取内固定。对于人工关节置换术的应用,不是简单根据年龄及移位程度决定的,而是制订了明确的适应证标准。DavidG.LaVelle 在第 10 版坎氏手术学中,对于人工关节置换术应用于新鲜股骨颈骨折的治疗提出了相对适应证和绝对适应证。

(1)相对适应证:①生理年龄较大,单纯这一点不能作为假体置换的真正适应证,尽管老年患者常有一些局部和全身的疾病,尤其是当其联合发生时,也是其适应证,人工假体置换术可能只能用于 70 岁或 70 岁以上,并且预计寿命不超过 10～15 年的患者;②老年患者的髋关节的骨折脱位,当骨折包括股骨头的上方负重面时(PipkinⅡ型),行假体置换术比非手术治疗或骨折块切开复位疗效要好,如果股骨头下部发生骨折(PipkinⅠ型)、脱位应给予迅速复位,如果骨折块没有嵌入关节内,可行非手术治疗;必要时,可行髋关节切开复位,骨折块可切除,当股骨头的上负重面完整时,这种治疗仍能保留较好的髋关节功能。

(2)绝对适应证:①骨折无法得到满意的复位或稳定的固定,特别是有后部粉碎性骨折者。②股骨颈骨折术后数周,内固定失效。③髋关节既往存在疾患,此类患者,既往已经明确可行关节置换术,因骨折使手术立刻得以决定。例如,既往已存在股骨头坏死(不明原因,或因放射、既往脱位引起)、严重髋关节类风湿关节炎或骨关节炎的患者,行假体置换术后将可能获得一个比骨折前功能更好的髋关节。多数此类患者更适合行全髋关节成形术,而不仅仅行股骨头置换术。④恶性肿瘤是假体置换术的一个指征。患者的预期寿命较短,无论是病理性的或是原发于创伤的骨折,均适宜行假体置换术。如果是病理性骨折,假体置换术不仅是一个良好的治疗方法,而且也提供了一个切开活检并明确诊断的机会。在病理性骨折中,以骨水泥辅助固定通常可提供足够的稳定性。⑤伴神经疾患,如果患者患有不可控制的癫痫发作,或患有严重的不可控制的帕金森病,最好行一期假体置换术。但这些疾病大部分情况下是能够得到较好治疗控制的,故此指征也非绝对。⑥陈旧性、既往未得到诊断的股骨颈骨折,股骨颈骨折偶尔发生数周后仍未被发现,有时虽已得到明确诊断,但因有多发性损伤的存在而被迫延迟治疗。不管什么原因,对于未治疗、未复位的非嵌插的股骨颈骨折,如果超过3周时间,应行一期假体置换术。⑦伴有股骨头完全脱位的股骨颈骨折,这种损伤较少见,最好行一期假体置换术。在这种情况下,股骨头的缺血性坏死不可避免。⑧不能耐受二次手术的患者,如果患者一般情况差、无法承受二次手术,行一期假体置换术是一种正确选择。⑨有精神或智力损害的患者,股骨颈骨折的老年患者常患有 Alzheimer 病,此类患者进行保护性负重活动可能不可靠。如果稍有不慎完全负重,可能会导致固定的丧失,尤其是严重的粉碎性骨折。在这种情况下选择一期假体置换术是合理的。

2.假体的选择

随着双极假体的发展,股骨头非活动假体的应用日渐减少。尽管 Austin-Moore 假体已有非常好的效果,但此假体也有大腿部疼痛、年轻患者髋臼磨损等问题。当植入 Austin-Moore 假体后,再翻修为全髋关节成形术也很困难,其并发症发生率也相当高。但对行走能力极为有限且预期寿命很短的患者,可使用价格较低的股骨柄假体加组合式单极股骨头,这一装置允许翻修为全髋关节成形术,并且常不用翻修股骨侧假体。因提高稳定性和调整偏心距的需要,还可对假体的股骨颈长度进行一些调整。多采用骨水泥固定。研究表明,现代双极股骨头置换术髋臼磨穿的发生率明显降低。Bray 等比较了内固定术和双极股骨头置换术治疗老年股骨颈骨折患者的情况,发现骨水泥固定双极股骨头置换术疗效更佳。一期全髋关节成形术适用于既往有明显关节破坏的患者,病因可能为类风湿疾病、股骨头缺血性坏死或骨性关节炎等。

无论何种假体,均要求在术前依据 X 线片,术中依据实际测量股骨头,选择大小合适的人工假体,太小易形成应力集中,加速髋臼磨损致假体内陷;太大易压迫髋臼缘致术后疼痛,且因剪力增大容易出现假体松动。一般认为人工股骨头直径较实际股骨头直径小 1~2mm 为宜,亦有学者认为等大为合适。

3.人工股骨头置换术的手术方法

(1)手术切口:根据术者习惯不同可选用前入路 Smiih－Petersen 切口、后外入路 Moor 切口、Gibson 切口，外侧入路 Hardinge 切口、Watson－Jones 切口等，由于后入路并发症的发生率较高，特别是感染和假体脱位，所以建议采用更靠前的入路，由于前入路距会阴部较远，不切开结实的后部关节囊，因而感染、脱位发生概率较小。对有髋内收畸形，如帕金森病者有内收肌挛缩，术中宜做内收肌切断以防止术后脱位。

(2)股骨矩保留的长度:术中切除多余的股骨颈残端，应注意保留小转子上方1～1.5cm 的股骨矩，太短负重后容易发生人工股骨头下沉，肢体短缩，出现异常步态;太长则术中将人工股骨头纳入髋臼时较困难，勉强纳入后，由于软组织紧张，肢体延长，造成人工股骨头对髋臼产生过大的压力，引起疼痛及功能障碍，终致过早地磨穿髋臼。

(3)股骨上端的修整:股骨颈残端修整后应使假体颈基底能与残留的股骨矩紧密接触，因此修整截面宜与假体颈基底有一致的倾斜度及 15°左右的前倾角。髓腔扩大器应逐号使用，逐步扩股骨上端髓腔至假体柄锤入时有适当阻力，使假体柄能紧密嵌入髓腔。对老年人骨质疏松或陈旧性骨折，应注意切忌用暴力，以免造成股骨劈裂。

(4)骨水泥的应用:人工假体有骨水泥与非骨水泥之分。对患者年龄较轻，X 线片显示股骨上端骨量较多，可选用非骨水泥型假体，达到生物学固定。但手术技术要求较高，假体髓腔初期匹配要好，且骨长入假体表面的各种微结构需数周至数月的时间，在此期间应限制患者活动，部分患者可在相当长一段时间内，行走时有大腿部疼痛的感觉，这是非骨水泥假体的不足之处。骨水泥假体可获得即时固定，假体应力传递均匀，尤其可用于较严重的骨质疏松皮质菲薄的老年患者，使假体获得较好稳定。骨水泥技术近年来发展较快，使用中应注意:髓腔远端放置髓腔栓，脉冲水流冲洗髓腔，并仔细拭干髓腔，真空搅拌骨水泥，使用骨水泥枪将骨水泥均匀分布在髓腔内，然后置入带有中位装置的股骨假体柄，维持至骨水泥硬化。术中应密切注意观察，以防止出现骨水泥反应导致的血压下降、心搏骤停等，另外，翻修术时难以将骨水泥取出是其一大缺点。

4.术后并发症

(1)疼痛:术后早期、晚期均可发生疼痛，主要原因有:假体过长使髋臼压力增大，股骨头直径过大压迫髋臼缘，头直径过小致应力集中，髋臼磨损，假体松动及感染等，疼痛可在行走时抬腿或着地时发生，亦可在行走多后出现。

(2)感染假体为异物，手术感染发生率较高，应注意严格执行无菌操作，有条件者应使用层流手术室开展假体置换术;术前应用预防性抗生素可明显降低术后感染率;术后患者身体状况差，其他部位的感染灶等都可引起感染而导致手术失败。

(3)脱位:多因假体大小不合适、安放位置不佳、患者过早进行不合适的关节活动所致。如经后路手术者，过早髋屈曲内收可导致脱位。

(4)假体松动、下沉:多发生在后期，影响因素较多，是目前仍未解决的问题。

(5)股骨干皮质萎缩、骨质疏松:金属假体的弹性模量远高于股骨干皮质骨，植入假体后，股骨上段失去了应有的应力刺激，逐步出现骨吸收，造成皮质萎缩、骨质疏松，使骨对假体握持力下降致假体松动、肢体断裂及股骨干骨折。

**(四)股骨颈骨不连的治疗**

引起骨不连的原因有血供不足、复位不良和固定不牢。一般股骨颈骨不连在骨折1年内可以明确诊断，伤后6个月或更短时间也可准确的判断其预后。CT和MRI能帮助判断骨折是否愈合和股骨头的血运。正确的治疗取决于患者的年龄和体质状况、股骨头血运、股骨颈的吸收程度和骨不连的时间。大多数患者在60岁以上，可能不适合手术治疗，严重的骨质疏松降低了内固定的效果。长期骨不连可使肌肉挛缩、阻碍肌肉适当地延长，髋臼软骨也可能严重破坏。

**1.股骨颈骨不连的手术治疗分类**

股骨颈骨不连的手术治疗分为六类：①接骨术；②截骨术；③股骨头假体置换术；④全髋关节置换术；⑤关节重建术；⑥关节融合术。在临床上常需要两种或几种方法联合应用，例如在截骨同时，又需用接骨术将有血运的股骨头固定在股骨颈上，虽然手术的主要特征是截骨术。

**2.一般治疗原则**

(1)小于60岁成年人骨不连，股骨头血运丰富时可行成角截骨。此手术提供了股骨头下更直接的负重力线。

(2)儿童或21岁以下成人骨不连，股骨头已无血运，可行关节融合术。特殊情况下可行股骨头或全髋关节置换术。

(3)21～60岁成人，股骨头已无血运，可根据患者的情况和医生的经验，选择股骨头置换、全髋成形术或关节融合术。年轻人行双极关节成形术较好，而50岁以上或座位工作患者则极少行关节融合术。

(4)对60岁以上患者，不管股骨头血运是否丰富，通常行全髋成形术，偶尔可行股骨头置换术，但其髋臼软骨必须正常，手术才能成功。

**3.治疗方法**

股骨颈骨不连有两种截骨术及其改良方法：在小转子上方的移位截骨；在小转子下方成角截骨。截骨术的力学效果就是将骨折面变得更水平，负重线内移，骨不连处的剪力降低，成角截骨的这些优点更大于移位截骨者。但是，如有可能须避免将股骨头、颈置于极度外翻位，这是本术式的严重缺点。因其缩短了粗隆与股骨头之间的力臂，而大转子受外展肌的牵拉，后者则是支点。对于儿童和60岁以下成年人，当股骨头还有血运，股骨颈完好时，推荐行成角截骨术。截骨的效果与术前骨不连的力学生理状况有关：有血运的股骨头能够愈合时，术后功能接近正常，而骨结构越不正常结果越不理想。截骨术后1年功能优或良者，可在3～5年后因关节炎改变而引起功能降低。

**(五)股骨颈骨折伴同侧股骨干骨折**

股骨颈骨折合并股骨干骨折多因巨大暴力所致。大约19%的股骨颈骨折发现较晚或是在股骨干骨折的治疗过程中才被发现。股骨干骨折可以伴随有转子下骨折、转子间骨折、有或无移位的股骨颈骨折。股骨干骨折伴有移位的股骨颈骨折预后最差。

这类骨折的最佳治疗方法目前尚有争议：①Swiontkowski等报道复位后，对股骨颈骨折行拉力螺钉内固定，对股骨干骨折行顺行髓内钉固定；②一些学者现在推荐使用螺钉固定股骨颈、股骨干骨折行髁间逆行髓内钉固定；③使用髋加压螺钉和长侧方钢板固定也有报道；

④Bucholz 和其他一些学者提倡用空心螺钉固定股骨头、结合传统的带锁髓内钉固定股骨干骨折;⑤Russell－Taylor 重建钉是专为这类损伤设计的固定装置,通过股骨头内两个连接于顺行髓内针上的自动加压螺钉控制股骨颈的扭力,股骨颈骨折的稳定固定应优先于股骨干骨折的固定,应在植入内固定之前先对股骨颈骨折进行解剖复位;⑥Lambotte 的复位、临时固定、最后确切固定的原则可成功地应用于这类损伤的治疗;⑦如果股骨颈骨折有移位,可首先采用 Watson－Jones 入路对此进行开放复位,然后以克氏针临时固定,最后以带锁髓内钉固定。尽管应用闭合复位和重建钉固定取得了良好效果,但手术时需要仔细、连续地对股骨颈骨折部位透视,以保证在行髓内钉内固定时勿使骨折移位。股骨头固定时应打入 2 枚螺钉,螺纹部分必须完全进入股骨头内,以保证股骨颈充分稳定。

## 六、愈后

### (一)股骨颈骨折的愈合问题

股骨颈骨折愈合较慢,平均需 5~6 个月,而且骨折不愈合率较高,平均为 15% 左右。影响骨折愈合的因素和年龄、骨折部位、骨折类型、骨折和移位程度、复位质量以及内固定坚强度有关。

股骨颈骨折不愈合在临床上表现为患部疼痛,患肢无力和不敢负重。在 X 线上则有下列表现。

(1)骨折线清晰可见。

(2)骨折线两边骨质内有囊性改变。

(3)有的患者,骨折线虽看不见,但在连续照片过程中,股骨颈继续吸收变短,以致三翼钉向内突入髋臼或尾部向外退出。

(4)股骨头逐渐变位,股骨颈内倾角逐渐增加。

已发现有不愈合现象的患者,经过适当保护和处理,如限制患肢负重,减少患肢活动等,骨折仍有愈合可能。

### (二)股骨头缺血性坏死的问题

股骨头缺血性坏死,仍然是一个严重而尚未解决的问题。无论骨折是否愈合,均可发生坏死。根据文献统计,坏死率一般在 20%~35%。坏死的范围可能累及股骨头的大部或一小部分。初期多发生在股骨头的外上方,其他坏死区的骨质则保持相对致密,或因受压而变扁塌陷,甚至碎裂。股骨头坏死出现的时间最早在伤后 2~3 个月,最迟可达 5 年,一般认为术后继续观察的时间不得少于两年。

股骨头是否会发生缺血性坏死,主要决定于股骨头血管的破坏程度,和侧枝循环的代偿能力(经过圆韧带内骺动脉的代偿作用)。股骨干滋养血管中断,但因来自关节囊的血运存在,也不致发生坏死。头下及头颈骨折移位较多者,以上两条血管都已遭到破坏,因此坏死率较高。

### (三)股骨颈骨折功能恢复情况

股骨颈骨折功能恢复情况不如其他骨折。一般说来,虽经妥善的治疗,只有约一半(50%)的患者,能够获得满意的功能恢复-走路方便,不痛、蹲坐自如。约有 15% 的病骨折不愈合。20%~35% 的患者股骨头发生坏死。还有一部分患者伤后出现髋关节创伤性关节炎的改变。

# 第二节　股骨转子间骨折

股骨转子间骨折多发生在 66～76 岁。女性发生率较男性高 3 倍。Griffin 和 Boyd 对 300 例股骨转子间骨折的研究表明：伤后 3 个月内的患者病死率为 16.7%，大约是股骨颈骨折患者病死率的 2 倍。如此高病死率的原因为患者年龄较大；造成骨折的创伤较重；骨折后失血量大；治疗手术相对较大。由此可见，转子间骨折是较为严重的骨折。

股骨转子间骨折的治疗，如仅考虑骨折愈合，保守治疗即可奏效。但由于老年患者的病死率较高，保守治疗中肢体活动长期受限，骨折并发症较多。因此，近年来一致认为，股骨转子间骨折的治疗原则是，骨折的坚强内固定及患者术后早期肢体活动。Horowitz 报道，在转子间骨折患者中，牵引治疗组病死率达 34.6%，而内固定组病死率为 17.5%。由于手术技术的提高，内固定材料的不断发展，手术并发症的发生大大减少。手术治疗股骨转子间骨折已成为首选方法。

## 一、骨折分型

常用的股骨转子间骨折分型方法有以下几种。

### (一)Boyd—Griffin 分型

Boyd 和 Griffin 将股骨转子周围骨折分为四型，涵盖了从股骨颈的关节囊以外部分至小转子下方 5cm 的所有骨折。

#### 1.Ⅰ型

由大转子至小转子，沿转子间线所发生的骨折。

#### 2.Ⅱ型

粉碎性骨折，骨折主要沿转子间线走行，皮质骨上有多处骨折。

#### 3.Ⅲ型

骨折基本上位于转子下，至少有一骨折线位于骨干近端，经过小转子或其稍远部位。可有不同程度的粉碎性骨折。

#### 4.Ⅳ型

骨折包括转子区和骨干近端，至少两个平面出现骨折，其中一个常位于矢状面。

### (二)Evans 分型

Evans 提出了一种被广泛采用的分型系统，将转子骨折分为稳定性和不稳定性两类。又进一步区分不稳定性骨折，一种通过解剖复位或近似解剖复位可以恢复稳定性，另一种即使解剖复位也不能获得稳定性。

#### 1.Ⅰ型

骨折线由小转子向上外方延伸，顺行骨折，根据复位前后情况又分为四个亚型。

#### 2.Ⅱ型

为逆向斜形骨折，主要骨折线由小转子向外下方延伸，该型骨折由于内收肌的牵拉，股骨干有向内侧移位的倾向。

### （三）AO 分型

AO 学派将转子间骨折划分至股骨近端骨折 A 型。

（1）A1：股骨转子部简单两部分骨折，大转子外侧皮质完整。

（1）A1.1：沿转子间线骨折，骨折端间无嵌插。

（2）A1.2：沿转子间线骨折，骨折端间有嵌插。

（3）A1.3：顺转子间骨折，骨折线至小转子下。

（2）A2：股骨转子部粉碎性骨折，大小转子外侧皮质完整。

（1）A2.1：有一个中间骨折块。

（2）A2.2：有两个中间骨折块。

（3）A2.3：有两个以上中间骨折块。

（3）A3：骨折线经过外侧以及内侧皮质。

（1）A3.1：简单骨折，由外下斜向内上。

（2）A3.2：简单骨折，横形骨折。

（3）A3.3：粉碎性骨折。

## 二、临床表现及诊断

患者有不同程度的外伤史，髋部明显疼痛，下肢不能站立、行走，髋部皮下可见淤斑，局部软组织肿胀。大转子处叩击痛及压痛明显，下肢出现短缩、外旋、内收畸形，股骨纵向叩击时髋部出现疼痛，髋部 X 线片可清楚显示骨折部位，移位情况及骨折类型，可明确诊断。

## 三、治疗

转子间骨折由于局部以松质骨为主，肌肉丰富，血液供应充分，非手术疗法能达到骨折愈合。

但由于保守并发症较多，如压疮、尿道感染、关节挛缩、肺炎以及下肢深静脉血栓形成等。在无明确手术禁忌证的情况下，复位与内固定治疗已成为目前转子间骨折治疗的首选方法。

### （一）非手术治疗

虽然股骨转子间骨折治疗以手术治疗为首选，但有时候手术治疗不能施行而只能采取保守治疗。

1.保守治疗的相对指征

伤前不能行走的患者；感染的患者；术区皮肤条件差的患者；疾病晚期的患者；存在多种并发症，伴有重要器官功能不全或衰竭，短期内难以纠正的患者等。

2.非手术治疗的方式

一种是不顾及骨折的位置以及愈合情况而早期行功能锻炼，适用于无行走可能的患者，伤后数日内，一旦患者可以耐受，将患者自床上移至椅上，以减少长期卧床的并发症；另一种是经骨牵引达到并维持骨折复位直至骨愈合，适于有行走可能的患者，以 15% 体重行骨牵引 8～12 周（其间拍摄 X 线片以了解骨折情况并加以调整）之后活动患髋，患肢部分负重，骨折愈合后完全负重。

### （二）手术治疗

手术治疗的目的是要达到骨折端坚强和稳定的固定。

1.影响骨折段—内固定系统强度的因素

影响骨折段—内固定系统强度的因素：①骨骼质量；②骨折块几何形状；③复位情况；④内固定的设计；⑤内固定的植入位置。外科医师能控制的只有骨折复位质量、内固定器械的选择及其植入。

2.治疗股骨转子间骨折常用的内固定物

治疗股骨转子间骨折常用的标准内固定物可分为两类，一类是滑动加压螺钉加侧方钢板，如 Richards 钉板、DHS、DCS 等；另一类是股骨近端髓钉，如 Ender 针、带锁髓内针、Gamna 钉、PFN 等。

3.手术方法

(1)滑动加压髋螺钉加侧方钢板固定：其基本原理是将加压螺钉插入股骨头颈部以固定骨折近端，在其尾部套入一侧方钢板以固定骨折远端。复位固定中可通过头端螺钉的螺冠使骨折线的近、远端达到加压固定的作用，在骨折愈合过程中，因断端间的骨质吸收和髋臼压力使骨折两端之间产生自动滑动加压作用，有利于骨折的愈合。由于滑动加压螺钉加侧方钢板系统固定后承受大部分负荷直至骨折愈合；固定后股骨颈干角自然恢复，骨折端特别是骨矩部分可产生加压力，目前已成为股骨转子间骨折的常用标准固定方法。对于不稳定的粉碎性股骨转子间骨折，传统的粗隆部截骨及股骨干内移等提高稳定性的方法也很少应用。若骨折线延至股骨干近端或为反斜形骨折，则由于骨折端间的滑动不能产生稳定骨折的嵌压，致近骨折端外移，远骨折端内移，可致内固定失效，此时应选用 DCS 固定。在所有的髋部内固定装置中，髋螺钉植入的方法基本相似。下面介绍经典的 Richards 加压螺钉的操作方法。

手术步骤：股外侧做纵切口，起自大转子顶部，依据侧方钢板所需长度，切口长度一般为15～20cm。自大转子下横断股外侧肌肌腱，在股外侧肌后缘纵向切开，用骨膜剥离器做骨膜下剥离，向上翻股外侧肌，显露大转子和股骨近侧段，于转子间水平可见骨折线。按量角器确定颈干角度数，自股骨大粗隆下 2cm 向股骨头颈部钻入导针。经正、侧位 X 线透视确定导针位置是否满意，并可测定进钉深度。随后用扩孔器扩大骨皮质针进孔，再用预置深度的组合髓芯锉，扩大进钉孔道与皮质骨孔。用预定深度的攻丝器攻丝。上述步骤完成后即可旋入固定螺钉，理想深度应为钉尖达股骨头皮质下 0.5cm 范围内，至少应超越股骨头的中心点。螺钉的全部螺纹必须位于骨折线的近侧，否则不可能达到加压和滑动加压的作用。将套筒式钢板置于股骨皮质外侧，套筒套住固定螺钉的尾部，使固定螺钉钉尾进入套筒滑槽内，如采用加压器送入钢的套筒部分操作时比较容易。调整钢板位置使之与外侧骨皮质完全贴合。选用适当长度的螺钉固定钢板于股骨上。用加压器对固定螺钉尾部进行加压，加压力量应依据骨折类型与骨质疏松程度决定，过度加压易使已十分薄弱的松质骨崩裂，导致固定失败。最后旋入尾螺钉连接螺钉与侧钢板。对于小转子分离病例，可附加 1 枚拉力螺钉固定。C 形臂机透视确认骨折复位及内固定位置正确，关闭切口。

(2)股骨近端髓钉固定：股骨近端髓钉固定转子间骨折近年来有了很大的发展。主要有Gamma 钉，Russell—Tayler 重建钉，PFN 等。其特点是通过髓内针插入 1 枚螺栓至股骨头颈。其优点为：有固定角度的螺栓可使股骨颈干角完全恢复；有效地防止旋转畸形；骨折闭合复位，髓内固定使骨折端干扰减少，提高骨折愈合率；中心位髓内固定，固定物所受弯曲应力较钢板减少,内固定物断裂发生率降低。目前股骨近端髓钉已成为股骨转子间骨折及粉碎性、不稳定性骨折的首选固定方法。

手术步骤:于大转子顶点上方做朝向背侧的纵弧形切口,长约5cm,切开皮肤、皮下及阔筋膜张肌,钝性分离臀中肌,摸到大转子顶点,于顶部中1/3处贴大转子内侧轻开槽并插入导针(依固定钉设计不同,也可直接从梨状窝进针,但穿针时易损伤股骨颈皮质及股骨头血运,因此较少用)。透视下导针穿过骨折线至远端髓腔。沿导针扩髓,以利重建钉(或Gamma,PFN钉)插入,沿导针打入髓内钉,如转子下骨折线较长时可选用较长的髓内钉。正侧位X线透视,确定髓内钉位置,调整颈干角及前倾角,防止下肢出现过度内、外旋(保持颈干角在130°左右),然后按定位器要求,打入头内固定螺钉,再锁上远端锁钉。此手术操作简单,出血和创伤小,年龄大、手术耐受力差的患者可以选用此法以减少手术创伤,缩短手术时间。

# 第三节　股骨干骨折

股骨干骨折系指小粗隆下2～5cm至股骨髁上2～5cm的股骨骨折,占全身骨折的4%～6%,男性多于女性,约2.8∶1。10岁以下儿童占多数,约为总数的1/2。

## 一、功能解剖

股骨小粗隆下5cm至股骨髁上5cm处为股骨干,主要由骨皮质构成,皮质内有少量小梁骨。骨干向前向外呈轻度弧形,后方有一股骨脊,是后侧屈肌群的附着部,手术切开复位时可作为复位的标志;术中剥离困难,因有4根穿通动脉的分支沿股骨脊进入股骨,易出血,应尽量减少损伤。髓腔亦有轻度向前外凸的弧形,中上1/3最窄,成人为7～9mm。选择使用髓内钉固定时应予考虑。股骨前方为伸肌群,远端形成股四头肌腱膜及髌韧带,与髌骨相连,在膝关节前方形成伸膝装置。创伤和手术后出血机化,如伸直位制动时间长,形成粘连,以致关节僵直在伸直位,屈曲活动受限。后侧有屈膝肌群,由坐骨神经支配,内侧为内收肌群,由闭孔神经支配。股动静脉在腹股沟韧带下穿行于股管及内收肌管内,随后进入腘窝。

## 二、诊断

### (一)病史

多有明显外伤史。多数骨折由强大的直接暴力所致,如打击、挤压等;一部分骨折由间接暴力引起,如杠杆作用、扭转作用、高处跌落等。前者多引起横断或粉碎性骨折,而后者多引起斜形或螺旋形骨折。儿童的股骨干骨折多为不全或青枝骨折,成人闭合性股骨干骨折后,内出血量可达1000～1500mL,开放性骨折则出血量更多。

### (二)临床表现

股骨干骨折多因暴力所致,因此应注意全身情况及相邻部位的损伤。

(1)全身表现

股骨干骨折多由于严重的外伤引起,出血量可达1000～1500mL。如系开放性或粉碎性骨折,出血量可能更大,患者可伴有血压下降、面色苍白等出血性休克的表现;如合并其他部位脏器的损伤,休克的表现可能更明显。因此,对于此类情况,应首先测量血压并严密动态观察,并注意末梢血液循环。

(2)局部表现

可具有骨折的共性症状,包括疼痛、局部肿胀、成角畸形、异常活动、肢体功能受限及纵向叩击痛或骨擦音。除此而外,应根据肢体的外部畸形情况初步判断骨折的部位,特别是下肢远端外旋位时,注意勿与粗隆间骨折等髋部损伤的表现相混淆,有时可能是两种损伤同时存在。如合并有神经、血管损伤,足背动脉可无搏动或搏动轻微,伤肢有循环异常的表现,可有浅感觉异常或远端被支配肌肉肌力异常。

(3)分类瑞士内固定学会(AO/ASIF)制订的分类方法比较实用。股骨干骨折可分为 A、B、C 三类,各类又分为 1、2、3 三个亚型。

### (三)辅助检查

X 线检查可明确诊断及骨折类型,特别重要的是检查股骨转子及膝部体征,以免遗漏同时存在的其他部位的损伤。

## 三、分型

### (一)根据骨折的形状分为 5 种类型

1.斜形骨折

大多数由间接暴力引起,骨折线为斜形。

2.螺旋形骨折

多由强大的旋转暴力引起,骨折线呈螺旋状。

3.横断骨折

大多数由直接暴力引起,骨折线为横形。

4.粉碎性骨折

骨折片在 3 块以上者,如砸压伤。

5.青枝骨折

断端没有完全断离,多见于儿童。

### (二)根据骨折部位分为 3 种类型

(1)股骨干上 1/3 骨折。

(2)股骨干中 1/3 骨折。

(3)股骨干下 1/3 骨折。

## 四、治疗

### (一)非手术治疗

1.小夹板固定

(1)适应证:无移位或移位较少的新生儿产伤骨折。

(2)操作方法:将患肢用小夹板固定 2～3 周。对移位较大或成角较大的骨折,可行牵引配合夹板固定。因新生儿骨折愈合快,自行矫正能力强,轻度移位或成角可自行矫正。

2.悬吊皮牵引法

(1)适应证:3 岁以下儿童。

(2)操作方法:将患儿的两下肢用皮肤牵引,两腿同时垂直向上悬吊,其重量以患儿臀部稍稍离床为度。牵开后可采用对挤、叩合、端提捺正手法使骨折复位,然后行夹板外固定,一般牵引 4 周左右。

3.水平皮牵引法

(1)适应证:4~8 岁的患儿。

(2)操作方法用胶布贴于患肢骨折远端内、外两侧,用绷带缠绕患肢放于垫枕或托马架上,牵引重量 2~3kg。上 1/3 骨折屈髋 50°~60°,屈膝 45°,外展 30°位牵引,必要时配合钢针撬压法进行复位固定;中 1/3 骨折轻度屈髋屈膝位牵引;下 1/3 骨折行屈髋屈膝各 45°牵引,以使膝后关节囊、腓肠肌松弛,必要时行一针双向牵引,即在牵引针上再挂一牵引弓向前牵引复位,减少骨折远端向后移位的倾向。4~6 周 X 线复查视骨折愈合情况决定是否去除牵引。

4.骨牵引法

(1)适应证:8~12 岁的儿童及成年患者。

(2)操作方法:中 1/3 骨折及远侧骨折端向后移位的下 1/3 骨折,用股骨髁上牵引;骨折位置很低且远端向后移位的下 1/3 骨折,用股骨髁间牵引;上 1/3 骨折及骨折远端向前移位的下 1/3 骨折,用胫骨结节牵引。儿童因骨骺未闭,可在髌骨上缘 2~3 横指或胫骨结节下 2~3 横指处的骨皮质上穿针牵引。儿童牵引重量约为 1/6 体重,时间约 3 周;成人牵引重量约为 1/7 体重,时间 8~10 周。上 1/3 骨折应置于屈髋外展位,中 1/3 骨折置于外展中立位,下 1/3 骨折远端向后移位时应置于屈髋屈膝中立位,同时用小夹板固定,第一周床边 X 线照片复查对位良好,即可将牵引重量逐渐减轻至维持重量(一般成人用 5kg,儿童用 3kg)。若复位不良,应调整牵引的重量和方向,检查牵引装置和夹板松紧,保持牵引效能和良好固定,但要防止过度牵引。对于斜形、螺旋形、粉碎性及蝶形骨折,于牵引中自行复位,横断骨折的复位可待骨折重叠纠正后施行,须注意发生"背对背"错位者,应辅以手法复位。牵引期间应注意患肢功能锻炼。

**(二)手术治疗**

1.闭合髓内针内固定

(1)适应证:股骨上及中 1/3 的横、短斜骨折,有蝶形骨折片或轻度粉碎性骨折及多发骨折。

(2)操作方法:术前先行骨牵引,重量为体重的 1/6,以维持骨折的力线及长度,根据患者全身情况,在伤后 3~10 天手术。在大转子顶向上作短纵形切口,长 3~4cm,显露大转子顶部。在大转子顶内侧凹陷的外缘,在 X 线电视监视下插入导针,进入骨髓腔达骨折线处,复位后,沿导针打入髓内针通过骨折线进入远折端。

2.切开复位,加压钢板内固定

(1)适应证:股骨干上、中、下 1/3 段横形、短斜形骨折。

(2)操作方法:手术在平卧位进行,大腿外侧切口,在外侧肌间隔前显露股骨干外侧面,推开骨膜后,钢板置于股骨干外侧。

3.角翼接骨板内固定

(1)适应证:对髓内针不能牢固固定的股骨下 1/3 骨折。

（2）操作方法同切开复位加压钢板内固定,此接骨板有角翼,可同时在两个平面进行固定,此钢板应置于股骨干的外侧及前外侧。

4.带锁髓内针内固定

（1）适应证:适用于几乎所有类型的股骨干骨折,尤其适用于股骨中下 1/3 骨折及各段粉碎性骨折。

（2）操作方法:术前实施骨牵引 1 周,患者平卧或侧卧位,在牵引及 G 形或 C 形臂 X 线机监视下进行,手法复位后从大转子内侧插入导针,经骨折部达骨髓腔远端。借助瞄准器于大转子下向小转子方向经髓内针近侧横孔穿入 1~2 枚螺丝钉,锁住髓内钉。在髁上横孔经髓内针穿入 1~2 枚螺丝钉锁住远端。术后即可在床上活动,4~5 天依据骨折类型可适当扶拐下地活动。

**（三）药物治疗**

1.中药治疗

（1）内服药物:按"骨折三期"辨证用药,对出血过多或休克者,可按脱证给予大剂量补益气血之剂如独参汤、当归补血汤等。必要时配合液体支持疗法,输入成分血或全血。①初期:可视病情给予通下逐瘀,活血祛瘀,消肿止痛法治疗,方用活血舒肝汤、血肿解、活血灵。②中期:给予活血理气,调理脾胃,必要时则予补气血,益肝肾,壮筋骨治疗,方用三七接骨丸、橘术四物汤、四物汤合六味地黄汤加减。③后期:给予补气血,益肝肾,壮筋骨,活血通经,温经通络之法治疗,方用加味益气丸、养血止痛丸、补中益气汤、补肾壮筋汤、活血舒筋丸加减。

（2）外用药物:整复后可外用活血止痛药物;后期功能锻炼时则重在按摩舒筋,配合海桐皮汤熏洗。

2.西药治疗

对开放性骨折出血过多或休克者,应用敏感抗生素抗菌消炎及液体支持疗法,输入成分血或全血。择期手术治疗,术前半小时预防性应用抗生素,术后一般应用 3 天。合并其他内科疾病应给予对症药物治疗。

**（四）康复治疗**

早期进行股四头肌舒缩锻炼及踩关节伸屈活动,2~3 周行牵引的患者则可撑臀、抬臀,逐渐大范围伸屈髋膝关节。行手术内固定者,视固定的可靠程度及折端愈合情况决定下床活动时间。去除牵引或外固定架后,可在小夹板保护下在床上锻炼 1~2 周,然后扶双拐下床逐渐负重活动。

# 第四节　股骨髁上骨折

股骨髁上骨折为发生在股骨内外髁上 5cm 以内的骨折,不应包括内外髁部骨折和髁间骨折。髁上骨折一般为关节囊外骨折,而髁部骨折及髁间骨折为关节囊内骨折,但髁上骨折与髁间骨折常相互波及,又称经髁间的髁上骨折或股骨远端 C 型骨折。

### 一、功能解剖

股骨远端由内外髁部组成,两髁间有髁间窝,内髁略大于外髁。股骨内外髁与胫骨上端平台形成膝关节,股骨与胫骨轴线在膝关节交叉形成一5°～10°的外翻角。小于0°为膝内翻,大于15°为膝外翻。在股骨髁上及髁间骨折复位固定时应防止发生膝内外翻畸形。股骨髁间前方有髌骨及上下附丽的股四头肌腱及髌韧带。髌骨深面及两侧为髌上关节囊,髌韧带两侧为髌下关节囊。创伤和(或)手术后制动时间长,极易造成关节囊内、肌肉间及肌肉与骨间的粘连,特别是伸直位粘连引起的关节僵直非常多见,创伤和(或)术后早期置膝关节于屈曲位,应用持续被动活动功能练习器对防止关节僵直有重要作用。内外髁后部分别有腓肠肌内外侧头起端附着。股动静脉由内收肌结节上7～8cm处下行进入腘窝,至比目鱼肌裂孔为腘动静脉。股骨髁上骨折后远折片向后移位,可压迫损伤腘窝血管及神经。坐骨神经进入股二头肌及半腱半膜肌形成的腘窝上界后,腓总神经沿股二头肌深面向外走行向下,绕腓骨颈进入小腿外侧,胫后神经与腘动静脉伴行进入小腿后侧。

### 二、诊断

#### (一)病史

本病有明显外伤史,多为高速损伤及由高处坠落所致。

#### (二)症状和体征

1.全身症状

大多较股骨干骨折为轻,休克发生率为股骨干骨折的1/10～1/8。

2.局部症状

(1)主要表现:为骨折局部之肿胀疼痛及在股骨髁上部的压痛及传导叩痛。

(2)移位:表现为骨折远端侧向移位及膝端屈曲畸形。

(3)功能障碍:主要表现为患肢,尤其是膝关节功能障碍。

(4)注意并发症:主要是观察有否伤及腘动脉或其他血管损伤的表现。

#### (三)辅助检查

常规应给予前后位与侧位X线检查,可明确诊断及骨折类型。

### 三、分型

AO骨折分类法。AO是以数码来表达骨折的诊断分离,前两位数码代表骨折的部位,后三位数码代表骨折的形态特点。股骨髁上骨折即为AO股骨远端骨折(代码33)之A型(关节外骨折),其亚分型如下。

#### (一)A1 简单骨折

(1)骨突骨折。

(2)干骺端斜形或螺旋形。

(3)干骺端横形。

#### (二)A2 干骺端楔形

(1)完整楔形。

(2)外侧折块。

(3)内侧折块。

### (三)A3 干骺端复杂骨折

(1)单一中间劈裂折块。

(2)不规则,局限于干骺端。

(3)不规则,延伸至骨干。

## 四、治疗

### (一)非手术治疗

**1.皮肤牵引**

(1)适应证:患者全身情况不能耐受手术或整复,血糖控制不佳的糖尿病患者及小儿,皮肤必须完好。

(2)操作方法:将宽胶布条或乳胶海绵条粘贴在患肢皮肤上或利用四肢尼龙泡沫套,利用肌肉在骨骼上的附着点将牵引力传递到骨骼上,牵引重量不超过 5kg。皮肤有损伤、炎症及对胶布过敏者禁用。牵引期间应定时检查牵引的胶布粘贴情况,定期复查 X 线片,及时调整牵引重量和体位。一般牵引时间为 2～4 周,骨折端有纤维性连接后,更换为石膏固定,以免卧床时间太久,不利于功能锻炼。

**2.骨牵引**

(1)适应证:不愿手术或皮肤条件不具备外固定支架以及手术治疗的股骨髁上骨折患者。

(2)操作方法:①屈曲型骨折:行股骨髁上或髁部牵引,将伤肢置于牵引架上,屈髋 40°～45°,屈膝 45°位牵引,牵引力线应高于股骨轴线,待牵开后行推挤叩合手法整复,夹板外固定,骨折端有纤维性连接后。更换为石膏固定。如经牵引及手法整复仍不能复位者,将屈膝改为 25°,在牵引针上再放置一与股骨垂直向前的牵引弓行双向牵引。②伸直型骨折:行胫骨结节牵引,将伤肢置于牵引架上,屈髋 20°～30°,屈膝 15°～25°牵引,牵开后视情况行手法整复,夹板外固定,骨折端有纤维性连接后,更换为石膏固定。

**3.手法整复外固定**

(1)适应证:移位不大的 A1 型骨折。

(2)操作方法:根据受伤机制,采用推挤叩合手法使骨折复位,可用超膝关节夹板或石膏托固定患膝于屈膝 30°～50°(屈曲型)或 0°～10°(伸直型)足部旋中位,一般固定 6～8 周。通常在胫骨平台后外侧缘以及腓骨颈的部位容易造成腓总神经的压迫致伤,因此石膏固定的时候一定在此部位多垫一些石膏棉。固定期应注意夹板和石膏的松紧度,并定时行 X 线检查,发现移位应随时进行夹板调整或重新石膏固定。

**4.手法整复经皮固定**

(1)适应证:具有一般手术禁忌证的各种类型的骨折。

(2)操作方法:①经皮交叉骨圆针固定法:行坐骨神经、股神经阻滞麻醉,严格无菌,透视下先采用牵引、推挤、抱合手法使骨折复位,然后经皮将 3mm 骨圆针交叉击入固定,一般需要 2～3 枚骨圆针。②经皮钳夹固定法:适用于 A 型、中长斜形及螺旋形骨折。行坐骨神经、股神经阻滞麻醉,严格无菌,透视下先采用牵引、推挤、抱合手法使骨折复位,然后经皮钳夹固定。术后需辅以外固定。③其他骨折固定器整复固定法:可选用单边外固定器、股骨髁间调节固定器、股骨牵引固定架、孟氏骨折复位固定器或半槽复位固定器行整复固定。

### (二)手术治疗

1.切开复位,骨圆针交叉内固定法

(1)适应证:主要适用于股骨远端 A1 和部分 A2 型骨折,尤其适用于儿童股骨远端的骨骺损伤。

(2)操作方法:采用硬膜外麻醉或全麻,手术取患侧大腿下段前外侧或外后侧手术入路,复位后用 2 枚 2.0～3.5mm 骨圆针交叉固定,针尾留于皮外并折弯,冲洗分层缝合,术后单髋"人"字或长腿石膏固定 4～6 周。

2.切开复位,"L"形钢板、95°角钢板、动力髁螺钉或股骨髁支撑钢板内固定法

(1)适应证:适用于各型股骨髁上骨折。

(2)操作方法:采用硬膜外麻醉或全麻,手术取患侧大腿下段前外侧或外后侧手术入路,骨折复位后,选择合适长度的钢板固定,术后早期应卧床,根据骨折粉碎程度及固定可靠性,选择合适的时机行主动及被动功能锻炼。

3.切开复位,逆行交锁钉内固定法

(1)适应证:主要适用于股骨远端 A1 和部分 A2、A3 型骨折。

(2)操作方法:采用硬膜外麻醉或全麻,选择合适长度及直径的逆行交锁钉,根据骨折情况选用闭合或开放复位置钉,要求置钉时进针点必须准确,骨折良好复位,必要时一期良好植骨,术后早期进行功能锻炼。

### (三)药物治疗

1.中药治疗

(1)内治法:首先以"四诊八纲"为依据,根据骨折愈合过程,以三期辨证治疗为基础。再根据年龄、体质、损伤程度、损伤部位进行治疗。一般规律是骨折早期宜破、中期宜和、后期宜补。这种破、和、补的分期治疗,是在治疗骨折的始终必须掌握治伤与扶正的辩证关系。骨折初期是指骨折伤后 1～2 周,初期治法常用的有攻下逐瘀法、行气消瘀法、清热凉血法等,可用活血灵、解毒饮、活血舒肝汤;中期是指骨折伤后 3～4 周,常用的治法有和营止痛法、接骨续筋法、舒筋活络法等,如三七接骨丸、养血止痛丸;后期是指骨折 1 个月以后,常用治法有补气养血法、健脾益胃法、补益肝肾法、温经通络法等,如加味益气丸、特翩接骨丸。

(2)外治法:是指骨折损伤后的局部用药,如敷、贴、洗、搽、撒、浸、熨等,根据"骨折三期"辨证,一般初、中期以药膏、膏药敷贴,如活血止痛膏;后期以药物熏洗、热熨或涂擦,如展筋丹、展筋酊。

2.西药治疗

围绕骨折各个时期应用西药对症处理,常用的有解热镇痛类药物治疗骨折后疼痛,脱水利尿药物预防及治疗骨折后肢体过度肿胀及筋膜间室综合征等。术前 30min 给予预防性抗生素应用,术后应用一般不超过 3 天。

### (四)康复治疗

1.功能锻炼

一般骨髁上骨折在良好复位与坚强固定的条件下,强调早期有效的功能锻炼。常用的功能锻炼疗法如下。

(1)术后早期的主动及被动的关节活动度训练:股骨髁上骨折为近关节部骨折,由于骨折部和股四头肌粘连,加之关节内积血机化后的关节内粘连等,对膝关节的预后功能影响较大,故初始就应注意膝关节的功能锻炼,即筋骨并重原则。术后早期即应加强足踝部的屈伸活动及股四头肌的收缩,并及早实施被动活动髌、股关节,预防髌、股关节粘连;术后3周即可在卧床及保护下练习膝关节伸展运动,既可减轻膝关节粘连,又能预防股四头肌萎缩;6~8周骨折达到临床愈合后,可加大膝关节伸曲活动度,待骨折愈合牢固后,即可以进行床缘屈膝法练习,继而下地在保护下训练起蹲运动等。

(2)持续被动运动(CPM):为预防股骨髁上骨折后关节制动导致的僵硬及蜕变,Salter 提出了 CPM 的方法,事实证明 CPM 是防止关节活动受限,促进关节软骨再生和修复的有效方法,临床主要是通过 CPM 仪器进行 CPM 训练及治疗,具有无痛苦,能使肿胀迅速消失,能促进关节软骨的修复,避免关节僵硬、粘连和活动受限,能使关节损伤迅速愈合等优点。若结合术后早期骨折远端骨牵引保护则更加安全。

2.物理疗法

(1)电疗:电疗具有增强肌力、促进骨折愈合、镇痛和局部透热以加强循环等作用,目前常用的仪器有骨创伤治疗仪、KD-Ⅲ治疗仪等,效果显著。

(2)其他物理疗法:包括光疗、水疗、冷疗等,多结合具体药物应用,需康复专业技术人员参与执行。

# 第五节　股骨髁间骨折

股骨髁间骨折为关节内骨折,多为高能量直接暴力所造成,比单纯髁上骨折常见。实际是一种经髁间的股骨髁上骨折或股骨远端 C 型骨折。

## 一、诊断

### (一)病史

有明显外伤史。

### (二)症状和体征

(1)伤后患肢疼痛明显,移动肢体时显著加重。

(2)不能站立与行走,膝关节局部功能障碍。

(3)患侧大腿中下段及膝部高度肿胀,可见皮肤淤斑。

(4)股骨髁部压痛剧烈。

(5)骨折局部有骨异常活动及骨擦感。

(6)伤膝可有内、外翻畸形,并可能有横径或前后径增宽,骨折局部可出现不同程度的成角、短缩及旋转畸形。

### (三)辅助检查

(1)X 线检查:常规应给予前后位与侧位 X 线片,可明确诊断骨折类型。

(2)怀疑有复杂关节软骨或韧带损伤者可给予 CT 或 MRI 检查。

## 二、分型

AO 骨折分类法。股骨髁上骨折即为 AO 股骨远端骨折(代码 33)之 B 型(部分关节骨折)和 C 型(完全关节骨折),其亚分型如下。

### (一)B 型(部分关节骨折)

1.B1

股骨外髁,矢状面。①简单,穿经髁间窝。②简单,穿经负重面。③多折块。

2.B2

股骨内髁,矢状面。①简单,穿经髁间窝。②简单,穿经负重面。③多折块。

3.B3

冠状面部分骨折。①前及外片状骨折。②单髁后方骨折(Hoffa)。③双髁后方骨折。

### (二)C 型(完全关节骨折)

1.C1:关节简单,干骺端简单

(1)T 或 Y 形,轻度移位。

(2)T 或 Y 形,显著移位。

(3)T 形骨骺骨折。

2.C2:关节简单,干骺端多折块

(1)完整楔形。

(2)多折块楔形。

(3)复杂。

3.C3:多折块关节骨折

(1)干骺端简单。

(2)干骺端多折块。

(3)干骺端及骨干多折块。

## 三、治疗

### (一)药物治疗

1.中药治疗

(1)内治法:以三期辨证治疗为基础,再根据年龄、体质、损伤程度、损伤部位进行治疗。一般规律是骨折早期宜破,中期宜和,后期宜补,选择相应药物。

(2)外治法:一般初、中期以药膏、膏药敷贴,如活血止痛膏,后期以药物熏洗、热熨或涂擦,如展筋丹、展筋酊。

2.西药治疗

围绕骨折各个时期应用西药对症处理。

### (二)手术治疗

1.切开复位螺钉、螺栓内固定法

(1)适应证:B1、B2 和 B3 型骨折。

(2)操作方法:常选用硬膜外阻滞麻醉,依骨折部位选用膝部前内、前外、后内、后外侧入路,清理骨折端,复位骨折,用螺钉、螺栓或松质骨螺钉内固定。注意用螺钉内固定时近端孔应钻成滑动孔使之成为拉力螺钉,用松质骨螺钉内固定时螺纹必须全部穿过骨折线,钉尾及钉尖不能露出关节面外。

2.切开复位动力髁螺钉内固定法

(1)适应证:部分 C1、C2 型骨折。

(2)操作方法:采用连续硬膜外麻醉,患侧大腿下段前外侧绕髌切口,显露并清理骨折端,首先复位髁部骨折,骨圆针临时固定,再复位髁上骨折,动力髁螺钉固定。主螺钉应距远端关节面 2cm,方向与远端关节面及内、外踝前侧关节面切线相平行。

3.切开复位股骨髁部支撑钢板内固定法

(1)适应证:C1、C2、C3 型股骨髁部骨折。

(2)操作方法:切开复位方法同上。选择合适长度的钢板,要求骨折近端应至少置入 4 枚螺钉。注意钢板的准确放置,远端放置不能偏前,以免高出于股骨外踝关节面,影响髌骨关节活动。

4.切开复位逆行交锁钉内固定法

(1)适应证:部分 C1、C2 型骨折。

(2)操作方法:采用硬膜外麻醉或全麻,选择合适长度及直径的逆行交锁钉,首先复位髁部骨折,骨圆针临时固定,再复位髁上骨折,置入髓内钉。要求置钉时进针点必须准确,骨折良好复位,必要时一期良好植骨,术后早期进行功能锻炼。

(三)非手术治疗

1.皮肤牵引

(1)适应证:患者全身情况不能耐受手术或整复,血糖控制不佳的糖尿病患者及小儿,简单骨折,皮肤必须完好。

(2)操作方法:将宽胶布条或乳胶海绵条粘贴在患肢皮肤上或利用四肢尼龙泡沫套,利用肌肉在骨骼上的附着点将牵引力传递到骨骼上,牵引重量不超过 5kg。皮肤有损伤、炎症及对胶布过敏者禁用。牵引期间应定时检查牵引的胶布粘贴情况,定期复查 X 线片,及时调整牵引重量和体位。一般牵引时间为 2～4 周,骨折端有纤维性连接后,更换为石膏固定,以免卧床时间太久,不利于功能锻炼。

2.骨牵引

(1)适应证:不愿手术或皮肤条件不具备外固定支架以及手术治疗的股骨髁部骨折患者,B1、B2、C1、C2 型骨折。

(2)操作方法:局麻下行患侧胫骨结节骨牵引,将伤肢置于牵引架上,屈髋 20°～30°,屈膝 15°～25°牵引,牵开后视情形行手法整复,夹板外固定。或先采用推挤叩合手法使双髁复位,局麻下用钳夹经皮将双髁固定,将牵引绳连于钳夹上,使之变为股骨髁部牵引,将患肢置于牵引架上视情况行半屈膝位或屈膝位牵引,待牵开后行手法整复夹板外固定。骨折端有纤维性连接后,更换为石膏固定。

3.手法整复外固定

(1)适应证:闭合或未合并血管神经损伤的部分 B1、B2、C1 型骨折。

(2)操作方法:根据受伤机制,采用推挤叩合手法使骨折复位,可用超膝关节夹板或石膏托固定患膝于功能位,一般固定6～8周。通常在胫骨平台后外侧缘以及腓骨颈的部位容易造成腓总神经的压迫致伤,因此石膏固定的时候一定在此部位多垫一些石膏棉。固定期应注意夹板和石膏的松紧度,并定时行X线检查,发现移位应随时调整夹板,或重新石膏固定。

4.手法整复经皮钢针内固定法

(1)适应证:适用于B1、B2和部分C1型骨折。

(2)操作方法:行坐骨神经、股神经阻滞麻醉,严格无菌,透视下先采用推挤叩合手法使骨折复位,然后经皮将3mm骨圆针击入固定,一般需要2～3枚骨圆针。

5.骨外固定器固定法

(1)适应证:适用于B1、B2和C1、C2型骨折。

(2)操作方法:可选用单边外固定器、股骨髁间调节固定器、孟氏骨折复位固定器或半环槽复位固定器行整复固定。

6.经皮钳夹固定法

(1)适应证:适用于B1、B2型骨折。

(2)操作方法:行坐骨神经、股神经阻滞麻醉,严格无菌,透视下先采用推挤叩合手法使骨折复位,经皮钳夹固定,术后用长腿石膏固定4～6周。

**(四)康复治疗**

1.功能锻炼

股骨髁部骨折在良好复位与坚强固定的条件下,强调早期有效的功能活动。常用的功能锻炼疗法如下。

(1)术后早期的主动及被动的关节活动度训练:股骨髁部骨折为关节内骨折,由于骨折部和股四头肌粘连加之关节内积血机化后的关节内粘连等,对膝关节的预后功能影响较大,故初始就应注意膝关节的功能锻炼,即筋骨并重原则。术后早期即应加强足踝部的屈伸活动及股四头肌的收缩,并及早实施被动活动髌骨关节,预防髌骨关节粘连,基本类似股骨髁上骨折,但更强调通过股骨滑车关节面在胫骨平台上的滚动以模造关节面。术后3周即可在卧床及保护下练习膝关节伸展运动,既可减轻膝关节粘连,又能预防股四头肌萎缩。6～8周骨折达到临床愈合后,可加大膝关节伸曲活动度,待骨折愈合牢固后,即可进行床缘屈膝法练习,继而下地在保护下训练起蹲运动等。

(2)持续被动运动(CPM):为预防股骨髁部骨折后关节制动导致的僵硬及蜕变,亦可遵从Salter提出的CPM的方法。

2.物理疗法

(1)电疗:目前常用的仪器有骨创伤治疗仪、KD-Ⅲ治疗仪等,效果显著。

(2)其他物理疗法:包括光疗、水疗、冷疗等,多结合有具体药物应用,需康复专业技术人员参与执行。

# 第六节　股骨远端骨折

股骨远端骨折不如股骨干和髋部骨折常见，在这类骨折中，严重的软组织损伤、骨折端粉碎、骨折线延伸到膝关节和伸膝装置的损伤常见，这些因素导致多数病例不论采用何种方法治疗其效果都是不十分满意。在过去 20 年，随着内固定技术和材料的发展，多数医生采用了各种内固定方法治疗股骨远端骨折。但股骨远端区域的由于皮质薄、骨折粉碎、骨质疏松和髓腔宽等，使内固定的应用相对困难，有时即使有经验的医生也难以达到稳定的固定。虽然好的内固定方法能改善治疗的效果，但手术治疗这类骨折，远未达到一致的满意程度。

## 一、实用解剖

股骨远端定义在股骨髁和股骨干骺端的区域，从关节面测量这部分包括股骨远端 9cm。

股骨远端是股骨远端和股骨髁关节面之间的移行区。股骨干的形状接近圆柱形，但在其下方末端变宽形成双曲线的髁，两髁的前关节面一起组成关节面与髌骨形成髌股关节。后侧被髁间窝分离，髁间窝有膝交叉韧带附着。髌骨与两髁关节面接触，主要是外髁，外髁宽更向近端延伸，在髁的外侧面有外侧副韧带的起点。内髁比外髁长，也更靠下，它的内侧面是凹形，在远端有内侧副韧带的起点。位于内髁最上的部分是内收肌结节，内收大肌止于此。

股骨髁和胫骨髁适合于重力直接向下传导，在负重过程中，两髁位于胫骨髁的水平面，股骨干向下和向内倾斜，这种倾斜是由于人体的髋宽度比膝宽。股骨干的解剖轴和负重或机械轴不同，机械轴通过股骨头中点和膝关节的中心，总体来说，股骨的负重轴与垂直线有 3°，解剖轴与垂直轴有 7°（平均 9°）的外翻角度。正常膝关节的关节轴平行于地面，解剖轴与膝关节轴在外侧成 81°角，在进行股骨远端手术时，每一患者都要与对侧比较，以保证股骨有正确的外翻角并保持膝关节轴平行于地面。

股骨远端骨折的移位方向继发于大腿肌肉的牵拉。股四头肌和腓肠肌的收缩使骨折短缩，典型的内翻畸形是内收肌的强力牵拉所致。腓肠肌的牵拉常导致远骨折端向后成角和移位，在股骨髁间骨折，止于各髁的腓肠肌分别牵拉骨折块可造成关节面的不平整以及旋转畸形，股骨远端骨折很少发生向前移位和成角。

## 二、损伤机制

多数股骨远端骨折的受伤机制被认为是轴向负荷合并内翻、外翻或旋转的外力引起。在年轻患者中，常发生在与摩托车祸相关的高能量损伤，这些骨折常有移位、开放、粉碎和合并其他损伤。在老年患者中，常由于屈膝位滑倒和摔倒在骨质疏松部位发生粉碎骨折。

## 三、骨折分类

股骨远端骨折的分类还没有一个被广泛接受，所有分类都涉及关节外和关节内和单髁骨折，进一步根据骨折的移位方向和程度、粉碎的数量和对关节面的影响进行分类。解剖分类不能着重强调影响骨折治疗效果因素。

简单的股骨远端的分类是 Neer 分类，他把股骨髁间再分成以下类型：Ⅰ移位小、Ⅱ股骨髁移位包括内髁（A）外髁（B）、Ⅲ同时合并股骨远端和股骨干的骨折，这种分类非常概括，对医生临床选择治疗和判断预后不能提供帮助。

Seinsheimer 把股骨远端 7cm 以内的骨折分为 4 型。

Ⅰ:无移位骨折(移位小于 2mm 的骨折)。

Ⅱ:涉及股骨髁,未进入髁间。

Ⅲ:骨折涉及髁间窝,一髁或两髁分离。

Ⅳ:骨折延伸到股骨髁关节面。

AO 组织将股骨远端分为 3 个主要类型:A(关节外);B(单髁);C(双髁)。每一型又分成 3 个亚型:A1,简单两部分骨折;A2,干楔型骨折;A3,粉碎骨折;B1,外髁矢状面骨折;B2,内髁矢状面骨折;B3,冠状面骨折;C1,无粉碎股骨远端骨折("T"形或"Y"形);C2,远端骨折粉碎;C3,远端骨折和髁间骨折粉碎。从 A 型到 C 型骨折严重程度逐渐增加,在每一组也是自 1～3 严重程度逐渐增加。

## 四、临床表现

### (一)病史和体检

仔细询问患者的受伤原因,明确是车祸还是摔伤,对于车祸创伤的患者必须对患者进行全身检查和整个受伤的下肢检查,包括骨折以上的髋关节和骨折以下的膝关节和小腿,仔细检查血管神经的情况,怀疑有血管损伤用 Doppler 检查,必要时进行血管造影。检查膝关节和股骨远端部位肿胀、畸形和压痛。活动时骨折端有异常活动和骨擦感,但这种检查没有必要,应迅速进行 X 线检查。

### (二)X 线检查

常规摄膝关节正侧位片,如果骨折粉碎,牵引下摄正侧位骨折的形态更清楚,有利于骨折的分类,当骨折涉及膝关节骨折粉碎和合并胫骨平台骨折时,倾斜 45°片有利于明确损伤范围,股骨髁间骨折进行 CT 检查可以明确软骨骨折和骨软骨骨折。车祸所致的股骨远端骨折应包括髋关节和骨盆正位片,除外这些部位的骨折。如果合并膝关节脱位,怀疑韧带和半月板损伤,可进行 MRI 检查。正常肢体的膝关节的正侧位片对制订术前计划非常有用,有明确的膝关节脱位,建议血管造影,因为这种病例有 40% 合并血管损伤。

## 五、治疗方法

### (一)手术治疗

由于手术技术和内固定材料的发展,在过去 25 年移位的股骨远端骨折的内固定治疗已被广泛接受,内固定的设计和软组织处理以及应用抗生素和麻醉方法的改进结合使内固定更加安全可靠。从 1970 年后,所有比较手术和非手术治疗结果的文献均表明用内固定治疗效果要好。

#### 1.手术适应证及禁忌证

股骨远端骨折的手术目的是达到解剖复位、稳定的内固定、早期活动和早期进行膝关节的康复锻炼。这类损伤内固定比较困难。毫无疑问进行内固定有获得良好结果的机会,但内固定的并发症同样可带来较差的结果,不正确应用内固定其结果比非手术治疗还要差。

(1)由于手术技术复杂,需要完整的内固定材料和器械和有经验的手术医师及护理和康复。①手术适应证:移位关节内骨折、多发损伤、多数的开放性骨折、合并血管损伤需修补、严重同侧肢体损伤(如髌骨骨折、胫骨平台骨折)、合并膝重要韧带损伤、不能复位的骨折和病理骨折。②相对适应证:移位关节外股骨远端骨折、明显肥胖、年龄大、全膝置换后骨折。

(2)禁忌证:严重污染开放性骨折ⅢB、广泛粉碎或骨缺损、严重骨质疏松、多发伤患者一般情况不稳定、设备不全和医生缺少手术经验。

**2.手术方法**

现在股骨远端骨折的手术治疗方法来源于瑞士的 ASIF,ASIF 对于治疗骨折的重要一部分是制订详细的术前计划。医生通过一系列术前绘图,找到解决困难问题的最好方法。可应用塑料模板,画出骨折及骨折复位后、内固定的类型和大小和螺丝钉的正确位置的草图。手术治疗股骨远端骨折的顺序是:①复位关节面;②稳定的内固定;③骨干粉碎部位植骨;④老年骨质疏松的骨折嵌插;⑤修补韧带损伤和髌骨骨折;⑥早期膝关节活动;⑦延迟、保护性负重。

患者仰卧位,抬高同侧髋关节有利于肢体内旋,建议用 C 形臂和透 X 线的手术床。多数患者用一外侧长切口,如远端骨折合并关节内骨折,切口需向下延长到胫骨结节。切口应在外侧韧带的前方,从肌间隔分离股外侧肌向前向内牵拉,显露股骨远端,避免剥离内侧软组织,当合并关节内骨折,首先复位固定髁间骨折,一旦关节面不能解剖复位,可以做胫骨结节截骨有利于广泛显露。

下一步复位关节外远端骨折,在简单类型的骨折用克氏针或复位巾钳作为临时固定已足够,但在粉碎骨折最好用股骨牵开器。牵开器近端安置于股骨干,远端安置于股骨远端或胫骨近端,恢复股骨长度和力线。开始过牵有利于粉碎骨折块接近解剖复位。在粉碎远端骨折,用钢板复位骨折比骨折复位后上钢板容易。调节牵开器达到满意的复位。安置钢板后,静力或动力加压骨折端,但恢复内侧皮质的连续性能够有效保护钢板。如骨折粉碎,钢板对骨折近端或远端进行固定并跨过粉碎区域,在这种情况下,钢板可作为内夹板,如果注意保护局部软组织,骨折端有血供存在,则骨折能够快速塑形。

**3.内固定**

有 2 种内固定材料广泛用于股骨远端骨折:钢板和髓内针,由于股骨远端骨折损伤类型变化范围广,没有一种内固定材料适用于所有的骨折。术前必须仔细研究患者状况和 X 线片,分析骨折的特点。

在手术前需考虑以下因素:①患者年龄;②患者行走能力;③骨质疏松程度;④粉碎程度;⑤软组织的情况;⑥是否存在开放性骨折;⑦关节面受累的情况;⑧骨折是单一损伤还是多发伤。

年轻患者内固定手术的目的是恢复长度和轴线以及进行早期功能锻炼。老年骨质疏松的患者,为加快骨折愈合进行骨折嵌插可以有轻微短缩和成角。Struhl 建议对老年骨质疏松的远端骨折采用骨水泥的内固定。

(1)95°角钢板:对于多数远端骨折的患者需手术内固定治疗,95°角钢板由于内固定是一体,可对骨折提供最好的稳定,是一种有效的内固定物。在北美和欧洲用这种方法治疗成功了大量病例。当有经验的医生应用时,这种内固定能恢复轴线和达到稳定的内固定。但安放95°角钢板在技术上需要一个过程,因为医生需要同时考虑角钢板在三维平面的理想位置。

(2)动力加压髁螺丝钉(DCS):这种内固定的设计和髋部动力螺丝钉相似,多数医生容易熟悉和掌握这种技术,另外的特点是可以使股骨髁间骨折块加压,对骨质疏松的骨能够得到较好的把持。由于它能在矢状面可以自由活动,安置时只需要考虑两个平面,比95°角钢板容易插入。它的缺点是在动力加压螺丝钉和钢板结合部突出,需要去除部分外髁的骨质以保证外侧进入股骨髁,尽管进行了改进,它也比角钢板在外侧突出,髂胫束在突出部位的滑动可引起膝关节不适。另外,动力加压螺丝钉在侧板套内防止旋转是靠内在的锁定,所以在低位的远端骨折髁螺丝钉不能像95°角钢板一样提供远骨折端旋转的稳定性,至少需要1枚螺丝钉通过钢板固定在骨折远端,以保证骨折的稳定性。

(3)髁支持钢板:髁支持钢板是根据股骨远端外侧形状设计的一体钢板,它属宽动力加压钢板,远端设计为"三叶草"形,可供6枚6.5mm的螺丝钉进行固定。力学上,它没有角钢板和DCS坚强。髁支持钢板的问题是穿过远端孔的螺丝钉与钢板无固定关系,如应用间接复位技术,用牵开器进行牵开或加压时,螺丝钉向钢板移动,牵开产生的内翻畸形在加压后变为外翻畸形。应用这种器械严格限制在股骨外髁粉碎骨折和髁间在冠状面或矢状面有多个骨折线的患者。一旦内侧严重粉碎,必须进行自体髂骨植骨,当正确应用髁支持钢板时,它也能够提供良好的力线和稳定性。

(4)LISS:LISS的外形类似于髁支持钢板,它由允许经皮在肌肉下滑动插入的钢板柄和多个固定角度能同钢板锁定的螺丝钉组成,这些螺丝钉是可自钻、单皮质固定骨干的螺丝钉。LISS同传统固定骨折的概念不同,传统的钢板的稳定性依靠骨和钢板的摩擦,导致螺丝钉产生应力,而LISS系统是通过多个锁定螺丝钉获得稳定。LISS在技术上要求直接切开复位固定关节内骨折,闭合复位干骺部骨折,然后经皮在肌肉下固定,通过连接装置钻入螺丝钉,属于生物固定钢板,不需要植骨。主要用于长阶段粉碎的关节内骨折以及骨质疏松的患者,还可以用于膝关节置换后的骨折。但需要C形臂和牵开器等设备。

(5)顺行髓内针:顺行髓内针治疗股骨远端骨折非常局限。在股骨远1/3的骨干骨折可以选择顺行髓内针治疗,但对真正的远端骨折,特别是关节内移位的骨折,顺行髓内针技术很困难,而且对多种类型的关节内骨折达不到可靠的固定。股骨髁存在冠状面的骨折是应用这种技术的相对禁忌证。

我们对于股骨远端骨折进行顺行髓内针治疗。远端骨折低位时可以把髓内针末端锯短1~1.5cm,以便远端能锁定2枚螺丝钉。需要注意的是在髓内针进入骨折远端时,近解剖复位很重要,如合并髁间骨折,在插入髓内针前在股骨髁的前后侧用2~3枚空心钉固定,所有骨折均愈合,无髓内针和锁钉折断发生。

(6)远端髓内针:远端髓内针是针对远端骨折和髁间骨折特别设计的逆行髓内针,这种髓内针是空心髓内针,接近末端有8°的前屈适用于股骨髁后侧的形态。针的入口在髁间窝后交叉韧带的股骨止点前方,手术在C形臂和可透X线的手术床上操作,当有关节内骨折,解剖复位骨折,固定骨折块的螺丝钉固定在股骨髁的前侧或后侧,便于髓内针穿过,另外髓内针必须在关节软骨下几毫米才不影响髌股关节。

这种髓内针的优点是髓内针比钢板分担负荷好;对软组织剥离少,插入不需要牵引床,对于多发损伤可以节省时间。远端髓内针应用于股骨远端的A型、C1和C2型骨折,也可以应用于股骨远端合并股骨干骨折或胫骨平台骨折,当合并髋部骨折时可以分别固定。可用于膝关节置换后假体周围骨折和骨折内固定失效的治疗。远端髓内针固定的禁忌证是膝关节活动屈曲小于 40°、膝关节伤前存在关节炎和感染病史和局部皮肤污染。

远端髓内针的缺点是：膝关节感染、膝关节僵直、髌股关节退变和滑膜金属反应或螺丝钉折断。有几个理论上的问题影响远端髓内针的临床广泛应用，远端髓内针虽然从交叉韧带止点的前方插入，近期对交叉韧带的力学性能影响小，但长期对交叉韧带的血供影响是可能的。另外髓内针的入孔部位关节软骨受到破坏，实验证明入孔部位是由纤维软骨覆盖而不是透明软骨覆盖，在屈曲 90°与髌骨关节相接触，长期也可能导致关节炎的发生。

临床上几个问题需要注意，一是膝关节活动受限，这容易与骨折本身和软组织损伤导致的膝关节活动受限相混淆。二是转子下骨折，由于髓内针末端位于转子下部位，这个部位是股骨应力最高的部位，可以造成髓内针末端的应力骨折。另外术后感染的处理和髓内针的取出也是一个棘手的问题。

（7）可弯曲针和弹性针：Shelbourne 报告用 Rush 针闭合治疗 98 例股骨远端骨折，优良率为 84%，只有 2 例不愈合和 1 例深部感染。

1970 年，Zickle 发明了为股骨远端设计的针，这种针于是可屈曲的，但末端是硬的弯曲，允许经髁穿入螺丝钉固定。Zickle 针设计切开插入，也可以闭合穿入。有股骨髁间骨折者需进行切开复位，使用螺丝钉固定，再插入 Zickle 针，这种针在粉碎骨折不能防止短缩，经常需要钢丝捆绑，即使加用其他内固定仍常发生短缩。

（8）外固定架：外固定架并不常用于治疗股骨远端骨折，最常见的指征是严重开放开放性骨折，特别是ⅢB 损伤。对比较复杂的骨折类型，在应用外固定架之前，通常需要使用螺丝钉对关节内骨折进行固定，然后根据伤口的位置和骨折粉碎程度，决定是否需要外固定架的超关节固定。对于多数患者，外固定架可作为处理骨折和软组织的临时固定，一旦软组织条件允许，考虑更换为内固定，因此安放外固定架固定针时应尽量避免在切口和内固定物的位置。通常在骨折的远、近端各插入 2 枚 5mm 的固定针，用单杆进行连接。如不稳定则需在前方另加一平面的固定。

外固定架的主要优点是快速、软组织剥离小、可维持长度、方便换药和患者能够早期下床活动；其缺点是针道渗出和感染，股四头肌粘连继发膝关节活动受限，骨折迟延愈合和不愈合增加以及去除外固定架后复位丢失等。

建议将外固定架用于治疗多发创伤的闭合骨折，当患者一般情况不允许进行内固定时，可用外固定架作为临时固定，患者一般情况允许后再更换为内固定。

**4.植骨**

间接复位技术的发展减少了软组织剥离，过去内侧粉碎是植骨的绝对适应证，现在内固定方法减少了许多复杂股骨远端骨折植骨的必要性。植骨的绝对适应证是存在骨缺损，相对适应证是 AO 分型的 A3、C2 和 C3 型骨折以及严重开放性骨折延迟处理为防止发生不愈合而采取植骨。当植骨时，自体髂骨最适宜，老年骨质疏松的患者髂骨量少，可用异体松质骨。

**5.开放性骨折**

股骨远端开放性骨折占 5%～10%，伤口一般在大腿前侧，对伸膝装置有不同程度的损伤。与其他开放性骨折一样，需急诊处理，对骨折和伤口的彻底清创和冲洗是预防感染的重要步骤。对于Ⅲ度开放性骨折需要反复清创,除覆盖关节外,伤口敞开。当用内固定需仔细考虑内固定对患者的利弊。内固定用于多发创伤、多肢体损伤、开放性骨折合并血管损伤、和关节内骨折的患者。急诊内固定的优点是稳定骨折和软组织,便于伤口护理,减轻疼痛和肢体早期活动。缺点是由于对软组织进一步的剥离和破坏局部血供增加感染风险,如果发生感染,不仅影响骨折端的稳定,而且影响膝关节功能。

对于Ⅰ、Ⅱ和ⅢA骨折,有经验的医生喜欢在清创后使用可靠的内固定,对于ⅢB、ⅢC骨折最初使用超关节外固定架或骨牵引比较安全,再延期更换为内固定治疗。对经验少的医生,建议对所有的开放性骨折采取延期内固定,在进行清创和冲洗后,用夹板和骨牵引进行固定,在人员齐备的条件下做二期手术。

### 6.合并韧带损伤

合并韧带损伤不常见,术前诊断困难。在原始X线片可以发现侧副韧带和交叉韧带的撕脱骨折。交叉韧带实质部和关节囊的撕裂则不能在普通X线片上获得诊断,最常见的韧带损伤是前交叉韧带断裂。股骨远端骨折常合并关节面粉碎、前交叉韧带一骨块发生撕脱,在固定股骨远端骨折时应尽可能固定这种骨—软骨块。

一期修补和加强或重建在有骨折和内固定物的情况下十分困难,禁忌在髁间窝开孔、建立骨隧道以重建韧带,否则有可能使骨折粉碎加重,使内固定不稳定,或由于存在内固定物而不可能进行,推荐非手术治疗交叉韧带实质部撕裂。在一定范围活动和膝支具以及康复可能使一些患者晚期不需要重建手术,在患者有持久的功能影响时,在骨折愈合后取出内固定再进行韧带重建手术。

### 7.血管损伤

发生率在2‰~3‰。股骨远端骨折合并血管损伤的发生率较低,主要是由于血管近端在内收肌管和远端在比目鱼肌弓被固定,这种紧密的附着使骨折后对血管不发生扭曲,血管可以被直接损伤或被骨折端挫伤或间接牵拉导致损伤,临床检查足部感觉、活动和动脉搏动十分重要。

股骨远端骨折合并血管损伤的治疗应根据伤后的缺血时间和严重程度,如果动脉远端存在搏动(指示远端软组织有灌注),可首先固定骨折,如果动脉压迫严重或损伤超过6h,则应优先建立血液循环,可以建立临时动脉侧支循环和修补血管,动脉修补通常需要静脉移植或人造血管。避免在骨折移位的位置修补血管,在随后的骨折固定中可能破坏吻合的血管,在修补血管时通过使用外固定架或牵开器可以临时固定骨折的长度和力线,缺血时间超过6h在血管再通后骨筋膜室内张力增高或发生广泛软组织损伤,建议对小腿筋膜进行切开。

### 8.全膝置换后发生的股骨远端骨折

全膝置换后发生股骨远端骨折并不多见,发生率在0.6%~2.5%之间,治疗上颇为困难。多数已发表的研究报道只包含有少量的病例。全膝置换后发生远端骨折的危险因素包括骨质疏松、类风湿关节炎、激素治疗、股骨髁假体偏前和膝关节再置换等。对全膝置换后发生的股骨远端骨折现在还没有非常理想的治疗方法,非手术治疗牵引时间长,骨折畸形和膝关节僵直的发生率高。手术治疗特别是进行膝关节再置换是一主要手术方法,需要一个长柄的假体。骨质疏松限制了内固定的应用,骨折远端安置内固定物的区域小,有可能在骨折复位过程中造成股骨假体松动。

对老年无移位的稳定嵌插骨折,用支具制动 3 周就已足够。1 个月内每周拍摄 X 线片和进行复查,以保证获得满意的复位和轴线。

对移位粉碎骨折则根据膝关节假体的情况,如假体松动,可以换一带柄的假体,如股骨部件不松动可行手术治疗。正确的内固定可以防止发生畸形,并允许早期行走和膝关节活动。

目前对于此类骨折流行使用逆行髓内钉或者 LISS 系统固定。

### (二)非手术治疗

传统非手术治疗包括闭合复位骨折,骨牵引和管形石膏,这种方法患者需要卧床,治疗时间长、花费大,不适合多发创伤和老年患者。闭合治疗虽然避免了手术风险,但经常遇到骨折畸形愈合和膝关节活动受限。

股骨远端骨折非手术治疗的适应证:不合并关节内的骨折。相关指征为:①无移位或不全骨折;②老年骨质疏松嵌插骨折;③无合适的内固定材料;④医生对手术无经验或不熟悉;⑤严重的内科疾病(如心血管、肺和神经系统疾患);⑥严重骨质疏松;⑦脊髓损伤;⑧严重开放性骨折(Gustilo ⅢB 型);⑨部分枪伤患者;四骨折合并感染。

非手术治疗的目的不是要解剖复位而是恢复长度和力线,由于骨折靠近膝关节,轻微的畸形可导致膝关节创伤性关节炎的发生。股骨远端骨折可接受的位置一般认为在冠状面(内外)不超过 7°畸形,在矢状面(前后)不超过 7°～10°畸形,短缩 1～1.5cm 一般不影响患者的功能,关节面移位不应超过 2mm。

## 六、术后处理与康复

股骨远端骨折切开复位内固定术前半小时应静脉给予抗生素,术后继续应用抗生素1～2天。建议负压引流 1～2 天,如骨折内固定稳定,术后用 CPM 锻炼。CPM 可以增加膝关节活动、减少肢体肿胀和股四头肌粘连。

鼓励患者做肌肉等长收缩和在一定范围内主动的活动,内固定稳定,允许患者扶拐部分负重行走。如术后 6 周 X 线显示骨痂逐渐明显,可继续增加负重力量。在 12 周多数患者可以完全负重,但患者仍需要拐杖辅助。如内固定不稳定,则需支具或外固定保护,一定要在 X 线片上有明显的愈合征象后才进行负重。

内固定物的取出:股骨远端骨折的内固定物取出现在还没有一个固定的标准。内固定物的取出最常见的指征是患者年轻,在进行体力活动时内固定物的突出部位感到不适。由于多数远端骨折涉及两侧髁和骨干下端,骨折塑形慢,内固定物的取出应延迟至术后 18～24 个月以避免再骨折。

## 七、并发症

由于内固定材料和技术的改进以及进行详细的术前计划,手术治疗远端骨折比过去取得了巨大进步,但新技术亦可有并发症。

与手术相关的并发症:①复位不完全;②内固定不稳定;③植骨失败;④内固定物大小不合适;⑤膝关节活动受限;⑥感染;⑦不愈合;⑧内固定物折断;⑨创伤后关节炎;回深静脉血栓形成。

对股骨远端骨折进行内固定比较困难,需要熟练的技术和成熟的判断。骨折常合并骨质疏松和严重粉碎,偶尔不能进行内固定,需考虑非手术治疗或外固定架固定。

股骨远端骨折的手术顾忌主要是感染。在大的创伤中心,手术治疗的感染率不超过 5%。如术后出现感染则应对伤口进行引流以及积极的灌洗和扩创。如深部感染形成脓肿,则应开放伤口,二期进行闭合。如存在感染,对稳定的内固定可以保留,因为骨折稳定的感染比骨折不稳定的感染容易治疗。如已发生松动,应取出内固定物,采取胫骨结节牵引或外固定架固定,待感染控制后再进行植骨以防止发生骨折不愈合。

远端骨折部位拥有丰富的血供和松质骨,切开复位内固定后骨折不愈合并不常见。内固定后不愈合常由于固定不稳定、植骨失败、内固定失效或感染等一个或多个因素所致。

股骨远端骨折创伤性关节炎的发生率尚无精确统计。对于多数患者涉及负重关节的骨折,关节面不平整可导致发生早期关节炎。对多数骨折后膝关节发生退行性变的年轻患者,不是理想的进行人工膝关节置换的对象。

股骨远端骨折最常见的并发症是膝关节活动受限,这种并发症是因为原始创伤或手术固定所需暴露时对股四头肌和关节面造成了损伤,导致股四头肌瘢痕形成和膝关节纤维粘连,从而影响膝关节活动。骨折制动时间较长也加大了对它的影响,膝关节制动 3 周以上有可能引起一定程度的永久性僵直。

由于各自的分类和术后评分不同,对比治疗结果则存在困难。尽管无统一标准,但股骨远端骨折的治疗优良率只有 70%~85%,对所有患者在治疗前应对可能获得的结果做出正确的评价。

# 第七节　胫腓骨干骨折

胫腓骨是长管状骨中最常发生骨折的部位,约占全身骨折的 13.7%。10 岁以下儿童尤为多见,其中以胫腓骨双骨折最多,胫骨骨折次之,单纯腓骨骨折最少。胫腓骨由于部位的关系,遭受直接暴力打击、压轧的机会较多。又因胫骨前内侧紧贴皮肤,所以开放性骨折较多见。严重外伤、创口面积大、骨折粉碎、污染严重、组织遭受挫伤为本症的特点。

## 一、病因

胫腓骨骨折是四肢最常见的骨折之一,占 10%~15%。直接暴力多见为压砸、冲撞、打击致伤,骨折线为横断或粉碎型;有时两小腿在同一平面折断,软组织损伤常较严重,易造成开放性骨折。有时皮肤虽未破,但挫伤严重,血循不良而发生继发性坏死,致骨外露,感染而成骨髓炎。间接暴力多见为高处跌下,跑跳的扭伤或滑倒所致的骨折;骨折线常为斜型或螺旋型,胫骨与腓骨多不在同一平面骨折。儿童有时也可见胫腓骨的“青枝骨折”。长跑运动员也可见到腓骨的“疲劳性骨折”。

骨折移位的方向取决于外力作用的方向、腓肠肌的收缩和伤肢远段的重力而定。骨折后常有错位、重叠和成角畸形;远侧段常向后外方移位有外旋、近侧段向前移位,有时骨折断端可刺破皮肤穿出伤口外,形成开放骨折。由于胫腓骨之间骨间膜存在,单一骨折时,常有限制移位的作用;但也可于胫骨骨折时,暴力沿骨间膜传至腓骨而引起腓骨骨折。

## 二、分类

对骨折及伴随软组织损伤的范围和类型进行分类可以让医生确定最佳的治疗方案,也可使医生能够追踪治疗的结果。

胫骨骨折的 OTA 分型:胫骨骨折分为 42－A、42－B、42－C 三大型,每型又分为三种亚型。

1.42－A 型

(1)A1:简单骨折,螺旋形。

(2)A2:简单骨折,斜形(成角大于或等于 30°)。

(3)A3:简单骨折,横形(成角小于 30°)。

2.42－B 型

(1)B1:蝶形骨折,蝶形块旋转。

(2)B2:蝶形骨折,蝶形块弯曲。

(3)B3:蝶形骨折,蝶形块游离。

3.42－C 型

(1)Cl:粉碎骨折,骨折块旋转。

(2)C2:粉碎骨折,骨折块分段。

(3)C3:粉碎骨折,骨折块不规则。

## 三、临床表现

1.症状

胫腓骨骨折多为外伤所致,如撞伤、压伤、扭伤或高处坠落伤等。伤肢疼痛并出现肿胀、畸形等。胫骨的位置表浅,局部症状明显,胫腓骨骨折引起的局部和全身并发症较多,所产生的后果也往往比骨折本身更严重。要注意有无重要血管神经的损伤。当胫骨上端骨折时,尤其要注意有无胫前动脉、胫后动脉以及腓总神经的损伤。还要注意小腿软组织的肿胀程度,有无剧烈疼痛等小腿筋膜间隙综合征的表现。

2.体征

正常情况下,足指内缘、内踝和髌骨内缘应在同一直线上,胫腓骨骨折如发生移位,则此正常关系丧失。对小儿骨折,由于胫骨骨膜较厚,骨折后常仍能站立,卧位时膝关节也能活动,局部可能肿胀不明显,即临床体征不明显。如小腿局部有明显压痛时,要拍摄 X 线片,注意不能漏诊。

胫骨骨折可分为三种类型。

(1)单纯骨折包括斜行骨折、横行骨折及螺旋骨折。

(2)蝶形骨折蝶形骨块的大小和形状有所不同,因扭转应力致成的蝶形骨折块较长,直接打击的蝶形骨折块上可再有骨折线。

(3)粉碎骨折一处骨折粉碎,还有多段骨折。

## 四、检查

疑及血管损伤时,可做下肢血管造影,以明确诊断。有条件的医院可行数字减影血管造影或超声血管诊断仪检查。当小腿外伤性血管断裂或栓塞,用超声血管诊断仪进行检测时,可出现示波器上无动脉搏动曲线出现,呈现一直线,扫描器上也呈现一直线,在流道型多普勒成像法中也不显像。超声血管诊断仪是一种无创伤性检查,临床正在逐步普及应用。

影像学检查:目前临床对胫腓骨骨折的检查仍然以物理检查和普通 X 线片,如发现在胫骨下 1/3 有长斜型或螺旋型骨折或胫腓骨骨折有明显移位时,一定要注意腓骨上端有无骨折,为此一定要加拍全长的胫腓骨 X 线片,否则容易漏诊。

### 五、诊断

胫腓骨骨折的诊断多无困难,但必须注意判定有无神经血管伴发伤,是否伴有肌间隔症候群,以及创口的详细情况和污染程度的估计等,均应全面加以考虑,其并发症远较小腿骨折严重得多。此种损伤在诊断上的主要依据如下。

#### (一)外伤史

应全面加以了解,以判定有无合并伤,尤其应及早注意发现有无头颅、胸、腹伤。

#### (二)临床表现

主要依据患者之全身与局部症状,体征与前述之各项特殊检查。疑及腓总神经损伤时,应做肌电图检查。

#### (三)影像学检查

小腿骨折要常规作小腿正、侧位 X 线片,如发现在胫骨下 1/3 有长斜形或螺旋形骨折或胫骨骨折有明显移位时,一定要注意腓骨上端有无骨折。为此需要加拍全长的胫腓骨 X 线片,否则容易漏诊。一般无须 CT 及 MRI 检查,除非疑及软组织损伤时。

### 六、治疗

胫腓骨骨折的治疗目的是恢复小腿的负重功能。完全纠正骨折端的成角和旋转畸形,维持膝、踝两关节的平行,使胫骨有良好的对线,小腿才能负重。在治疗过程中重点在于胫骨,因为胫骨是下肢的主要负重骨,只要胫骨骨折能达到解剖复位,腓骨骨折一般也会有良好的对位对线,不一定强求解剖复位,但有时腓骨骨折的解剖复位固定有助于稳定其他结构。

每例骨折都各具有其特殊性,应根据每个患者的具体情况,如骨折类型、软组织损伤程度及有无复合伤等,进行客观的评价和判断,决定选择外固定还是开放复位内固定。

#### (一)闭合复位外固定

适用于稳定性骨折、经复位后骨折面接触稳定无明显移位趋势的不稳定骨折。稳定性骨折无移位、青枝骨折、经复位后骨折面接触稳定无明显移位趋势的横行骨折、短斜行骨折等,在麻醉下进行手法骨折闭合复位,长腿石膏外固定。复位尽量达到解剖复位,但坚决反对反复多次地、甚至是暴力式的整复,如果复位不满意,宁可改行开放复位内固定。膝关节应保持在 20° 左右的轻度屈曲位,以利控制旋转。如果屈曲过多,伸膝装置紧张,牵拉胫骨近端使得近骨折端上抬,骨折向前成角。踝关节应固定在功能位,避免造成踝关节背伸障碍,行走以及下蹲困难。石膏干燥坚固后可扶拐练习患足踏地及行走,2~3 周后可开始去拐循序练习负重行走。

#### (二)跟骨牵引外固定

适用于斜形、螺旋形、轻度粉碎性的不稳定骨折以及严重软组织损伤的胫腓骨骨折。对于不稳定骨折,单纯的外固定可能不能维持良好的对位对线。可在麻醉下行跟骨穿针,牵引架上牵引复位,短腿石膏外固定,用4～6kg重量持续牵引,应注意避免过度牵引。3周左右后,达到纤维连接,可除去跟骨牵引,改用长腿石膏继续固定直至骨愈合。

骨折手法复位后,对于稳定性骨折,对位对线良好者,可考虑应用小夹板外固定。小夹板外固定的优点是不超关节固定,膝、踝两关节的活动不受影响,如果能够保持良好的固定,注意功能锻炼,骨折愈合往往比较快,因此小夹板外固定的愈合期比石膏外固定者为短。但小夹板外固定的部位比较局限,压力不均匀,衬垫处皮肤可发生压疮,甚至坏死,需严密观察;小夹板外固定包扎过紧可能造成小腿筋膜间室综合征,应注意防止。

石膏固定的优点是可以按照肢体的轮廓进行塑型,固定牢靠,尤其是管型石膏。Sarmiento认为膝下管型石膏能减少胫骨的旋转活动,其外形略似髌腱承重假体,使承重力线通过胫骨髁沿骨干达到足跟,可以减少骨延迟愈合及骨不愈合的发生率,并能使膝关节功能及时恢复,骨折端可能略有缩短,但不会发生成角畸形。但如果包扎过紧,可造成肢体缺血,甚至发生坏死;包扎过松、肿胀减轻后、肌肉萎缩都可使石膏松动,骨折发生移位。因此石膏固定期间应随时观察,包扎过紧应及时松开,发生松动应及时小心更换。长腿石膏固定的缺点是超关节范围固定,可能影响膝、踝两关节的活动功能,延长胫骨骨折的愈合时间。因此,可在长腿石膏固定6～8周后,骨痂已有形成时,改用小夹板外固定,开始循序功能锻炼。

闭合复位外固定虽经常发生一些较小的并发症,但却有较高的骨折愈合率,而且很少发生严重的并发症,而且经济。它适用于多种类型的胫腓骨骨折的治疗,但需要花费较长的时间,需要医生的耐心、责任心以及患者的信心和配合。

跟骨牵引复位外固定有其独特的优点,但随着骨折固定方法的日新月异,现在已很少作为胫腓骨骨折的终极治疗,而往往是早期治疗的权宜之计。长时间的牵引会严重影响患者的活动,可能会引起一系列并发症,尤其是老年人,更需警惕。

### (三)开放复位内固定

胫腓骨骨折的骨性愈合时间一般较长,长时间的石膏外固定,对膝、踝两关节的功能必然造成影响。而且,由于肿胀消退、肌肉萎缩及负重等原因,石膏外固定期间很可能发生骨折再移位,造成骨折畸形愈合,功能障碍。因此,对于不稳定胫腓骨骨折采用开放复位内固定者日益增多。根据不同类型的骨折可采用螺丝钉固定、钢板螺丝钉固定、髓内钉固定等内固定方法。

#### 1.螺丝钉固定

适用于长斜形骨折及螺旋形骨折。长斜形骨折或螺旋形骨折开放复位后,采用1～2枚螺丝钉在骨折部位固定,可按拉力螺钉固定技术固定。通常这些拉力螺钉与骨折线呈垂直拧入。1～2枚螺丝钉固定仅能维持骨折的对位,固定不够坚强,需要持续石膏外固定10～12周。尽管手术操作简单,但整个治疗过程中仍需要石膏外固定,因此临床上应用受到限制。

#### 2.钢板螺丝钉固定

不适合于闭合治疗的,尤其是不稳定的胫腓骨骨折均可应用。应用钢板螺丝钉,尤其是加压钢板治疗胫腓骨骨折时,应该采用改进的钢板固定技术和间接复位技术,小心仔细处理软组织,否则会引起骨的延迟愈合及很高的并发症发生率。加压钢板的类型有多种,应针对不同类型骨折做出不同的选择,就目前医疗情况而言,LC－DCP(有限接触动力加压钢板)为首选。

应用近年来发展起来的 LISS 固定系统,通过闭合复位,经皮钢板固定的方法治疗胫腓骨骨折,具有操作简便、手术损伤小、固定可靠、术后恢复和骨折愈合快的优点,值得在有条件的单位推广使用。

胫骨前内侧面仅有皮肤覆盖,缺乏肌肉保护,所以习惯把钢板置于胫骨前外侧肌肉下面。但这样不能获得最大的稳定性以及最大限度地保护局部血运。

AO 学派非常强调,骨干骨折的钢板应置于该骨的张力侧。从步态的力学分析,人体的重力线交替落于负重肢胫骨的内或外侧,并不固定,所以 AO 学派没有提出胫骨的张力侧何在,也没有强调钢板应置于胫骨的内侧。

从骨折的创伤机制和肌肉收缩作用而言,胫腓骨骨折的移位趋势多为向前内成角,前内侧的骨膜多已断裂,而后外侧则是完整的,是软组织的铰链之所在。因此胫骨的张力侧在内侧,外侧是完整的软组织铰链。钢板置于胫骨内侧,既可使内侧的张应力转为压应力,又可利用其外侧的软组织铰链增强骨折复位后的紧密接触以及稳定。

另外,胫骨前内侧的骨膜严重破坏,局部血运破坏,保护对侧完整的骨膜以保护尚存的血供极为重要。如果按照旧习惯,把钢板置于外侧,则不仅将仅存的来自骨膜的血供完全破坏,也将滋养动脉破坏,危及髓内血供。可见,就大多数胫腓骨骨折而言,钢板放在胫骨内侧可达到骨折稳定的要求,也符合保护局部血运的原则。这也正是 BO 所要求的。

所以当胫骨前内侧软组织条件许可的情况下,钢板应放在内侧,但由于胫骨前内侧的皮肤及皮下组织较薄,严重损伤后容易坏死,可把钢板放在胫前肌的深面、胫骨的外侧。

### 3.髓内钉固定

大部分需要手术治疗的胫腓骨骨折,可采用髓内钉治疗,尤其是不稳定性、节段性、双侧胫腓骨骨折。用于胫骨的髓内有多种,如 Ender 钉、Lottes 钉、矩形钉、自锁钉、交锁钉等。Ender 钉、Lottes 钉适合治疗轴向稳定的各型胫腓骨骨折,它可以防止胫骨发生成角畸形,但可能发生骨折端旋转、横移位等,有将近 50% 的患者仍需要石膏辅助固定。Wiss 等建议对发生在膝下 7.5cm 至踝上 7.5cm 范围并至少有 25% 的骨皮质接触的骨折方可用 Ender 钉治疗。胫骨交锁髓内钉基本上解决了对旋转稳定性的控制,可用于膝下 7cm 至踝上 4cm 的轴向不稳定性骨折。

胫骨交锁髓内钉的直径一般为 11~15mm。距钉的顶部 4.5cm 处有 15°的前弯,以允许髓内钉进入胫骨近端的前侧部位;在钉的远端 6.5cm 处有 3°的前弯,在插髓内钉时起到一个斜坡的作用,以减少胫骨后侧皮质粉碎的机会;髓内钉的近端和远端各有两个孔道,以供锁钉穿过;锁钉为 5mm 的自攻丝骨螺丝钉。

对于骨干峡部的稳定性胫腓骨骨折,如横形、短斜形、非粉碎性骨折等,可以采用动力型胫骨交锁髓内钉,有利于骨折端间的紧密接触乃至加压。对于所有不稳定性胫腓骨骨折,髓内钉的近、远两端各需锁 2 枚锁钉,以维持肢体的长度及控制旋转。Ekeland 等报告应用胫骨交锁髓内钉获得较好的结果,但他们认为应慎用动力型或简单的无锁胫骨交锁髓内钉,因为大部分的并发症都发生于动力型胫骨交锁髓内钉,他们也不赞成对胫骨交锁髓内钉常规的做动力性加压处理。

由于不扩髓和扩髓相比具有以下潜在优点:手术时间短,出血少,合并严重闭合性软组织损伤者能较少的干扰骨内膜血供等。所以大多数学者推荐采用不扩髓髓内钉。Keating 等报告了一项随机前瞻性研究,他们对不扩髓和扩髓胫骨交锁髓内钉所治疗的开放胫腓骨骨折进行了比较,除不扩髓组的锁钉断裂较高外,不扩髓和扩髓胫骨交锁髓内钉治疗的开放胫腓骨骨折的其他结果在统计学上没有显著性差异。Duwelius 等建议将不扩髓交锁髓内钉用于治疗合并较严重软组织损伤的胫腓骨骨折,而将扩髓交锁髓内钉用于治疗没有明显软组织损伤者。

值得一提的是,由于胫骨交锁髓内钉治疗胫腓骨骨折日渐盛行,使得一些骨科医生将其应用范围扩大至更靠近近端和远端。因此,在胫骨近 1/3 骨折采用交锁髓内钉治疗,出现胫骨对线不良成为常见问题,应引起重视。

4.外支架固定

无论是闭合或开放性胫腓骨骨折均可应用,尤其是后者,更有实用价值。用于合并有严重皮肤软组织损伤的胫腓骨骨折,不仅可使骨折得到稳定固定,而且方便皮肤软组织损伤的观察和处理。用于粉碎性骨折或伴有骨缺损时,可以维持肢体的长度,有利于晚期植骨。而且不影响膝、踝关节的活动,甚至可以带着外支架起床行走,所以,近年来应用较广。

(1)筋膜间隙综合征:小腿部骨折或肌肉等软组织损伤,发生血肿、反应性水肿,使筋膜间隙内压力增高时,可以造成血循环障碍,形成筋膜间隙综合征。其中以胫前间隙综合征的发生率最高。

(2)感染:胫骨开放骨折,清创后行钢板内固定者,感染率最高,其原因是开放骨折,软组织已有损伤,再行 6 孔以上钢板固定,剥离骨膜软组织太多,又破坏了供养胫骨折处的血供,因而感染率高。

(3)延迟愈合、不愈合或畸形愈合:构成胫骨延迟愈合与不愈合的原因很多,大致可分为骨折本身因素和处理不当所致两大类。但不论哪种原因,多半不是单一因素引起,常有几种原因同时存在,处理时必须针对不同原因,采取相应措施,才能达到治疗目的。

1)延迟愈合:这是胫骨骨折常见的并发症,一般成人胫骨骨折 20 周尚未愈合者,即属延迟愈合。虽然大部分病例继续固定骨折仍可愈合,但延长固定时间,可以加重肌肉萎缩和关节僵直,增加病废程度,处理不当便可形成不愈合。

2)不愈合:胫骨折不愈合即 X 线片可见骨折端有明显的硬化现象,两骨折端虽有骨痂存在,但无骨性连接。临床体征有局部压痛,负重痛或异常活动等。不少病例不愈合多有其内在因素,如骨折过度粉碎,严重移位,开放伤或皮肤缺损等。开放伤合并感染更是不愈合的重要原因。此外,处理不当,如过度牵引,外固定不确实或内固定应用不当,亦可造成不愈合。

3)畸形愈合:胫骨骨折复位后如内翻、外翻或前后成角超过 5°以上者,应及时更换石膏或将石膏楔形切开,进行矫正。如果已有骨性愈合,则应以患肢功能是否受到影响或外观畸形是否明显来决定是否截骨矫形,不应单纯以 X 线表现作为手术依据。旋转畸形中,内旋畸形的影响较大,一般内旋 5°以上,即可出现步态不正常,外旋畸形＞20°亦可无明显影响。

胫骨骨折的畸形容易发现,便于及时纠正,因此发生率低。但粉碎性骨折,有软组织缺损及移位严重者容易发生畸形愈合,早期处理时应注意防止。

# 第八节 踝关节脱位

踝关节是人体重量最大的屈戌关节,是由胫腓骨下端的内外踝和距骨组成,距骨由胫骨的内踝、后踝和腓骨的外踝所组成的踝穴所包绕,由韧带牢固地固定在踝穴内。因距骨体处于踝穴中,周围有坚强的韧带包绕,牢固稳定。当踝关节遭受强力损伤时,常常合并踝关节的骨折脱位,而单纯踝关节脱位也极为罕见,多合并有骨折。而以脱位为主,合并有较轻微骨折的踝部损伤,简称为踝关节脱位。踝关节脱位多为间接暴力所致,如踬、扭而致伤。常见由高处跌下,足部内侧或外侧着地,或行走不平道路,或平地滑跌,使足旋转,内翻或外翻过度,往往形成脱位,且常合并骨折。按脱位的方向可分为:外脱位、内脱位、前脱位、后脱位。一般内侧脱位较多见,其次是外侧脱位和开放性脱位,后脱位少见,前脱位则极少见。

## 一、踝关节的稳定结构

踝关节的稳定由其骨骼、韧带、关节囊及有关肌肉共同维持,其结构上的完整是稳定的必要条件。踝关节的内、外侧有内、外踝和侧副韧带,因此内、外侧稳定结构较牢固;而前、后方仅有关节囊、肌腱,因此前、后方稳定结构较薄弱。

### (一)内侧稳定结构

由内踝、内侧副韧带(三角韧带)、内侧关节囊构成。

### (二)外侧稳定结构

由外踝、外侧副韧带(距腓前韧带、跟腓韧带、距腓后韧带)、外侧节囊构成。

### (三)前方稳定结构

由胫骨下端的前方骨突(少数学者称为前踝)、前方关节囊、足肌腱构成。

### (四)后方稳定结构

由后踝、后方关节囊、跟腱、足的屈肌腱构成。

### (五)上方稳定结构

由下胫腓关节面、下胫腓韧带(下胫腓前韧带、骨间韧带、下胫腓后韧带、下胫腓横韧带)构成。

### (六)神经因素

对踝关节起稳定的原因除以上力学因素外,还有神经因素,Orengo 对踝关节反复扭伤者进行神经学检查,发现反复扭伤者均有本体感受器的紊乱。

## 二、脱位分型和损伤机制

### (一)分型

根据考虑的角度和标准不同,踝关节脱位可有多种分型方法。

Conwell 和 Key 根据发病率来描述踝关节脱位的分型,后脱位最多见,然后依次是内侧脱位、向上脱位、外侧脱位,前脱位最少见。由于踝关节周围的肌腱,除跟腱外,其止点均位于中跗关节之前,因此当肌肉收缩时,胫腓骨下端有前脱位的倾向,尤其是站立时身体的重量使,这种倾向更明显,这正是踝关节后脱位最多的原因之一。John 等将后脱位分为后内侧、后外侧和后脱位 3 种亚型,以后内侧多见。

Fahey 和 Murphy 根据脱位的方向将踝关节脱位分为 5 型:前脱位、内侧脱位、后脱位、外侧脱位、向上暴裂性脱位。其中,向上暴裂性脱位是指轴向暴力导致距骨将下胫腓韧带联合劈开,胫骨和腓骨分别位于距骨的两侧。

以上两种分型可分析临床上绝大多数的踝关节脱位病例,对于极其罕见的病例尚缺乏有效的分型方法。许多学者通过报道罕见的病例,来进一步完善踝关节脱位的分型。如有学者报道了一例下胫腓韧带撕裂导致下胫腓联合分离的病例,讨论了其发生不伴单踝或双踝骨折的内侧或外侧脱位的可能性。D'Anca 报道了一例伴距骨在下胫腓关节内旋转移位的踝关节外侧脱位。Segal 等报道了一例伴有后踝三角突骨折和腓骨肌腱脱位的踝关节前脱位,并分析了损伤机制。有学者发现了 1 例距骨脱出引起的踝关节和距下关节双脱位的情况。

### (二)损伤机制

由于稳定踝关节的解剖结构非常牢固,并且韧带结构和踝穴的生物力学效应较骨性结构更为牢固,因此绝大部分的踝关节脱位都伴有骨折。临床上一般将脱位和骨折合并称为踝关节损伤或踝关节骨折脱位。

足跖屈时,施加内/外翻的力量容易导致踝关节脱位,足极度跖屈时甚至可导致不伴骨折的单纯踝关节脱位。Fernandes(1976 年)通过尸体实验证实了这一观点,并观察到距腓前韧带和跟腓韧带的前外侧部分撕裂,由此推测一旦发生踝关节脱位,在跟腱的拉动下距骨和足会发生后移,这也是后脱位多见的原因之一。Nusem 等进一步提出足跖屈时,同时施加内/外翻和轴向的力量也容易导致踝关节脱位。

对于足跖屈时出现踝关节不稳定的机制,Rasmussen(1985 年)认为是由于距骨的解剖形状造成的。由于容纳于踝穴中的距骨体部分较窄,因此,跖屈时距骨体更容易从踝穴中滑脱。此外,足跖屈时前方关节囊和除距腓后韧带以外的所有韧带均被拉长,受到的应力增加,因此施加内/外翻和轴向的暴力时更容易撕裂。正是由于骨性结构和软组织结构这两方面生物力学机制的作用,使得足跖屈时施加暴力容易发生踝关节脱位。

内翻暴力导致前外侧关节囊、距腓前韧带、跟腓韧带撕裂,距骨上升、倾斜,发生后内侧脱位。相类似,外翻暴力导致内侧关节囊、距胫韧带撕裂,发生外侧脱位;由后向前的暴力导致前脱位;由前向后的暴力导致后脱位;轴向暴力导致向上暴裂性脱位。

## 三、临床表现、诊断和治疗

踝关节脱位均由高能量损伤引起,患者临床表现明显,诊断一般无困难。

### (一)症状和体征

受伤后踝部即出现疼痛、肿胀、畸形和触痛。后脱位者胫腓骨下端在皮下突出明显,并可触及,胫骨前缘至足跟的距离增大,前足变短;前脱位者距骨体位于前踝皮下,踝关节背屈受限;向上脱位者外观可见伤肢局部短缩,肿胀剧烈。

后脱位者胫腓骨下端在皮下突出明显,并可触及,胫骨前沿至足跟的距离增大,前足变短;前脱位者距骨体位于前踝皮下,踝背屈受限;上脱位者外观肢短缩。常规 X 线片能够确诊。CT 扫描可发现细微骨折。

### (二)X线检查

因为某些踝关节脱位可发生自行复位,所以伤后需要即刻行X线检查,一般可获得明确的诊断。X线片也可明确显示伴有的骨折。有经验的医师根据损伤的机制和脱位的类型可判断出韧带的断裂,可做MR1确诊并判断韧带断裂的程度和类型。由于踝关节脱位常有踝关节周围韧带的断裂,故可合并距骨、跟骨、舟骨的不全脱位,仅靠损伤即刻的X线片难以诊断而导致漏诊,应在复位后拍摄应力位X线片明确排除。

### (三)并发症

踝关节脱位的并发症较少见。早期并发症有神经、血管损伤,如足背动脉损伤,胫神经、腓肠神经、皮神经损伤等。踝部中等程度的肿胀即需注意,很可能伴有血管损伤,但胫前动脉和足背动脉损伤较少,因此不能根据动脉搏动来判断血供。某些非常严重的神经血管损伤可能导致截肢。晚期并发症有踝关节50～10°背伸活动的丧失、关节僵直、退行性关节炎、踝关节不稳、关节囊钙化等。据报道,25%的患者出现退行性关节炎,特别是开放性脱位和复位后经足底行钢针固定的患者。老年患者的并发症更多、更严重,更需要重视。

### (四)治疗

治疗原则:①急诊复位,急诊或择期修复伴有的骨折和软组织断裂;②休息制动,短腿石膏固定足够长的时间;③康复锻炼,及早恢复踝关节功能。

1.踝关节后脱位的治疗

应立即在腰麻或硬脊膜外麻醉下复位。复位方法是先屈曲膝关节,再行足跖屈牵引,当距骨进入踝穴后,即背伸踝关节,并用长腿石膏固定5周。合并有严重骨折按踝关节骨折处理。

2.踝关节前脱位的治疗

伤后立即在麻醉下复位,屈膝关节、足背伸,进行牵引,当距骨与胫骨前下唇解脱,即推距骨向下向后复位。复位后,用长腿石膏固定足在跖屈位3周,后更换足踝背伸位石膏再固定2～3周。若有严重骨折,固定时间共需8～12周。

3.踝关节向上脱位的治疗

在良好麻醉下牵引复位。复位时膝屈曲,自大腿向上反牵引,握持足向下牵引,当距骨向下至踝穴时,胫腓骨便可复位对合。此时跖屈,背伸踝关节,以矫正踝关节前、后方移位。上短腿石膏,足在微背伸位,内、外踝要用力挤压使之对位。石膏在2周时更换,避免肿胀消失后石膏的相对松弛。若伤处软组织肿胀剧烈,复位失败或甚感困难者,可予手术开放复位。手术中对距骨体不需要作内固定,但周围韧带撕裂、断裂伤者必须修补;合并有踝部骨折者,骨折复位后须做相应可靠内固定。

### (五)预后

急诊复位、石膏制动后,大部分患者的预后良好。提示预后不佳的因素有韧带联合损伤、血管损伤、延迟复位等。

# 第九节　足部骨折

## 一、距骨骨折

距骨居于胫腓骨与跟、舟骨之间,是足部主要负重骨之一,对踝关节的活动有非常重要的作用。距骨脱位较骨折更多见。距肌的营养血管供给主要来自前后关节囊及韧带附着处,如骨折或脱位后营养血管供给断绝,复位后距骨坏死率可高达95%以上。

### (一)骨折类型及移位机理

#### 1.距骨颈部及体部骨折

多由高处坠地,足跟着地,暴力沿胫骨向下,反作用力从足跟向上,足前部强力背屈,使胫骨下端前缘插入距骨的颈、体之间,造成距骨体或距骨颈骨折,后者较多。如足强力内翻或外翻,可使距骨发生骨折脱位。距骨颈骨折后,距骨体因循环障碍,可发生缺血性坏死。

#### 2.距骨后突骨折

足强力跖屈被胫骨后缘或跟骨结节上缘冲击所致。

### (二)临床表现与诊断

伤后踝部疼痛、肿胀、压痛、功能障碍都十分显著,易与单纯踝关节扭伤相鉴别。由于跟骨及踝部骨折可与距骨骨折同时发生,有时临床鉴别是困难的,多须X线检查确诊。但距骨后突骨折,对经验较少的医生容易与距骨后大小相似的副骨相混淆,后者是一边缘光滑的子骨,同时距骨后缘也无缺损现象,而距骨后突骨折则相反,应注意鉴别。

### (三)治疗

距骨除颈部有较多的韧带附着,血循环稍好外,上下前几个方向都为与邻骨相接的关节面,缺乏充分的血循供给,故应注意准确复位和严格固定,否则骨无菌性坏死和不连接发生率较高。

#### 1.无移位的骨折

应以石膏靴固定6~8周,在骨折未坚实愈合前,尽量不要强迫支持体重。

#### 2.有移位的骨折

距骨头骨折多向背侧移位,可用手法复位,注意固定姿势于足跖屈位使远断端对隐近断端,石膏靴固定6~8周。待骨折基本连接后再逐渐矫正至踝关节90°功能位,再固定4~6周,可能达到更坚实的愈合。尽量不要强迫过早支重。距骨体的骨折如有较大的分离,手法复位虽能成功,但要求严格固定10~12周。如手法复位失败,可以采用跟骨牵引3~4周,再手法复位。然后改用石膏靴严格固定10~12周。但因距骨体粉碎或劈裂骨折时,上下关节软骨面多在损伤,愈合后发生创伤性关节炎的比例较高,恢复常不十分满意。

距骨后突骨折如移位,骨折片不大者可以切除,骨折片较大影响关节面较多时,可用克氏针固定,石膏靴固定8周。

#### 3.闭合复位失败的病例

多需手术切开整复和用螺丝钉内固定,但因手术不可避免会破坏部分距骨血循,骨折片的坏死率增高。所以粉碎度较大者,宜施行距骨摘除,并施行胫跟关节面的直接融合为好。

## 二、跟骨骨折

成年人较多,常由高处坠下或挤压致伤。经常伴有脊椎骨折,骨盆骨折,头、胸、腹伤,初诊时切勿遗误。跟骨为松质骨,血循供应比较丰富,骨不连者甚少见。但如骨折线进入关节面或复位不良,后遗创伤性关节炎及跟骨负重时疼痛者很常见。

### (一)骨折类型及移位机制

跟骨骨折部位有不同而可能有或无移位,移位主要受到跟腱或韧带牵拉以及外力的影响。跟骨骨折根据骨折是否进入关节面可分两类。

1.骨折不影响关节面者:约有五种类型。

(1)跟骨结节纵行骨折。

(2)跟骨结节横行骨折。

(3)载距突骨折。

(4)跟骨前端骨折。

(5)靠近跟距关节的骨折。

2.骨折影响关节面者:可分为两型。

(1)部分跟距关节面塌陷骨折:多系高处跌下,骨折线进入跟距关节,常因重力压缩使跟骨外侧关节面发生塌陷。

(2)全部跟距关节面塌陷骨折:最常见。跟骨体完全粉碎,关节面中部塌陷,向两侧崩裂。

### (二)临床表现与诊断

跟骨骨折伤员多有典型的外伤史,如高处跌下或跳下,汽车或重物挤压等。伤后局部疼痛、肿胀、压痛明显,有时皮下淤血,出现跟部的畸形,不能负重和关节活动受限等。应该注意的是与跟骨骨折同时经常出现并发伤如颅骨骨折、脊柱骨折、骨盆骨折和内脏损伤等,决不要忽略。X线检查对确定骨折类型及选择治疗方式很有帮助,经常要拍照侧位与纵轴位象。

### (三)治疗

1.对骨折不影响关节面者

(1)(2)型以手法复位为主,足跖屈使断面对位,用石膏靴固定于轻度跖屈位4～6周;(3)(4)型也可先试行手法复位,石膏靴固定,并照片检查骨折对位情况。如手法复位失败,则可行切开复位以螺丝钉固定,石膏靴外固定4～6周;(5)型可先用克氏针穿过跟骨结节,成人持续牵引3～5公斤约4周,矫正跟骨 Bohler 氏角(跟骨后结节至距跟关节面两线的交叉角)。和跟骨的缩短,然后再用石膏靴固定4周。

2.对骨折影响关节面者

其中部分关节面塌陷骨折者,可在无菌操作下试用撬骨将塌陷的骨块撬起复位,然后连同撬骨的钢针一起固定在石膏管型中,3～4周后拆除石膏拔钢针,逐渐进行功能练习,避免过早负重。如闭合撬骨法复位失败,可施行切开复位,将塌下关节面撬起至正常关节面,其下填松质骨,并以石膏靴固定6～8周。

3.对于全部关节面塌陷骨折者

可在麻醉后于下肢螺旋牵引架上复位,克氏钢针穿过跟骨后上角,向跟骨后,上方牵引

10～20min。然后用 Bohler 氏跟骨压迫复位器,挤压跟骨两侧复位。挤压时间应有力而短暂,以免压迫皮肤坏死。复位后可再照片复查跟骨复位情况,满意后用石膏靴将牵引针一起固定,以防跟骨复位后再缩回移位。通常石膏靴固定 4～6 周拆除。

### 三、跖骨骨折

跖骨骨折是常见骨折,多因重物打击足背、碾压及足内翻扭伤引起。

(1)第五跖骨基部撕脱骨折腓骨短肌附着于第 5 跖骨基部结节处。足严重内翻扭伤可造成裂纹骨折或完全的撕脱骨折,X 线照片检查时应注意与儿童的正常骨骺相区别。

治疗方法:一般无移位,可用胶布固定,绷带包扎,必要时用石膏靴(带橡皮跟可行走)固定约 6 周。其他跖骨基部骨折无移位也可用同法治疗。

(2)第 2、第 3、第 4 跖骨颈骨折如有移位,应手法复位,短腿石膏固定,否则畸形连接后影响走路。又复位不成功,可手术复位,钢针固定。

(3)行军骨折较少见,发生于长途走路,在第 2、第 3 跖骨颈或干骨折,也可发生在胫骨。一般无移位,又称疲劳骨折。骨折多在不自觉中发生,无外伤史,症状不重,仅早期患足稍痛,局部轻度肿胀,感觉足部疲劳不适,有时有较多骨痂发生才发现。

治疗:适当休息,早期用足弓支持,胶布固定包扎或石膏固定约 3 周,可防止过多骨痂形成。以后可用足弓垫(横弓及纵弓垫),分散重力,至症状消失。愈合后无后患。

### 四、趾骨骨折

较常见,多因重物打伤或误踢硬物引起,前者多为粉碎性骨折,后者多为横断或斜形骨折。常有皮肤及趾甲损伤。如有伤口,应清洁伤口,防止感染。如无移位,局部包扎固定。如有移位应手法复位,固定患趾于趾屈位。

# 第十节　髌骨骨折

### 一、致伤原因及骨折类型

可因直接暴力或间接暴力引起。直接暴力如撞压、打击等多发生粉碎性骨折。间接暴力常为膝屈曲位,股四头肌突然强烈收缩而致髌骨骨折,伴有髌骨两旁腱膜撕裂。如踢球、跌倒等发生的骨折多为横断型或上、下极的撕脱。因系关节内骨折,关节内有积血。

### 二、临床表现及诊断

膝关节积血,明显肿胀、疼痛,膝关节活动困难,不能自动伸直。横断骨折有移位时,可摸出骨折线及骨块间间隙。陈旧性骨折有移位者,因失去股四头肌作用,伸膝无力,走路缓慢,并可有关节活动障碍。

X 线照片可明确骨折类型及移位情况。

### 三、治疗

髌骨骨折治疗的目的是恢复关节面的平整,修补断裂的肌腱腱膜和破裂的关节囊,防止外伤性关节炎、滑囊炎的发生,恢复膝关节的功能。

（1）如骨折无移位，可抽出关节积血，适当压力包扎，外用石膏托固定关节伸直位 4 周，逐渐练习膝关节屈曲活动。

（2）有移位的髌骨骨折的处理

1）上极骨折移位，可将上极骨片切除，修复股四头肌腱。

2）下极骨折移位，可将下极骨片切除，修复髌韧带。

3）中段横断骨折，可选用两枚克氏针与张力带钢丝（1.2mm）作髌骨内固定，两根克氏针各一根张力带钢丝固定，钢丝与克氏针组成一个固定单位克氏针坛强髌骨骨折的旋转稳定性，并给钢丝更多的附着，钢丝则吸收髌骨的张力并转化为髌骨骨折面的动力加压。这种固定方法的优点是固定作用强，术后不用外固定，可以早期进行功能活动。

（3）如髌骨已完全粉碎并移位，则将碎骨全部切除，同时直接缝合股四头肌腱与髌韧带，修复关节囊。手术后用石膏固定膝于伸直位 3～4 周，逐渐锻炼股四头肌及步行功能。

（4）髌骨陈旧骨折有创伤性膝关节炎者，可酌情进行理疗及髌骨全部切除术。一般髌骨切除术，膝关节屈伸功能仍比较满意，但多数病例，股四头肌伸膝肌力将减少 25％左右，常不能恢复重体力劳动。

# 第五章　手部损伤

## 第一节　手的解剖生理特点

人类双手能做复杂而灵巧的捏、握、抓、夹、提等动作,有极其精细的感觉。手的这些复杂功能与其解剖结构有密切关系。

### 一、皮肤

手的掌面皮肤有较厚的角化层,皮下有较厚的脂肪垫,有许多垂直的纤维小梁,将皮肤与掌腱膜,腱鞘及指骨骨膜相连,使掌侧皮肤不易滑动,有利于捏、握动作。但在皮肤缺损时,则不易直接缝合,常需植皮或皮瓣转移覆盖创面。手指末节皮肤的乳头层内,有十分丰富的感觉神经末梢及感受器,感觉十分灵敏。两点区别试验可达 3～5mm 距离,有良好的实体感觉,仅用手触摸,可以识别物体的形状,软硬度及光滑与否。手部皮肤纹理明显,在掌部及指间关节相对处,有恒定的皮纹,它们是手部切口的重要标记,切口要与皮纹平行,以防止瘢痕挛缩。

手的背部皮肤较薄,皮下脂肪少,仅有一层疏松的蜂窝组织,有较大的移动性。伸指时,手背皮肤可以捏住提起,但握拳时,皮肤拉紧,在掌指关节背面因张力增加而局部变白。因此,手背的皮肤缺损时也应像手掌一样植皮或皮瓣覆盖,而不应勉强缝合,影响手指屈曲。

手指和手掌的静脉及淋巴管经手背回流,因此,手掌炎症时手背肿胀明显。

### 二、肌腱

#### (一)屈肌腱

指深、浅屈肌分别附着于远节及中节指骨基底部,分别屈曲远侧指间关节及近侧指间关节,在接近肌腱附着处,有三角形的膜状组织,连结于肌腱与骨膜,为短腱纽。在近节指骨处有带形膜状组织与肌腱相连,为长腱纽。它们是腱鞘滑膜脏层、壁层交接部分。腱纽内有营养肌腱的血管。手指屈曲时,深腱与浅腱收缩幅度不一致,它们之间有 0.5～0.75cm 的相对滑动,深、浅肌腱有粘连时,相对滑动丧失,影响手指屈伸功能。从掌骨头到中节指骨,屈肌腱被包围在纤维骨管内,该管叫腱鞘。起滑车作用,其中掌骨头、近节指骨中部、中节指骨中部的腱鞘明显增厚,称腱鞘的滑车。这些滑车损伤后,屈指时肌腱会离开指骨,形成"弓弦状"而不能充分屈指。掌部指深屈肌腱的桡侧是手蚓状肌的起点,所以,手指肌腱断裂时,深腱因蚓状肌的牵拉而仍在手掌内。拇长屈肌止于拇指远节指骨基部,拇指内亦有腱鞘,因为它与指浅屈肌都没有蚓状肌牵拉,断裂后,近端常回缩到腕部甚至前臂内。

#### (二)伸肌腱

手背的伸肌腱仅被皮肤及一层疏松网状组织覆盖,肌腱外有腱旁膜,有较好的循环。食指及小指各有一条固有伸肌腱,均位于指总伸肌腱的尺侧。在掌指关节背面,肌腱扩展成膜状,称为腱帽。两侧接受来自骨间肌(桡侧还有蚓状肌)的纤维,腱帽有保持伸肌腱不向两侧脱位的作用。紧靠掌指关节的远侧,从腱帽的深面分出一些纤维止于近节指骨的基部。在近节指骨,伸腱分成三股继续向前,即中央束和两条侧束。中央束止于中节指骨基部及关节囊,骨间肌、蚓状肌参与构成中央束及两侧束,所以手内肌能伸指间关节。侧束有纤维与中央束联系,使手指屈曲时两条侧束不会向掌侧滑脱,在中节指骨中远侧,两条侧束逐渐汇成一条,止于远节指骨基部及关节囊,两束间有横向纤维相连。手指部的伸腱很薄,与指骨骨膜仅隔一层疏松网状组织,长期固定、炎症、水肿等都容易造成粘连,妨碍手指活动。

拇指有拇长伸肌及拇短伸肌,分别附着于远节指骨及近节指骨的基部,分别伸拇指指间关节及掌指关节。

### (三)手内肌

包括骨间肌、蚓状肌及大、小鱼际肌。掌侧骨间肌使手指内收,背侧骨间肌使手指外展。骨间肌与蚓状肌协同能屈曲掌指关节,伸展指间关节。大鱼际包括(由浅入深)拇短展肌、拇短屈肌、拇指对掌肌及拇内收肌。小鱼际肌包括掌短肌、小指外展肌、小指短屈肌及小指对掌肌。

### (四)腕管与腕横韧带

腕骨在掌部形成一条深沟,腕横韧带横跨其上。韧带的尺侧附着于豆状骨及钩状骨的钩部,桡侧附着于大多角骨崎和舟骨结节,形成一个骨性纤维管道,叫腕管。管内有拇长屈肌腱、指深、浅屈肌腱及正中神经通过。正常时屈肌腱有薄的滑膜包绕,正中神经在管的浅层偏桡侧,紧贴韧带,有纤维脂肪样组织与肌腱相隔,若腕管内因滑膜水肿、增生等而压力增高,正中神经易受韧带压迫而产生症状,称为腕管综合征。

## 三、血管

手部供血主要来自桡动脉、尺动脉及掌侧骨间动脉。尺动脉终支与桡动脉浅支构成掌浅弓,位于掌腱膜下、屈肌腱浅面。相继发出指总动脉及指固有动脉,是手指的主要供血来源。桡动脉终支从手背动脉穿过1、2掌骨间隙,进入手掌与尺动脉掌深支形成掌深弓,位于屈肌腱下,骨间肌浅面,发出细小掌心动脉与指总动脉吻合,参与手指供血。深、浅弓之间通过终末分支及掌心动脉等而相互交通。桡动脉穿过掌骨间隙后,发出拇主要动脉,供应拇指,食指的桡侧指动脉常由拇主要动脉发出。桡动脉在进入掌骨间隙前,发出第一掌骨背动脉共同供应虎口及食指背面皮肤,是食指背侧以瓣的轴心动脉。桡动脉在腕背部发出腕背支,与尺动脉腕背支及掌侧骨间动脉背侧支组成腕背侧动脉网,发出掌背动脉,供手指背侧循环。

手部的静脉分深浅两层。手掌的深静脉多与动脉伴行,回流至尺、桡静脉或手背静脉网。手的浅静脉在背侧,远较深静脉重要,最后回流至头静脉及贵要静脉,是断指再植或拇(手)指再造的主要血液回流通道。

## 四、神经

手部主要由正中神经及尺神经支配,桡神经仅支配部分手背感觉。

正中神经在腕上发出一掌皮支,支配手掌桡侧及大鱼际部感觉,主干在掌长肌深面进入腕管,刚出腕横韧带就分出大鱼际肌支,支配在鱼际诸肌(拇内收肌除外,拇短屈肌深头偶尔由尺神经支配)。正中神经出腕管后,相继发出感觉支配桡侧三个半手指。

尺神经在腕上分出一感觉支到手背,支配背面尺侧两个半手指。主干在豆状骨的桡侧进入尺神经管。在管内分成浅支和深支。浅支靠桡侧,主要是感觉支,支配掌短肌、手掌尺侧及尺侧一个半手指的感觉。深支是运动支,与尺动脉伴行,穿过小鱼际进入手掌,在屈指肌腱的深面,骨间肌的浅面与掌深弓伴行,沿途发出肌支,支配小鱼际肌、骨间肌及 3、4 蚓状肌,最后支配拇内收肌,偶尔支配拇短屈肌的深头。在腕部尺神经干内,深浅支有 5~6cm 的自然分束,在腕部吻合神经时,可按自然分束,分别吻合感觉、运动支。

手部感觉的神经支配有较多变异。拇指掌指关节背侧及大鱼际一部分偶可由肌皮神经终支支配。

### 五、骨关节及韧带

桡腕关节由桡骨、舟状骨、月状肌及三角软骨盘构成,尺骨不直接参加,桡腕关节是个球窝关节,能做多轴向运动。

腕掌关节中以拇指的最重要,由大多角骨与第一掌骨基部构成,是鞍形关节,关节囊较松弛,可做拇指屈、伸、内收和外展,是拇指对掌—外展运动的主要关节。

掌指关节由掌骨头与近节指骨基部构成。拇指的掌骨头较扁平,动度不及其他掌指关节大。每个掌指关节由侧副韧带及掌侧韧带加强。两侧的侧副韧带由近背侧斜向远掌侧走行。关节屈指曲时韧带绷紧,关节较稳定,伸直时韧带松弛。伸指位固定可引起韧带挛缩致屈曲受限,故手部外伤时应屈曲位固定。指间关节只作屈伸运动,两侧也有副韧带加强。结构与掌指关节相同。掌指关节是手指运动的主要关节,伸直位或过伸位强直时,虽指间关节屈伸正常,也难以与拇指捏握,功能严重受限。若能屈曲到 35°~45°则可发挥指间关节作用,手功能大大改善。

# 第二节　开放性手部损伤的处理

### 初期外科处理

初期外科处理是处理手外伤的主要环节,也是今后再次处理的基础。其处理原则是:早期彻底清创,防止伤口感染尽量修复损伤的组织,最大限度地保留手的功能。具体步骤是①清创;②修复组织;③闭合伤口;④包扎固定。伤口要及时止痛,注射破伤风抗毒素和抗感染药物。

**(一)麻醉**

手术应在完善的麻醉下进行。单指外伤,可用指神经阻滞麻醉;伤口累及手掌、手背或多指损伤,可做腕部神经阻滞;较大的伤口,最好在臂丛麻醉下进行。

**(二)清创**

清创的目的是清除伤口内的污物及异物,去除失去活力的组织,使污染伤口变成清洁伤口(不是无菌伤口)以预防感染,具体方法同总论创伤章。但强调:

(1)要认真做好伤口清洗,虽方法简单,却实为预防伤口感染的重要步骤,应十分认真进行。

(2)应遵循清创术的原理,由外及里、由浅入深地按层次有计划清创。手的结构复杂、精细、循环丰富,清创时要尽可能保留有血供的组织,少切除皮缘。

（3）在有计划清创的同时,全面、系统检查损伤组织,估计损伤程度及范围,必要时松止血带观察组织(如肌肉、皮肤等)的循环,以便制订全面的手术计划。

### (三)处理损伤

处理损伤的组织平时手外伤,只要条件许可,应尽可能一期修复损伤的组织。因为这时解剖关系清楚,继发变性轻微,不仅手术操作容易,而且效果好,功能恢复快。处理顺序是:

（1）骨、关节的处理与一般的清创原则一样,尽量保留骨碎片,仅去除完全游离的小骨片。复位后用克氏针交叉固定。长斜形骨折也可用加压螺丝钉。不做通过邻近关节的髓内固定。缝合开放的关节囊。

（2）修复肌腱、神经。

（3）一侧指动脉或指总动脉损伤,对手指循环影响不大,可不修复。两侧指动脉全断,常造成手指供血不足,则需修复。

### (四)闭合伤口

闭合伤口是预防伤口感染的重要措施。只有彻底清创基础上闭合了伤口,才能保护外露的深部组织,阻止细菌入侵,防止感染。手的循环丰富,抗感染能力强,手部闭合伤口时限一般可延长至受伤后 12h,但也不是固定不变的,可根据受伤性质、污染程度及气温高低等而增减,闭合伤口有以下几种方法:

1.直接缝合

皮肤没有缺损或缺损很少,可直接缝合,但切忌勉强做张力缝合。对跨越关节、与掌纹垂直、与指蹼平行的直线伤口,要做局部"Z"形皮瓣转移,避免瘢痕挛缩。

2.游离植皮

皮肤缺损创面的基底仍保留血运良好的组织床,骨质、肌腱没有裸露,可进行游离植皮,骨质、肌腱小片外露可用附近软组织(肌肉、筋膜)或软组织瓣覆盖,再行植皮,一般以中厚皮片为好,指腹、手掌也可用全厚皮片。

3.皮瓣覆盖

骨质、肌腱有较大裸露,常需皮瓣覆盖。

（1）局部皮瓣:指端小面积缺损可用指端各种皮瓣、鱼际皮瓣等,手背用局部任意皮瓣,拇指、虎口可用示指背侧皮瓣或示指背侧带神经血管蒂岛状皮瓣覆盖。

（2）邻指皮瓣是用相邻手指背侧的皮肤形成皮瓣,常用于覆盖指端或指腹的缺损。

（3）远位皮瓣大面积裸露则需大面积的远位皮瓣,常用的有臂交叉皮瓣,腹部皮瓣和髂腰皮瓣等。由于显微外科的迅速发展,近十年来不断设计出各种游离皮瓣,为手部创面提供更多的选择。比较适用于手部的有前臂皮瓣,隐动脉皮瓣,上臂内外侧皮瓣及腹股沟皮瓣及足背皮瓣等,可根据具体情况选用。

### (五)包扎固定

手部损伤包扎固定很重要。骨关节损伤,术后应包扎固定在功能位。肌腱神经损伤修复后应包扎固定于无张力位。

# 第三节　手部骨关节损伤

## 一、腕舟骨骨折

舟状骨是腕关节的重要组成部分,四周与桡骨及腕骨构成关节面,80％被软骨覆盖,营养血管从腰部及结节部进入,血流方向是由远而近的分布,腰部骨折可使近段骨血流中断。

### (一)骨折原因及分类

舟状骨骨折占腕骨骨折70％～80％。骨折原因:摔倒时,腕极度背屈,轻度桡偏位着地,舟状骨被桡骨背侧缘挤压而骨折。

骨折类型:

1.结节部骨折

循环不受影响,愈合快。

2.腰部骨折

可有移位,循环有严重障碍,近端骨可发生缺血性坏死,经较长时间固定,可望愈合。

3.近端骨折

循环完全丧失,易发生缺血性坏死及不愈合。

### (二)临床表现及诊断

伤后腕部桡侧肿胀疼痛,腕关节活动时疼痛加剧并受限。鼻咽窝及舟骨结节处有明显压痛。腕关节桡偏,沿Ⅰ、Ⅱ掌骨长轴叩击或挤压时均引起骨折处疼痛。

X线片需摄腕关节正、侧位及舟骨位三个方向,多能显示骨折线。有时没有移位的骨折,早期X线片为阴性。对可疑病例,应在两周后再照片复查,因伤后骨折处骨质吸收,骨折线增宽而显出。陈旧性骨折,可见骨折线明显增宽,骨折端硬化或囊性变,这是骨不连接的表现,若近段骨块密度增加、变形等则为缺血性坏死。

### (三)治疗

(1)新鲜骨折用前臂石膏管型固定于功能位,石膏范围应从肘下到远侧掌横纹,拇指包括近侧指节。固定期间,应坚持于指功能锻炼,以免关节强直。结节部骨折,固定4～6周,腰部或近端骨折固定3～4个月,有时甚至半年或一年。每2～3个月定期照片检查,固定至骨愈合为止。

临床上怀疑骨折而X线片阴性的患者,应先用石膏固定,2周后拆除石膏复查照片,证实骨折后继续固定。

(2)陈旧性骨折无症状或症状轻微者可不治疗,仅减轻腕关节活动量,继续随访观察。症状明显者,如未发现缺血坏死或骨不连接,也可试用石膏固定,常需6～12月才能达到骨愈合的目的。已发生骨不连接或缺血性坏死者,可根据具体情况采用桡骨筋膜骨瓣转移植骨术、钻孔植骨术、近端骨块切除术或桡骨茎突切除术等。腕关节有严重创伤性关节炎者可做腕关节融合术。

## 二、第一掌骨基部骨折

指第一掌骨基部1cm处的骨折,多为横行或粉碎骨折。骨折近端受拇长展肌的牵拉,向桡侧背侧移位,骨折远段受拇长屈肌及拇内收肌的牵拉,向掌侧尺侧移位,骨折部呈向背侧桡侧成角畸形。

伤后局部肿胀、压痛,拇指对掌外展动作受限。掌指关节及指关节仍可活动。

治疗:新鲜骨折复位较易,一手牵引并外展拇指,另一手拇指加压骨折处,纠正成角畸形。复位后前臂石膏固定拇指于外展位4～6周,石膏应包括近节指节。不稳定的骨折可行牵引固定。轻度成角的陈旧性骨折,对拇指功能影响不大者,可不处理。如成角大,虎口过小,可做第一掌骨基部楔形截骨术。

## 三、第一掌骨基部骨折脱位(Bennett 骨折)

第一掌骨受轴向暴力,使基部尺侧斜形骨折,骨折线通过腕掌关节,近端骨块呈三角形,被强大的掌骨间韧带保持原位。拇指腕掌关节是鞍状关节,掌骨基部尺侧骨折后,失去骨性阻挡,骨折远端滑向桡侧,再加拇长展肌及大鱼际肌等牵拉而造成腕掌关节脱位或半脱位,严重地影响拇指外展和对掌活动。临床上见第一掌骨向桡背侧突出,压痛及拇指活动受限,X线片检查可以确诊。

治疗:主要困难是复位后不易保持。手法复位方法与单纯第一掌骨基部骨折相同,复位后若能稳定,可于拇指外展位固定4～6周。手法复位后不能保持者,可在复位后,持续牵引(皮肤或骨牵引)保持拇指在外展对掌位,用压垫垫在掌骨基部,用管型石膏固定,再持续牵引6周。如不能保持对位应手术复位,用克氏针固定小骨块,另一克氏针固定掌骨基部于第二掌骨,保持复位,术后石膏固定4～6周。骨愈合后及时去除内固定,练习活动。

## 四、掌骨、指骨骨折

### (一)临床表现及诊断

多为直接暴力引起。可有局部肿胀、疼痛、畸形、压痛、异常动度、骨擦音、骨擦感、纵向叩击痛、活动障碍等表现。由于骨间肌、蚓状肌、屈指肌、伸指肌的牵拉,掌骨骨折及中节指骨基部骨折,骨折端向背侧成角,而近节指骨及中节指骨浅屈肌附着点以远的骨折,骨折端向掌侧成角。X线片可明确骨折类型及移位情况。

### (二)治疗

(1)闭合性、稳定性骨折一般采用手法复位,前臂石膏托或铝板功能位固定4～6周。

(2)开放性、不稳定性骨折采用开放复位,克氏针交叉或斜形固定,外加石膏托或铝板动能位固定4～6周。

## 五、掌指关节脱位

手指扭伤、戳伤、手指极度背伸时发生,拇指,食指最多,脱位后指骨向背侧移位,掌骨头突向掌侧,形成关节过伸位畸形。食指尚有尺偏及指间关节半屈曲畸形。关节脱位后,手法复位往往失败。因为拇指脱位时,掌骨头穿破掌侧关节囊,颈部被卡在纵行撕裂的关节囊间,有时籽骨或拇长屈肌腱也嵌入两关节面之间,使复位困难。食指脱位时,掌骨头从掌板近端穿破关节囊,掌板嵌在两关节面之间,掌骨颈两侧夹在屈指肌腱及蚓状肌之间,造成复位困难。

治疗:可先试行手法复位。若不成功,即手术复位,牵开夹住掌骨颈的组织,还纳掌骨头,屈曲位固定3周。

# 第四节　手部肌腱损伤

手部肌腱损伤多为开放性,以切割伤较多,常合并指神经伤或骨折等,也可有闭合性撕裂。肌腱断裂后,相应的关节失去活动功能。如指深屈肌腱断裂,表现为远侧指间关节不能屈曲;指深浅屈肌腱均断裂,则远近侧指间关节均不能屈曲。由于手内肌仍完整,掌指关节屈曲不受影响。伸肌腱不同部位断裂,其相应关节不能伸展,并可出现畸形。有时肌腱不完全断裂,关节虽仍能活动,但做抗阻力试验时无力、疼痛。只要条件允许,如伤口在12h以内,伤口较整齐,污染不重,肌腱没有或很小缺损等,都应争取早期缝合肌腱。肌腱手术的最大难题是术后肌腱粘连,目前尚未很好解决。若在手术中遵循肌腱损伤的治疗原则,采取"无创伤"操作技术,熟练掌握肌腱修复方法,术后早期功能锻炼,则可以减少粘连,获得较好的效果。

## 一、屈肌腱损伤
根据屈肌腱的解剖和处理特点,分为五个区。

### (一)深肌腱抵止区(Ⅰ区)
从中节指骨中份至深腱抵止点。该区只有指深屈肌腱,断裂后应争取早期修复,直接缝合断端。若在抵止点1cm以内断裂,可将腱端前移,即切断远断段,将近端重新附着于止点处。

### (二)腱鞘区(Ⅱ区)
从腱鞘开始至指浅屈肌的附着处(即中节指骨中份),在此段深、浅屈肌腱被限制在狭小的腱鞘内,伤后很易粘连,处理困难,效果较差,故又称为"无人区"。目前一般主张,如系指浅屈肌腱牵拉断裂可不吻合,以免粘连,深肌腱浅肌腱同时断裂,仅吻合深肌腱,同时切除浅肌腱,保留腱鞘及滑车。亦有主张同时修复深浅屈肌腱。

### (三)手掌区(Ⅲ区)
脱横韧带远侧至肌腱进入腱鞘之前的区域。手掌内深肌腱的桡侧有蚓状肌附着,断裂后限制近端肌腱回缩。在蚓状肌区深浅肌腱同时断裂,可以同时吻合,用蚓状肌包裹深肌腱,防止与浅肌腱粘连。蚓状肌至腱鞘段,仅吻合深腱,切除浅腱。

### (四)腕管区(Ⅳ区)
九条肌腱及正中神经挤在腕管内,空间较小,正中神经浅在,常与肌腱同时损伤。处理时应切开腕横韧带,仅缝合深肌腱及拇长屈肌腱,切除浅肌腱,以增大空隙。吻合口应不在同一平面。必须同时吻合正中神经。

### (五)前臂区(Ⅴ区)
从肌腱起始至腕管近端,即前臂下1/3处。此区屈肌腱,有腱周组织及周围软组织保护,粘连机会少。屈肌腱在此区损伤,应全部做Ⅰ期缝合,效果常较好。但在多条屈指深浅肌腱断裂时,要避免吻合口在同一平面,以减少粘连。

拇长屈肌腱断裂,亦应争取Ⅰ期修复。在掌指关节平面,肌腱被夹在两块籽骨之间,易造成粘连。该平面的断裂,不直接缝合肌腱,而是切除远断端,在腕上腱—腹交界处做肌腱延长,将远断端前移,重新附着于止点处,亦可行环指屈指浅肌腱转移代拇长屈肌腱。止点 1cm 以内断裂,通常采用肌腱前移法,但不延长肌腱。

## 二、伸指肌腱损伤

### (一)伸肌腱止点断裂

多为戳伤,远侧指间关节突然屈曲而撕脱伸腱附着点,局部切割伤亦可割断。表现为锤状指畸形,部分患者伴有撕脱骨折。

1.开放伤

清创后缝合肌腱,手指置于远侧指间关节过伸,近侧指间关节屈曲位,使伸肌腱松弛,用石膏或铝板固定 4~6 周。

2.闭合伤

固定于上述位置 4~6 周。如伴有较大块的撕脱骨折,可早期手术,用"拉出钢丝法"固定骨折片,外用石膏或铝片夹板固定。

3.陈旧性损伤

近端肌腱回缩,在断裂处形成瘢痕,使肌腱松弛。对功能影响不大者可不处理。如功能影响大,则手术处理,在远侧指间关节背侧做 S 形切口,翻开皮瓣,重叠缝合肌膜。术后固定于上述位置 4~6 周。

### (二)伸肌腱中央束断裂

屈指时,近侧指间关节背侧突出,该处易受损伤,常伴中央束断裂。正常进中央束与两侧束均在手指长轴的背侧,中央束断裂后,侧束仍可伸指。若不及时修复中央束,随着屈指活动,两侧束逐渐滑向掌侧,此时侧束就不能起伸指作用,反使近侧指间关节屈曲,远侧指间关节过伸,形成典型的"钮孔"畸形。

治疗:

(1)新鲜的开放伤或闭合撕裂,都需手术,Ⅰ期修复中央束。

(2)陈旧性撕裂,若屈曲畸形小,可不处理,伸指差 30°以上,影响功能大,可手术修复。

### (三)手背、腕背及前臂伸肌腱损伤

均应Ⅰ期缝合断裂的伸肌腱,效果较好。在腕背部断裂时,要切开相应部分的腕背横韧带及滑膜鞘,使肌腱直接位于皮下。

# 第五节　手部神经损伤

手部主要由正中神经及尺神经支配,桡神经只支配部分手背感觉,本节只讨论手部神经损伤的特点。

(1)手部神经损伤,只要条件允许,应争取Ⅰ期修复。

（2）正中神经刚出腕管即发出一支大鱼际支，行走很短距离即进入大鱼际诸肌，支配拇短展肌，拇指对掌肌及拇指屈肌浅头，该段很容易损伤。损伤后拇指失去对掌、外展能力，严重影响手功能，应争取Ⅰ期修复神经。神经无法修复时应Ⅱ期做拇指对掌成形术。正中神经的其余分支均为感觉支，支配桡侧三个半手指。断裂时直接吻合效果好，有较大缺损时可做神经移植术，效果亦较好。

（3）尺神经在前臂中下 1/3 交界处已分出手背感觉支，腕部损伤时，手背尺侧感觉仍正常，只有掌侧感觉丧失。尺神经的感觉、运动支在腕部已自然分出，所以手术时应分别分离出两端的感觉、运动支，将性质相同的神经作吻合，手掌区尺神经运动支可单独损伤，仅表现为爪形手，手内肌萎缩，手指不能内收外展，而感觉正常。单纯运动支吻合后，效果也较好，无法修复的尺神经损伤，可做手内肌成形术，改善手的功能。

# 第六节　拇指再造术

拇指能外展，对掌，与其余手指相对，准确而有力地完成握、捏等动作。拇指约占手功能的40%。拇指的缺损，将严重影响手的功能。因此，拇指伤残后，如何再造拇指，恢复功能，是手外科的重要课题。

处理好急症拇指外伤是挽救功能的关键，外伤性断拇，应首先争取拇指再植。如无再植条件，可采用吻合神经、皮管包埋法再造拇指。即切除断指的皮肤、指甲，保留两侧指神经、肌腱、克氏针交叉固定骨骼，吻合神经、肌腱、锁骨下皮管包埋，3～4 周后断蒂。这个方法可形成良好感觉的拇指，越来越多的人采用甲瓣急诊再造拇指，获得较满意效果。

## 一、拇指缺损的分类

1.Ⅰ度

自近节指骨远端或指间关节缺损。

2.Ⅱ度

自掌指关节缺损。

3.Ⅲ度

经掌骨缺损。

4.Ⅳ度

整个拇指连同大多角骨缺损。

## 二、拇指再造的方法

根据缺损程度及功能要求，可选不同的再造方法。

### （一）指间关节缺损（Ⅰ度缺损）

仍保留拇指部分功能，非特殊职业需要，一般不需做处理。

### （二）近节指骨中段缺损

保存的拇指长度较短，对功能影响较大，可选下述方法，改进拇指功能。

（1）虎口加深术：可相对延长拇指长度。方法是 Z 形切开虎口皮肤，切断挛缩的拇内收肌条索，必要时转移示指背侧皮瓣，加深虎口。

（2）帽状皮瓣提升法：又叫脱套植骨术。适于残留 1/2 或 1/3 近节指骨，拇指残端皮肤很松者。方法：在残端近侧 3～4cm 处环形切开皮肤，向近端游离神经和动、静脉。全层游离远侧皮瓣形成帽状皮瓣，指端植骨，提升帽状瓣覆盖骨端，近端创面植皮修复。此法可延长拇指1～1.5cm。

（3）第一掌骨延长术：手术显露第一掌骨干，骨膜下切断掌骨后嵌入植骨块，延长掌骨，亦可切断掌骨后，安装撑开器，关闭伤口，逐日撑开，延长掌骨，Ⅱ期植骨。

（4）以跖底动脉为供血动脉的第二趾部分游离移植再造拇指。此法外观及功能均较满意。

**（三）掌指关节或部分掌骨缺损（Ⅱ～Ⅲ度缺损）**

拇指完全缺如，仅存第一掌骨或部分掌骨，大鱼际功能部分或全部存在。根据具体情况选用下述方法。

**1.转移邻近残指再造拇指**

利用功能不大的伤残邻指做拇指再造术，应为首选方法。要求转移的残指循环、感觉良好，神经血管未受损伤。设计利用适当长度的残指，连同肌腱、神经、动脉、静脉及血管周围软组织，一并转移至第一掌骨。克氏针交叉固定骨骼于对掌位，使之能与各指指腹接触。此法不需切断神经血管，可形成感觉、运动功能良好、外形较满意的拇指。

**2.游离移植第二足趾再造拇指**

是我国杨东岳等于 1966 年创用，它为拇指再造提供了一个较理想的新方法。此法可增加一个手指，适用于拇指Ⅱ、Ⅲ度缺损，特别是伴有两指以上缺损者。此外，四指缺损者亦可用此法再造手指。游离第二趾也可为手再造提供手指。

第二足趾较长，外形接近拇指，切除第二趾及第二跖骨头对走路功能外形影响很少。方法：切开皮肤，向远端游离足背动脉、大隐静脉、趾屈、伸肌腱及趾神经并高位切断，离断跖趾关节或跖骨颈，完全游离足趾，移植于拇指处。克氏针交叉固定骨骼于对掌位，分别与拇指屈伸肌腱、指神经及桡动脉、头静脉吻合，一次完成再造手术。再造的拇指，不但外形较好，感觉运动功能亦较满意，但技术上要求较高。

近年来，有人用类似的方法，用游离趾甲皮瓣加髂骨移植再造拇指，获得外形良好的拇指，但对足部功能影响较大。

**3.转移正常示指再造拇指**

又称示指拇指化。Ⅱ、Ⅲ度拇指缺损，如不能采用上述方法再造拇指，可考虑转移正常示指。此法优点是保留神经血管及肌腱的连续性，易于成功，再造的拇指感觉、运动功能良好。其缺点是用正常示指，代价较大，手术方法与残指转移法相同，但应注意拇指长度，不可过长。

**4.皮管加植骨法再造拇指**

方法是第一掌骨残端植骨，用皮管（如锁骨下皮管）包埋，3～4 周后断蒂，形成拇指。用此法再造的拇指，循环感觉都很差，常冻伤或烫伤，功能不好，现已基本废弃，仅在个别情况下应用。为改善感觉功能，可切取环指一侧带神经血管蒂的岛状皮瓣，转移至拇指皮管上（常转移至指尖及尺侧），使该区有良好的感觉。

# 第七节　手的功能恢复

对待手部损伤,除及时正确地进行初期外科处理和必要的晚期处理外,还应该充分发挥伤员的主观能动作用,积极地、长期地进行手的功能锻炼,多使用患手,应用理疗、体疗、弹性夹板等辅助方法,争取最大限度地恢复手的功能。

## 一、功能锻炼

分主动及被动锻炼,应从早期开始,有计划地进行。在石膏固定期间以主动锻炼为主,积极活动未固定的手指及上肢的各关节。固定部位亦可做肌肉静力收缩练习(肌腱缝合术后早期不做)。去除固定后,仍以主动活动为主,亦需逐渐作关节被动活动。要求伤员在医生指导下长期刻苦锻炼,从轻到重、从小到大地活动每个关节。此外,积极使用患手是最好的功能锻炼方式,日常生活及工作中应尽量运用患手,如拿筷子、执笔、扣纽扣和系鞋带以及使用钳子、螺丝刀等工具,也可执钢球、玻璃球练习。总之,要充分发挥伤员的积极性,主动坚持功能锻炼。

## 二、物理疗法及体育疗法

理疗能促进手部循环,消除水肿和软化瘢痕等,有利于手的活动,但不能代替功能锻炼。体疗是在医生指导下,对患手做适当的按摩活动,利用各种器械练习关节活动。理疗与体疗相互配合,收效更好。

## 三、支具治疗

关节活动受限或僵硬的患手,配戴各种弹簧夹板,利用弹簧或橡皮筋的弹性持续牵引,帮助关节主动、被动活动,预防或纠正关节、肌腱、肌肉的粘连与挛缩。

戴上夹板后,利用橡皮筋的弹性拉力。使掌指关节强力被动屈曲,也可做主动的屈伸活动。

# 第六章　脊柱疾病

## 第一节　颈椎管狭窄症

### 一、病因

由骨性或纤维性增生引起颈椎管狭窄并出现脊髓压迫系列临床表现者,称为颈椎管狭窄症。其发病率仅次于腰椎管狭窄症。随着人口的老龄化和诊断技术的发展以及认识水平的提高,这一疾病会逐年增多。通常根据病因的不同,将其分为两类。

**（一）发育性颈椎管狭窄**

指各种先天性因素影响颈椎椎弓的发育过程,使椎管矢状径小于正常范围。此种椎管狭窄并不一定发展成为临床上的颈椎管狭窄症,在幼年时很少发病,只有当椎管与其内容物不相适应时,才出现狭窄症。

**（二）继发性颈椎管狭窄**

(1)退变性椎管狭窄。为本病最常见的类型,见于中老年人。主要源于椎间盘退变、椎体后缘骨质增生、黄韧带肥厚、椎板增厚、小关节肥大等因素,使椎管内容积变小,最终导致脊髓神经受压。

(2)医源性椎管狭窄。主要是指手术引起的椎管狭窄,原因包括椎管内外瘢痕组织增生和粘连、颈椎失稳所致的骨纤维增生、融合术后骨块突入椎管等。

### 二、病理

颈椎管狭窄症的病理改变包括如下几个方面。

(1)椎弓根变短,使椎管矢状径变小。

(2)椎体后缘增生、后纵韧带骨化和椎间盘膨出、突出等结构性改变,造成脊髓前方受压,特别是颈椎过伸时,这种压迫更加严重。

(3)椎板增厚、黄韧带松弛增厚,以及术后硬膜外瘢痕等因素,均可自后方压迫脊髓。

(4)小关节突增生、内聚,自侧后方压迫脊髓。

由此可见,构成颈椎管的管壁结构,无论是骨性的,还是纤维性的,都可在病理状态下引起椎管狭窄压迫脊髓。一般情况下,狭窄为多节段的,但每一狭窄椎节的狭窄程度并不一致,有时在同一水平,狭窄致压因素可来自不同的方向,既有后外侧的,又有前方的。

### 三、临床表现

本病多见于中老年人,男女无明显差别,好发于下颈椎,以颈4～颈6水平多见起病缓慢,呈进行性加重,病情发展快慢不一。常见的早期症状为四肢麻木、无力、发凉、紧束感,行走时足底多有踏棉感。四肢可同时发病,也可一侧肢体先出现症状,继而累及对侧肢体。上肢症状多早于下肢出现,严重者可出现呼吸困难,大小便无力或失禁。查体可见患者呈痉挛步态,行走缓慢,颈部多无压痛,活动不受限,四肢及躯干感觉减退或消失,肌张力增高,肌力减弱,反射亢进,Hoffmann 征阳性,并可出现髌阵挛、踝阵挛及 Babinsky 征阳性。

## 四、辅助检查

### (一)X 线片检查

测量颈椎椎体和椎管的矢状径,对判断是否存在椎管狭窄有重要意义。椎管矢状径是指椎体后缘中点到椎板连线的最短距离,椎体矢状径是指自椎体前缘中点至椎体后缘中点的连线,前后两者之比称为椎管比值,又称为椎管狭窄指数。根据我国正常人颈椎 X 线侧位片测量结果,一般认为,椎管比值应大于 0.75,低于 0.75 者为椎管狭窄;颈椎椎管矢状径以 13cm 为临界值,大于 13cm 为正常,小于 13cm 为椎管狭窄。除椎管测量外,X 线片还可观察到一些对诊断有辅助意义的改变。

(1)颈椎生理前突减小或消失。

(2)椎间隙变窄。

(3)椎体后缘骨质增生,可仅为 1～2 节,亦可为广泛性增生。

(4)椎弓根短而粗。

### (二)CT 检查

CT 可清楚显示椎管狭窄程度及其范围,是否存有脊髓和神经根受压,以及确定哪一种结构是主要致压物质,如椎板增厚,黄韧带肥厚内陷,椎体后缘增生及后纵韧带骨化等。

### (三)椎管造影

颈椎管造影术对确定狭窄的部位和范围以及手术方案制订有重要意义。造影途径有两种:经腰椎穿刺和经小脑延髓池穿刺。临床上常用的造影剂为 Amipaque 和 Omnipaque。颈椎管狭窄造影主要有两种表现。

(1)完全性梗阻。较少见,正位片见碘柱呈毛刷状,侧位片显示碘柱前后方均有明显压迫,呈鸟嘴状。

(2)不完全梗阻。碘柱呈节段性充盈缺损,似串珠状,多数狭窄属于这一情况。

### (四)MRI 检查

MRI 可清楚了解椎管内外的解剖结构,但对椎体、椎板皮质及骨化的韧带结构显示不够理想。本病的主要表现有:

(1)椎管均匀性狭窄,无脊髓局限性受压,可见构成椎管的结构退行性改变。

(2)黄韧带退变增厚,形成折皱并突入椎管,如为多节段受累,则呈搓板状。

(3)椎间盘突出伴骨赘形成,单一节段呈半月状,多节段受累时为花边状。

(4)黄韧带折皱和椎间盘突出同时存在,可出现蜂腰状或串珠状改变。

## 五、诊断与鉴别诊断

根据上述表现,诊断确立多无困难,一般可依据症状、体征及 X 线片和 CT 检查做出明确诊断。需与下列疾病相鉴别。

### (一)脊髓型颈椎病

该病的发病年龄、临床表现及影像学表现酷似颈椎管狭窄症,但多数患者椎体束受累明显,结合 MRI 检查,不难做出诊断。

## （二）颈椎后纵韧带骨化症

本病侧位平片可见椎体后缘有骨化阴影，呈长条状，可为节段性，亦可为连续性，CT 检查可清楚显示椎体后方有骨化，脊髓压迫症状常较严重。

## （三）椎管内肿瘤

单纯依靠临床表现往往难以鉴别。仔细阅片有些可见椎弓根变薄、间距增宽、椎间孔扩大等占位征象，造影可见杯口状改变，脑脊液蛋白含量增高，MRI 对椎管肿瘤的确诊具有决定性意义。

## （四）脊髓空洞症

本病多见于青年人，好发于颈段，发展缓慢，病程长，感觉分离现象是其特征，即痛温觉消失，而触觉和深感觉存在。MRI 检查可见颈髓囊性改变，中央管扩大。

# 六、治疗

## （一）非手术治疗

适于早期病情较轻患者及手术前后的辅助治疗。以颈部保护为主，适当给予药物营养神经和对症治疗。本病不适宜行牵引和推拿治疗。椎管内注射激素治疗，对脊髓受压较轻者有一定治疗效果。

## （二）手术治疗

本病以手术治疗为主。常用的术式有三类。

### 1.椎板切除减压术

为颈椎传统术式，优点是直接切除椎管后壁的致压物，但不能解除来自脊髓前方的压迫，只能通过脊髓后移而间接缓解前方压迫。近年来发现广泛椎板切除后瘢痕形成和收缩，从一定程度上降低了疗效，远期可出现颈部疼痛、症状加重或成角畸形，即所谓医源性椎管狭窄和颈椎失稳，应予重视。对椎体间关节不稳定者，可行后路植骨融合术。

（1）适应证。主要用于以椎管后面及后外侧致压为主的椎管狭窄。对合并颈椎病的手术治疗，应根据症状出现的先后顺序及程度来决定是先行前路还是先行后路。本手术还可用于颈椎骨折并脊髓损伤者、颈椎管肿瘤及颈段粘连性蛛网膜炎等。

（2）麻醉及体位。一般选择局部分层浸润麻醉，通常选用 0.5%～1% 普鲁卡因，总量不超过 0.5g，先行皮内及皮下浸润，切开皮肤后再向肌层及椎板浸润。体位采用俯卧及侧卧均可，个别病例亦可采用俯坐位。

（3）手术步骤：①显露椎板。取后正中切口，一般上方起自枕骨粗隆，下方止于第 7 颈椎棘突，切开皮肤、皮下组织，采用苏氏（双关节撑开器）拉钩迅速将切口撑开，以减少出血，中线切开项韧带，锐性剥离棘突两侧椎旁肌肉，纱布填塞止血，继续扩大撑开，充分显露双侧椎板。②切除椎管后壁。根据分叉的第 2 颈椎棘突或大而长的第 7 颈椎棘突确定拟切除的椎节（对二次手术者可考虑 X 线片定位），自切除范围的下端椎板的下缘，用薄型咬骨钳先咬开一小口骨窗，逐渐向上、向两侧切除预定范围的椎板和黄韧带，显露硬脊膜囊。对于狭窄严重者，不要采用冲击式咬骨钳，以免其头部进入椎管压迫脊髓，可选用气动钻或尖嘴咬骨钳操作。③椎管探查。视野冲洗后，如硬膜囊搏动良好，用神经剥离子探查双侧关节突无内聚压迫，可考虑结束手术；若压迫存在，应进一步仔细切除，若硬膜囊搏动不明显或硬膜囊内有病变，可进一步向头端咬除椎板减压或切开硬膜探查。切开前先放置棉片,以对将要切开探查的硬膜囊加以保护,尖刀切开硬膜后,缝合、悬吊硬膜2~4针,透过蛛网膜观察其下腔有无病变异常,再在蛛网膜上切一小口,用一干净小棉片放入硬膜囊内;并沿此口扩大剪开硬膜及蛛网膜2~3cm,吸除溢出的脑脊液,如见有束带粘连可予以剪断,如齿状韧带紧张也应一并剪断。④缝合切口冲洗后,缝合硬膜囊,一般两针间撒为2mm,距切口边缘1mm左右。另切一口,放置橡皮引流管于切口深部,依次缝合切口各层。

(4)术后处理。平卧位,颈部制动,术后24~48h拔除引流管,常规应用激素3~5天,抗生素5~7天。10天切口拆线,半月后下床活动,颈部石膏托固定3个月。

2.扩大性椎板切除减压术

此种手术是在前者基础上,向两侧扩大减压范围达双侧部分小关节。单纯椎板切除减压,即使切断双侧齿状韧带,也难于解除来自椎管前方的压迫,尤其是来自侧方肥大增生、内聚的关节突压迫。因此,有人主张将双侧椎间孔后壁切开行广泛性颈后路减压术。该术式对颈椎的稳定性破坏较大,在选择时需慎重考虑。

3.颈椎后路椎管成形术

目前临床上常用的术式有以下五种:单开门椎管减压术,双开门椎管减压术,颈椎后路"Z"字成形术,半椎板切除椎管成形术及棘突漂浮(悬吊式)椎管成形术。其优点是不同程度地保留了椎管后壁结构,同时又扩大了椎管的有效容积,但其操作较为复杂,手术选择应慎重。

# 第二节　颈椎病

颈椎病是指因颈椎间盘退变本身及其继发性改变刺激或压迫邻近组织,并引起一系列症状和(或)体征者。因此,本病又称为颈椎间盘病。主要发生于中老年人,其患病率之高是相当惊人的,已超过临床常见的下腰痛,是脊柱外科最为常见的疾病。随着我国社会的老龄化,对这一疾病的研究和防治将备受关注。

## 一、病因

1934年Peet、Echals辨认清楚软骨瘤实际上是脱出的椎间盘组织,同年,Mixter和Bsrr在提出腰椎间盘突出症概念的同时,报道了4例颈椎间盘突出。尽管经历了60余年,人们对颈椎的应用解剖和定量解剖做了大量工作,不少学者从组织学、免疫化学、生物化学、遗传学、社会学及统计学等诸多方面对颈椎病进行了深入细致的研究,但对其病因及分类等仍存有争议。一般认为,颈椎病的发病与多种因素有关,椎间盘的退变贯穿于整个疾病的全过程,是最为主要的致病因素。颈椎病发病因素如下。

### (一)颈椎的退行性改变

此种变化是颈椎病发生的根本原因,尤其是继发的椎节退行性改变。

1.椎间盘变性

由髓核、纤维环和椎体上、下软骨板构成的椎间盘,使上、下两节椎体紧密连接,担负着维持椎体间高度、吸收震荡及传导轴向压缩力等重要生理功能。如其中之一出现变性，其形态和功能会相继发生异常变化，最终影响或破坏颈椎骨性结构的内在平衡，诱发或促进颈椎其他退行性变。由此可见，椎间盘退变是颈椎病发病的最根本因素。

(1)纤维环。20岁左右开始变性。早期为纤维组织透明变性、纤维增粗和排列紊乱，进而出现裂纹甚至完全断裂。其病变程度和纤维断裂的方向与深度常和髓核的变性程度与压力的方向，及强度相一致。纤维环断裂以后侧为多见，此除与纤维环组织在前方较厚和髓核位置偏后有关外，亦与人们习惯于屈颈位以致髓核被挤向后方而增加该处的压力有关。如能及早消除纤维环早期变性的致病因素，则有可能使其中止发展或复原。一旦形成裂隙，则由于局部缺乏良好的血供而难以恢复。

(2)髓核。一般在25岁以后出现变性。此种富含水分、具有良好弹性的黏蛋白组织，呈白色，内含软骨细胞和纤维母细胞，幼年时含水量达80％以上，老年则降低至70％。髓核内含水量的多少决定了其内在压力调节水平和弹性状态。多在纤维环变性的基础上继发变性。早期为水分丢失和吸水功能减退，体积相应减少，渐而其正常组织结构被纤维组织取代。在局部负荷大、外伤多和易劳损的情况下，由于椎间隙内压力的增高而使其变性速度加快。如此，一方面促使纤维环的裂隙加深；另一方面，变性的髓核有可能沿着纤维环所形成的裂隙而突向边缘。此时如果纤维环完全断裂，则髓核可抵达后纵韧带或前纵韧带下方，并可形成韧带下方的骨膜分离、出血等。变性与硬化的髓核也可穿过后纵韧带裂隙而进入椎管内。此种侵入椎管内之髓核在早期尚为可逆性，经有效的治疗有可能还纳；若与椎管内组织形成粘连，则难以退还原位。

(3)软骨板。其退变较晚，主要表现为功能改变。研究表明，软骨板相当于髓核部位的中央区，具有半透膜作用，与髓核的涵水性能和体液营养物交换密切相关。Kokubun等通过病理切片发现，软骨终板型颈椎间盘突出是常见的现象，提示髓核内的裂隙可延伸至软骨板，软骨板可随同髓核一起突出于纤维环之外。软骨板的退变可进一步加剧纤维环和髓核的变性与老化。

由此可见，上述三者的病理过程是相互关连、相互制约的。三者相互作用加剧了椎间盘的退变，形成一个恶性循环，使本病难以恢复。

2.椎间盘的边缘变性

(1)椎间盘—韧带复合体的形成。在前者基础上，由于椎间盘的变性，髓核在高压下向后方突出或脱出，直至韧带下方，致使局部压力增高，有可能引起韧带连同骨膜与椎体后缘分离，形成菱形间隙。而且椎间盘变性本身尚可造成椎体间关节松动和异常活动，从而更加剧韧带—椎间盘间隙的形成。病理显示该间隙内有血管内皮细胞和成纤维细胞增生，并形成肉芽组织。

(2)椎体边缘骨刺形成。随着韧带下间隙的血肿形成，成纤维细胞即开始活跃，并逐渐长入血肿内，渐而以肉芽组织取代血肿。如在此间隙处不断有新的撕裂及新的血肿，则在同一椎节可于显微镜下显示新、老各种病变并存的现象。随着血肿的机化、老化和钙盐沉积，最后形成突向椎管或突向椎体前缘的骨赘(或称之骨刺)；此骨赘可因局部反复外伤、周围韧带持续牵拉和其他因素，通过出血、机化、骨化或钙化而不断增大，质地变硬。因此，晚期病例尤以多次外伤者,可如象牙般坚硬,从而增加了手术切除的难度及危险性。骨赘的形成可见于任何椎节,但以遭受外力作用较大的颈 5～颈 6、颈 4～颈 5 和颈 6～颈 7 最为多见。从同一椎节来看,钩突处先发居多,其次为椎体后缘及前缘。

**3.颈椎其他部位退变**

颈椎的退变不仅仅表现在椎间盘以及相邻近的椎体边缘,还包括:

(1)小关节。随着椎间盘形态和功能的改变,颈椎所受应力发生重新分布,关节面压力的大小和方向均发生改变:一是关节囊所受牵引力加大,产生充血水肿和增生;二是关节软骨损害退变,逐渐波及软骨下,最终形成损伤性关节炎。晚期可导致关节间隙变窄和小关节增生,椎间孔前后径及上下径均变窄,加之骨刺形成等因素,脊神经根易于受到刺激或压迫,以致影响根部血管的血流及刺激或压迫脑脊膜返支窦椎神经而产生相应的临床症状。

(2)黄韧带。黄韧带退变是颈椎椎节稳定失常时的一种代偿性表现。早期表现为韧带松弛,渐而增生、肥厚,并向椎管内突入。后期则可能出现钙化或骨化。此种继发性病变虽不同于发育性颈椎椎管狭窄症,但当颈部仰伸时,同样易诱发或加重颈椎病的症状。此主要因该韧带发生皱褶并突向椎管,致使脊神经根或脊髓受刺激或压迫之故。

(3)钩椎关节增生。钩椎关节并非生来就有,它是在生长发育及退变过程中,由于颈部生物力学需要而形成的。

(4)前纵韧带与后纵韧带。其退行性变主要表现为韧带本身的纤维增生与硬化,后期则形成钙化或骨化,并与病变椎节相一致。此种现象不妨将其视为人体的自然保护作用。由于韧带硬化与钙化后可直接起到局部制动作用,从而增加了颈椎的稳定性,减缓了颈椎病向更进一步的发展与恶化。

(5)项韧带和颈部肌肉。其退变情况与前者相似,往往以局部的硬化与钙化而对颈椎起到制动作用。

**(二)慢性劳损**

所谓慢性劳损是指超过正常生理活动范围最大限度或局部所能耐受时值的各种超限活动所引起的损伤。它明显有别于意外创伤,是一种长期的超限负荷,易于被忽视。事实上,这也是构成颈椎骨关节退变最为常见的因素之一,并对颈椎病的发生、发展、治疗及预后等都有着直接关系。常见慢性损伤有三种。

(1)睡眠体位不良。人的一生大约有 1/3～1/4 的时间是在床上度过的,一般枕头偏高。由于休息状态下的大脑不能及时调整,必然会造成椎旁肌肉、韧带及关节的平衡失调,加速其退变。另一方面,在睡眠状态下,椎间盘内部长时间受力不均,影响其涵水作用,退变也不可避免。因此,不少病例的早期症状是在起床后出现的。

(2)工作姿势不当。某些工作量不大,强度不高,但处于坐位,尤其是长期低头工作者,包括家务劳动者、刺绣女工、办公室人员、计算机工作者、仪表流水线上的装配工等。除因长期低头造成颈后部肌肉韧带组织劳损外,在屈颈状态下,椎间盘的内压也大大高于正常体位,加速了间盘退变。此外,某些头颈常向某一个方向转动的职业,如手术室护士、交通警、教师等,亦易引起颈部劳损。

(3)日常生活习惯。长时间低头玩麻将、打扑克,长时间看电视和报纸(尤其是高枕而卧),

这些生活习惯的共同特征是颈椎长时间处于屈曲状态,颈后肌肉和韧带组织超限负荷,容易引起劳损。

### (三)头颈部外伤

头颈部外伤与颈椎病的发生及发展有着直接关系。临床研究材料表明,颈椎病患者中约有半数以上病例与外伤有改接关系。根据损伤类型、部位及程度,对颈椎可产生不同的影响。

(1)垂直压缩暴力所致颈椎椎体压缩性骨折,可造成颈椎生理前屈消失或减小,受损节段椎间盘受力增大,加速颈椎退变。

(2)暴力可直接导致颈椎间盘突出,表现为不同程度的颈脊髓神经损害。

(3)前纵韧带撕裂,可造成颈椎不稳,加速受损节段的退变。

(4)一过性颈椎脱位,过屈暴力使颈椎前脱位,当暴力消失后,脱位的椎节可复位,由于局部软组织的损伤,势必造成相应节段的不稳,如不能得到及时妥善的处理,日后颈椎不稳会进一步加重,椎体后缘骨质增生,形成对脊髓神经的刺激和压迫。

(5)对合并颈椎管狭窄的患者,颈椎损伤可造成以下三种情况:①急性脊髓前中央动脉综合征,因脊髓前中央动脉受压后阻塞而造成脊髓前方缺血,以致出现四肢突发性瘫痪;此多系椎间隙后方的骨赘或突出之髓核压迫脊髓前方的脊髓前中央动脉所致。②急性脊髓沟动脉综合征,其机制与前者相似,受压血管为脊髓前中央动脉之分支沟动脉,临床表现为上肢重、下肢轻的肢体瘫痪。③急性脊髓中央管综合征,在颈椎过度仰伸状态下,由于退变、增厚之黄韧带突向椎管,以致脊髓中央管处遭受高压,并在中央管周围引起水肿、渗出和出血性改变。临床上主要表现为上肢瘫痪重于下肢、温痛觉消失和X线片上显示椎前阴影增宽等三大特点。

### (四)颈部炎症

颈部的一些急慢性感染,可直接刺激邻近的肌肉和韧带,使韧带松弛,肌张力下降,椎节的内外平衡失调,破坏了其稳定性,促进和加速颈椎退变的发生和发展。

### (五)发育性颈椎管狭窄

正常人颈椎管较为宽大,即使随着年龄的增加,颈椎退变的加剧,包括某些明显的椎体后缘骨赘增生,临床上却并未发病,这与正常人椎管存有一定的储备代偿间隙有关。如果椎管为发育性狭窄,这就意味着代偿间隙减小或消失,容易遭受外伤和颈椎退变的刺激和压迫,发病较早或较重。

### (六)颈椎先天性畸形

研究发现,在颈椎病患者中,局部的畸形数为正常人的1倍以上。这说明骨骼变异与颈椎病的发生有着一定的关系。颈椎畸形对颈稚病发病的影响主要表现在两个方面:一是应力改变;二是继发性神经血管的刺激和压迫。

(1)先天性椎体融合。以颈2、颈3和颈3、颈4多见,其次为颈4、颈5,多为双节单发。由于椎体融合,邻近椎间关节原有的活动度势必转移至相邻的上下椎节,造成其应力集中,退变加剧,甚至出现损伤性关节炎。先天融合者,临床上多见其下一椎节退变明显。近年来已发现,由于手术融合相邻节段的退变加剧,甚至产生临床症状。如同时伴有椎管发育性狭窄,则其发病明显为早。

(2)棘突畸形。此种畸形虽不少见,但如对X线片不注意观察,则不易发现。棘突畸形主要影响颈椎外在结构的稳定性,因而间接地构成颈椎病发病的因素之一。

## 二、发病机制与分类

近年来国内外不少学者试图对颈椎病的发病机制作一较系统而全面的解释,但由于人类机体的特殊性和明显的个体差异,当前尚难达到目的。动物模拟试验因为无法获取与人类相似的生活及社会条件,亦难以取得进展。因此,对这一复杂问题尚有待今后继续研究。一般认为,颈椎病的发生发展必须具备两个条件:一是以颈椎间盘为主的退行性改变;二是退变的组织和结构必须对颈部脊髓或神经或血管等组织构成压迫或刺激,从而引起临床症状。椎间盘退变,一方面因髓核后突、穿过破裂的纤维环直接压迫脊髓;另一方面因髓核脱水使椎间隙高度降低,椎体间松动,刺激椎体后缘骨赘形成,而且椎节的松动还使钩椎关节、后方小关节以及黄韧带增生。此外,外伤、劳损、炎症、畸形等因素可加重退变并可直接诱发症状。

由于颈椎病临床表现的多样化和病理改变的复杂性,其分类方法不尽相同。合理的分类标准,对诊断、治疗方法选择及预后判断有十分重要的意义。颈椎病的分类,早期曾根据致压物来源的不同,分为椎间盘脱出型、骨赘型及骨关节型等,而按压迫位置又分为中央压迫或双侧压迫脊髓型,单侧压迫脊髓型和侧方压迫神经根型等。近几十年,多数作者根据各自的临床经验和研究,提出了以临床表现为主要依据的分类方法,繁简不一,仍有不少分歧。为便于统一认识,我们将其分为四种基本类型。

### (一)颈型颈椎病

最为常见,以颈部症状为主,症状和体征局限于颈部。多数学者认为,颈型颈椎病的发病主要与颈椎间盘、小关节退变以及神经根后支受到刺激有关。

### (二)神经根型颈椎病

主要为脊神经根受累。后方小关节骨质增生,钩椎关节骨刺形成,以及相邻椎体间的连接松动与相对移位刺激并压迫脊神经根,被认为是导致本型颈椎病发病的主要因素。神经根颈椎病的产生还与下列因素有关:髓核的突出与脱出,椎体后缘骨赘形成,后纵韧带的局限性肥厚,以及根袖处蛛网膜粘连等。

### (三)脊髓型颈椎病

以脊髓损害为主,多缓慢进展,遇诱因后加重,表现为上运动元损伤。颈椎以退行性改变为主,多有不同程度的椎管狭窄,造成脊髓压迫。

### (四)椎动脉型颈椎病

椎动脉第 2 段经颈椎横突孔走行于椎体旁,当钩椎关节增生或颈椎不稳时,椎动脉受到挤压和刺激,出现以眩晕为主的系列表现。本型发病机制不清,易与多种疾患混淆,其诊断问题至今一直是各有关学科争论的焦点。

上述四种颈椎病类型,多数以独立的形式存在,也可同时并存,并可彼此相互转化。其规律是,早期多为颈型,以后发展成神经根型,或经数年缓解期后发展成椎动脉型或脊髓型。有些患者可同时合并两种或两种以上症状,但以某一种为主。脊髓型合并神经根型者,多以前者为主要表现。近年来人们注意到,有相当一部分椎动脉型颈椎病患者,常常以交感症状为主要表现,其发病机制、分类命名及治疗方法已成为研讨的热点。

### 三、临床表现

#### (一)颈型颈椎病

本型以青壮年居多。颈椎椎管狭窄者可在 45 岁前后发病,个别患者有颈部外伤,几乎所有患者都有长期低头作业历史。主诉为枕颈部疼痛、酸胀不适等,以颈后部为主,女性患者往往肩胛,肩部也有不适。患者常诉说不知把头颈放在何种位置才舒适,经常用手按捏颈项部,一侧症状严重者,患者常用手托住下颌以缓解疼痛。少数患者可有一过性上肢麻木,但无肌力下降及行走障碍。颈部查体可见,颈项部僵硬,软组织紧张,一侧或两侧有压痛点,部分患者有颈部活动受限,甚至头颅拒绝活动,棘突间亦可有压痛。

#### (二)神经根型颈椎病

在颈椎病患者中,本型是较为常见的一种,一般发病年龄较颈型颈椎病稍大,最突出的特点是神经根受累。根型疼痛、麻木是其主要症状,以根性痛最为常见,疼痛范围与受累椎节的脊神经分布一致,伴有该神经分布区的麻木、感觉减弱现象,并沿神经根分布区向下放射至前臂和手指,轻者为持续性酸痛、胀痛,重者可如刀割样、针刺样,有时皮肤有过敏,抚摸有触电感。常伴有颈肩部、颈后部酸痛,椎旁压痛,挤压可诱发手臂部的放射性疼痛、麻木。如以前根受压为主,早期可出现肌张力增高,但很快即减弱并出现肌无力和肌萎缩,在手部以大小鱼际肌及骨间肌萎缩最为明显。

(1)早期出现腱反射活跃,而后反射逐渐减弱,严重者反射消失;为辅助诊断,临床常进行下列两个试验。

1)脊神经牵拉试验:检查者站于患者侧方,一手扶患者头部,一手握住患侧手臂外展,两手同时向相反方向牵拉分开,使臂丛受到牵拉,如出现上肢放射性麻木、疼痛或原有症状加重,为试验阳性。其意义等同于腰椎的直腿抬高试验。

2)压颈试验:又称 Spurling 试验,患者坐位,检查者站在患者身后,将患者头颅后伸或侧偏下压,出现颈肩痛或上肢放射痛为阳性。此试验是通过屈颈来加重突出物对神经根的刺激。

(2)临床工作中发现,多数神经根型颈椎病患者表现为一个节段单侧神经根受累,也可为双侧多节段或单侧多节段同时受累。每一神经根受累都有其独特表现,常见神经根受累的典型表现如下。

1)颈 5 神经根。系颈 4、颈 5 椎节水平病变所致,疼痛位于颈后部、肩胛骨、肩、前胸及上臂外侧,麻木局限于上臂外侧及三角肌区,可有冈上肌、冈下肌、肱二头肌无力(重者肱桡肌和旋后肌亦无力),肱二头肌或肱桡肌反射减弱或消失。

2)颈 6 神经根。系颈 5、颈 6 椎节水平病变所致,疼痛位于颈后部、肩胛骨、肩、前胸、上臂外侧及前臂背侧,麻木局限于拇指和示指,表现为肱二头肌和桡侧腕伸肌无力,肱二头肌反射减弱或消失。

3)颈 7 神经根。系颈 6、颈 7 椎节水平病变所致,疼痛位于颈后部、肩胛骨、肩、前胸、上臂外侧及前臂背侧,麻木局限于食指和中指,表现为肱三头肌无力、反射减弱或消失。

4)颈 8 神经根。系颈 7、胸 1 椎节水平病变所致,疼痛位于颈后部、肩胛骨、前胸、上臂及前臂内侧,麻木局限于小指、无名指,偶有中指,可有伸指、尺侧伸腕、屈指、尺侧屈腕及手内在肌无力,反射障碍仍为肱三头肌反射减弱或消失。

### (三)脊髓型颈椎病

脊髓型颈椎病比较多见,但明显少于根型颈椎病。本病病情严重,一旦延误诊治,常发展成为不可逆性神经损害。好发于40~60岁,起病缓慢,常有落枕史,约20%有外伤史。因多无根性疼痛,患者早期就诊者少。通常患者先从下肢双侧或单侧发沉、发麻开始,逐渐向上发展,出现下肢肌肉发紧、捆绑感,足底有踩棉花样感觉,行走困难无力,不能快步行走,重者步态蹒跚,更不能跑步和跨越障碍物,最后发展至双上肢,上肢多一侧或两侧先后出现麻木、疼痛。有时上肢症状可先于下肢症状出现,但一般略迟于下肢。患者颈部无不适,亦无颈肩痛,但颈后伸时易引起四肢麻木。早期晨起拧毛巾时感双手无力,拿小件物品常失手落地,不能扣衣服纽扣,写小字困难。因手部动作笨拙,细小动作失灵,最终导致饮食起居不能自理。除四肢症状外,往往伴有胸腹部束带感,胸以下皮肤感觉减退。部分患者可出现大小便失禁或尿潴留。体格检查发现,最明显的体征是四肢肌张力升高,严重者稍一活动肢体即可诱发肌肉痉挛,下肢往往较上肢明显。上肢表现肌力减弱伴有根性感觉减退,有时可出现肌肉萎缩,而下肢肌萎缩不明显,主要表现为肌痉挛、反射亢进,出现踝阵挛和髌阵挛,有时病史较长者亦可见下肢肌肉萎缩。应注意皮肤的感觉障碍平面常常低于脊髓实际受压平面。病理反射检查,Hoffmann征或Rossolimo征(从上方扣或从下方弹拨中指引起拇指屈曲者为阳性)呈现阳性,Hoffmann征单侧阳性更有意义,这是颈脊髓受压时的重要体征,严重时往往双侧均为阳性,下肢病理反射引出率较高,包括Babinski、Openheim、Chaddock、Gordon征均可阳性。此外,腹壁反射、提睾反射可减弱甚至消失。

### (四)椎动脉型颈椎病

本型并不少见,近年来,其发病有上升趋势。眩晕是其最常见的症状,伴有耳鸣、眼花、记忆力减退,部分患者有枕部或顶枕部头痛,伴有恶心呕吐、出汗等自主神经紊乱症状,少部分患者出现声音嘶哑、吞咽困难、视力减退、听力减退、Hormer综合征等。头颈旋转时引起眩晕发作是本病的最大特点。临床上所见眩晕多在头颈转向健侧时发作,而实际病变在对侧。眩晕可为旋转性、浮动性或摇晃性,下肢发软站立不稳,有地面倾斜或地面移动的感觉。发作严重者,可出现猝倒,但意识清楚,视力、听力及语言均无障碍,并能立即站起来继续活动。偶有面部感觉异常,如口周或舌部麻木。

## 四、诊断与鉴别诊断

### (一)颈型颈椎病

1.诊断标准

(1)颈部、肩部及枕部疼痛,头颈部活动因疼痛而受限制。

(2)颈部肌肉紧张,有压痛点,头颈部活动受限。

(3)X线片示颈椎曲度改变,表现为生理曲度变直或生理弧度在病变节段中断;颈椎椎体轻度退变,动力摄片显示椎间关节不稳与松动,约1/3病例椎间隙松动,表现为轻度梯形变,或屈伸活动度变大。由于肌肉痉挛所致头颈偏斜,侧位X线片还可出现椎体后缘和小关节部分重影,称双边双突征象。

2.鉴别诊断

(1)颈部扭伤。俗称落枕,系颈部扭伤所致。其发病与颈型颈椎病相似,多系睡眠姿势不良引起。主要区别在于颈型颈椎病压痛点位于棘突部,颈部牵引症状可缓解;而颈部扭伤压痛点位于损伤肌肉处,偶可触摸到条索状压痛肌肉,痛点封闭可使症状部分缓解或消失。

(2)肩周炎。又称"五十肩",多于 50 岁前后发病,好发年龄与颈椎病相似,且多伴有颈部受累症状。两者鉴别要点:前者有肩关节活动障碍,疼痛部位在肩关节;颈型颈椎病的疼痛在棘突部,肩部功能正常,X 线片示颈椎生理前曲改变,可有颈椎不稳。

### (二)神经根型颈椎病

**1.诊断标准**

(1)具有典型的根性症状和体征,其范围与受累椎节相一致。

(2)脊神经根牵拉试验和压颈试验多为阳性。

(3)X 线正位片显示钩椎关节增生,侧位片除生理弧度改变外,椎间隙变窄,有骨刺形成。在退变明显的椎节平面,常常可见到相应的项韧带钙化。伸屈动力片可出现病变节段过度松动等不稳征象。斜位片可看到骨刺突入椎间孔或椎间孔狭小。CT 检查发现病变节段椎体后缘增生、椎间盘侧后方突出、钩椎关节和关节突骨质增生并压迫神经根。磁共振检查也可发现神经根有无压迫,但由于其显示特点,对压迫神经根的小突出物不如 CT 清楚。

**2.鉴别诊断**

(1)尺神经炎。尺神经由颈 7、颈 8 和胸 1 脊神经参与组成。本病以老年患者居多,易与颈 8 脊神经受累相混淆。两者均可造成小指麻木和手内在肌萎缩。尺神经炎患者多有肘部尺神经沟压痛,并可触及条索状变性的尺神经,无前臂麻木。而颈 8 神经根支配范围较大,常有前臂尺侧感觉障碍。

(2)胸廓出口综合征。本病较多见,主要压迫臂丛下干,感觉障碍与颈 8 和颈 7 神经根受累极为相似,并可有手部肌肉萎缩,但后者 Adson 试验阳性,X 线片检查可发现颈肋或第 7 颈椎横突肥大等结构畸形。

(3)颈背部筋膜炎。可引起颈背痛或上肢麻木感,但无明显感觉障碍,也无腱反射异常。上肢症状为颈部肌肉紧张、软组织压力增高刺激神经所致,经局部封闭、热敷、消炎镇痛药物等治疗,症状多很快好转。而颈椎病局部封闭效果欠佳。

(4)锁骨上肿瘤。肺尖部的转移癌特别是原发性肿瘤与臂丛神经粘连,或挤压臂丛神经,产生上肢症状,有时酷似根型颈椎病,只要想到本病的可能,仔细检查锁骨上区,行胸部平片或活检,鉴别诊断并不困难。

(5)心绞痛。左侧第 7 颈神经根受压可引起胸大肌痉挛和疼痛而貌似心绞痛,此时检查胸大肌有压痛点,局部封闭后疼痛即可暂时消失,按颈椎病治疗可彻底缓解症状。若为真性心绞痛,心电图常有改变,局部封闭无效,但口服硝酸甘油类药物有效。

### (三)脊髓型颈椎病

**1.诊断要点**

(1)缓慢出现肢体麻木、紧束感,手部动作笨拙,痉挛步态。

(2)有一定的感觉障碍平面,上下肢肌张力升高,腱反射亢进,Hoffmann、Babinski 等病理征阳性。

(3)X 线检查无特征性表现,可见病变椎间隙狭窄,椎体后缘骨质增生。CT 检查则对椎体后缘骨刺、椎管矢状径的大小、后纵韧带骨化、黄韧带钙化及椎间盘突出的判断较为直观和准确,有助于明确诊断并可指导手术方案设计,三维 CT 可重建脊柱结构,在立体水平,上确认致压物的大小和方向,为排除椎管内病变,可行 CTM 检查。MRI 显示脊髓前方呈弧形压迫,多节段病变可使脊髓受压呈波浪样压迹,严重者脊髓可变细,如合并后方压迫则脊髓呈串珠状。磁共振还可显示椎间盘突出,病程长者可见压迫最重的部位脊髓变性,其信号增强,严重者脊髓内可有空洞形成。脊髓有空洞形成者往往病情严重,即使彻底减压也无法恢复正常。值得注意,X 线片上退变最严重的部位有时不一定是脊髓压迫最严重的部位,MRI 影像较 X 线片能更为准确地反映脊髓受压和病变的范围与程度。

2.鉴别诊断

(1)椎管内肿瘤。可同时出现感觉障碍和运动障碍,上运动元损伤表现酷似脊髓型颈上椎病,病情呈进行性加重,脑脊液检查可见蛋白含量升高,脊髓造影显示倒杯状阴影,对非手术治疗无效,采用 CTM 和 MRI 检查可明确两者的鉴别诊断。

(2)肌萎缩型侧索硬化症。本病发病年龄较脊髓型颈椎病小,一般无明确感觉障碍,发病速度较快,受累节段可达上颈髓,很少伴随自主神经症状,主要表现为以上肢为主的四肢瘫,目前尚无有效疗法,预后差。而颈椎病的病程缓慢,运动障碍和感觉障碍同时存在,多有自主神经症状。

(3)脊髓空洞症。多见于青壮年,病程缓慢,早期影响上肢,呈节段性分布。其感觉障碍以痛、温觉丧失为主,而触觉及深感觉基本正常,此现象称感觉分离。颈椎病无此征象。由于温、痛觉丧失,可发现皮肤增厚、溃疡,关节可因失神经保护而出现损害,即夏科关节。CT 和 MRI 检查可资鉴别。

(4)后纵韧带骨化症。与颈椎病的临床表现相似,但一张普通侧位 X 线片即可明确诊断,可见椎体后缘有线状或点状骨化影,CT 可显示其断面形状和压迫程度。

(5)多发性硬化症。为中枢神经脱髓鞘疾病,有感觉障碍和肢体痉挛性瘫痪的表现,与颈椎病的鉴别点在于:①好多年龄为 20～40 岁,女性多于男性。②多有不同程度的精神症状,以欣快感多见,情绪易冲动。③可有发音障碍、饮水呛咳等后组颅神经症状。④视神经受累较多见,表现为视力减退、复视、偏盲等。⑤当病变侵及小脑时,可出现共济失调现象。

(四)椎动脉型颈椎病

1.诊断要点

(1)颈性眩晕,可有猝倒史,且能除外眼源性及耳源性眩晕。部分患者出现自主神经功能紊乱症状。

(2)旋颈诱发试验阳性。

(3)X 线片显示椎节不稳及钩椎关节增生,椎动脉造影可发现椎动脉有扭曲和狭窄,但一次造影无阳性发现时并不能排除,因为大多数患者是一过性痉挛缺血,当无症状时,椎动脉可以恢复正常形态。椎动脉造影及椎动脉血流检测结果只能作为诊断参考,不能作为确诊手段。因为近年来 MRI 检查发现,部分非椎动脉型颈椎病患者有椎动脉扭曲、狭窄,却无任何椎动脉受累症状;而不少已排除脑源性、耳源性、眼源性的颈性眩晕患者,椎动脉 MRI 无异常发现。

2.鉴别诊断

(1)耳源性眩晕。即美尼尔病(Meniere),系内耳淋巴回流受阻引起。本病有三大临床特点:发作性眩晕、耳鸣、感应性进行性耳聋。椎动脉型颈椎病亦可出现上述症状,如检查两耳前庭功能,则不难区别,且后者与头颈转动有关,耳鸣程度较轻。

(2)眼源性眩晕。多因眼肌麻痹、屈光不正,尤以散光引起,眼球震颤试验多呈异常反应,眼睛闭上后可缓解。

(3)颅内肿瘤。第四脑室或颅后凹肿瘤可直接压迫前庭神经及其中枢,患者转头时也可突发眩晕,但颅内肿瘤常常伴有头痛、呕吐等颅内压增高征象,颅脑 CT 或 MRI 检查有助于鉴别。

(4)内耳药物中毒。链霉素对内耳前庭毒性大,多在用药后 2~4 周出现眩晕症状。除眩晕外还可出现耳蜗症状、平衡失调、口周及四肢麻木,后期可有耳聋。可行前庭功能检查以资鉴别。

(5)神经官能症。患者常有头痛、眩晕及记忆力减退等一系列大脑皮层功能减退的症状,女性及学生多见,客观检查多无阳性发现。情绪变化与症状的有无及轻重有直接关系。

(6)锁骨下动脉缺血综合征。主要是由于锁骨下动脉第 1 部分狭窄或闭塞导致血流方向异常所致。临床,上可出现眩晕,但其患侧上肢血压较健侧低,桡动脉搏动减弱或消失,锁骨下动脉区可闻及血管杂音。血管造影可明确诊断。

## 五、治疗

颈椎病的治疗应根据发病类型及病程进展程度的不同进行选择。大约 95% 以上的颈椎病患者非手术疗法即可获得满意疗效。颈型、神经根型及椎动脉型占颈椎病的绝大多数,一般无需手术治疗,但应注意各种非手术疗法的准确选择和准确实施,且勿敷衍滥用。由于颈椎病是一种慢性退变性疾病,应当看到,非手术治疗既是颈椎病治疗的基本方法,又是手术治疗的基础;而手术治疗是非手术治疗的继续,术后仍需进行以康复为目的的非手术治疗。

### (一)非手术治疗

①非手术疗法应符合颈椎的生理解剖学基础:由于颈椎解剖位置和生理功能的特殊性,要求在治疗,上严格遵循这一原则。应随时观察患者的反应,如推拿按摩可使局部痉挛获得缓解,超过颈椎骨关节生理限度的操作,会造成局部创伤性反应,应及时停止。任何粗暴操作,不仅无法达到预期效果,还可加速颈椎退变,不利于进一步的手术治疗,有时可出现神经损伤症状,甚至完全瘫痪。②治疗方法得当,要循序渐进:颈椎病是在颈椎退变基础上形成的,非手术治疗的目的是停止、减缓或逆转这一进程。应根据发病诱因、病程阶段、病变类型、病情轻重、个人体质、职业特点等诸多因素综合考虑,选择恰当非手术疗法,周密计划,多种疗法并用,按程序进行,既要治疗又要预防,不可急于求成。如早期患者,多以牵引和按摩为主,当有外伤时应以制动为主。否则,不仅延误治疗时机,而且使患者丧失信心。对非手术疗法无效者,可改用手术治疗。

非手术治疗的适应证:①轻度颈椎间盘突出症及颈型颈椎病。②早期脊髓型颈椎病。③椎动脉型颈椎病。④神经根型颈椎病。⑤全身情况差,不能耐受手术者。⑥手术恢复期的患者。⑦颈椎病的诊断尚未明确需一边治疗一边观察者。

1.颈椎牵引

(1)颈椎牵引机制。颈椎牵引能够限制头颈部活动,解除颈部肌肉痉挛,通过牵引可增大椎间隙和椎间孔,纠正后方小关节的嵌顿和错位,减轻神经根的压迫和椎盘内部的压力,有利于包括神经血管、致压物以及颈部其他软组织在内的充血、水肿、渗出等局部创伤性反应的消除。

(2)牵引方法。临床上常用的方法有二种。

1)坐位牵引。即枕颌带牵引,又称格氏带(Glisson)牵引。本牵引方法较为实用,在家中和医院均可施行。操作时,坐于带有靠背的椅子上,腰背部保持舒适,头部套一大小适当的格氏带,牵引绳绕过头顶上方的滑轮,再经另一滑车下垂进行牵引。牵引重量为2.5～3kg,每次牵引时间不宜少于30min,3～4周为一个疗程。部分患者在牵引早期可有不适反应,坚持几天后会自行缓解。如牵引后即疼痛明显加重,应注意患者可能是落枕或颈(部扭伤,而非颈椎病,应及时调整治疗方法。

2)卧位牵引。仍采用格氏带牵引。患者卧床,床头放置滑轮,后枕及上颌部用格氏带兜住,牵引绳通过滑轮后下垂牵引。牵引重量同坐位牵引。该方法的优点是符合人体生物力学特点,患者可以充分休息,能够在睡眠时牵引。

3)便携式牵引。种类较多,其基本方法是:用支具使头颈部向上牵引,以两肩和上颌及后枕部为支点,牵引力可自行调整。其优点是利用双肩作对抗牵引,患者可以坐,也可走动。缺点是两肩施加压力,部分患者感觉不适。

2.颈椎制动

(1)颈椎制动机制。颈椎制动可解除颈部肌肉痉挛,缓解疼痛;减少突出的椎间盘或骨赘对脊髓、神经根及椎动脉的刺激;颈椎术后制动是为了使手术部位获得外在稳定,有利于手术创伤的早日恢复。

(2)制动方法。颈椎制动包括颈托、围领和支架三类。

1)颈托。颈托一般由石膏条制作成环形,上面托住下颌和枕骨,下面抵住双肩,前面胸部和后面背部稍延长以阻止前后活动。颈托的活动度较围领小,制动效果好,多用于术后固定或颈椎外伤。

2)围领。围领可采用石膏或塑料加垫制作而成,比较轻便,可以自由拆卸,容易携带,但围领制动范围小,不如颈托牢固。多用于各种颈椎病的非手术治疗。

3)支架。支架是用皮革或钢条制作,内衬以海绵垫,作用同便携式牵引。临床较少使用。

3.理疗、针灸及推拿

理疗是治疗颈椎病的传统方法,对多数患者有较好的治疗效果。其作用是通过改善局部的血液循环,解除肌肉痉挛,从而达到缓解症状的目的。常用方法有离子导入疗法、超短波、短波、石蜡疗法等。应用直流电导入各种中西药,如醋、普鲁卡因等。电疗法主要是深部电热作用,需要不断地调节。应注意,各种理疗不可长期不间断地使用,以免颈部肌肉长期充血使症状加重。一般14天为一个疗程。

根据经络走行正确取穴进行针灸和穴位封闭,可缓解颈肩痛症状。适当的推拿按摩,对解除肌肉痉挛、缓解症状确有一定效果。但对颈椎进行大力的推拿和旋转,是很危险的一种操作,国内已有不少病情加重甚至截瘫的报告,应予避免。

4.家庭疗法

家庭疗法是一个综合性的治疗方法,集康复、预防于一体,方法也较多。

(1)改善与调整睡眠状态。睡眠状态应包括枕头的高低及软硬、睡眠体位及床铺选择等三个方面。枕头是维持头颈正常位置的主要工具。在睡眠时,应维持头颈段的生理曲线。这种生理曲线不仅是颈椎外在肌群平衡的保证,而且对保证椎管内的生理解剖状态是必不可缺的条件。多数情况下,枕头过高,可造成头颈部过度前屈,颈后方软组织劳损,以及椎管内硬膜囊易受前方增生或突出物的压迫。若枕头过低,头颈部过度后仰,不仅使椎体前方软组织疲劳,椎管后方的黄韧带也可向前突入椎管内。上述两种情况,在遇有椎管明显退变时即可发病。通常枕头可稍高,既可防止黄韧带内陷,又可增加椎管有效容积而改善症状。故枕头不宜过高或过低,应根据不同个体或不同病情选择枕头的高低。此外,枕头的形状以中间低、两端高为佳。此种形态可利用中间凹陷部来维持颈椎的生理曲度,对头颈部可起相对制动与固定作用,以减少在睡眠中头颈部的异常活动。理想的睡眠体位应该使胸部及腰部保持自然曲度,髋、膝关节呈屈曲状,可使全身肌肉放松。除枕头和体位外,从颈椎病的预防和治疗角度来看,应选择透气、带有一定弹性垫子的木板床为宜,以利于保持脊柱平衡。

(2)纠正与改变工作中的不良体位。人们在长期固定的工作中,或多或少的形成了一些不良习惯和体位,对颈椎构成一种慢性损伤。有效的措施并不是消极地调换工作,而是定时改变头颈部体位,定期远视,调整桌面或工作台的高度或倾斜度。

5.药物疗法

在上述治疗基础上,配合一定的药物治疗,能够起到较好的效果。结合患者具体病情,可选用一些非甾体类抗感染镇痛药物、扩张血管药物、营养神经药物以及改善骨代谢药物,局部涂以活血镇痛擦剂或外敷膏药等。

**(二)手术治疗**

当颈椎病发展到一定程度,只有手术方可终止病情的进一步发展。颈椎病手术方法,经历了从早期后路椎板广泛切除间接减压到近几十年前路直接减压的过程。但后路椎板切除减压并不因前路手术的出现而丧失其治疗价值。多数情况下,前路手术更合理,它是颈椎病治疗方法的一大进展。后路手术是前路手术的补充治疗手段。选择手术方法的基本原则是,哪里有压迫就在哪里减压。压迫以前方为主,就应采用前路手术;如果压迫主要来自侧后方,则应选择后路手术。但对重度后纵韧带骨化致脊髓广泛受压者,却以后路手术为宜。

手术治疗的适应证:①颈椎病有明显的脊髓、神经根、椎动脉损害,经非手术治疗无效。②颈椎病患者因外伤或其他原因造成症状突然加重甚至瘫痪而又难以缓解者。③伴有明显颈椎间盘突出经非手术治疗无效者。④伴有颈椎明显不稳、症状明显而难以缓解,即使无四肢的感觉运动障碍,亦应考虑手术治疗。

手术治疗的禁忌证:①全身情况较差,合并重要内脏疾病,不能耐受手术者。②颈椎病晚期,有四肢关节僵硬,肌肉明显萎缩者;或高龄患者,已失去工作生活自理能力者。③颈部皮肤有感染、破溃者,可在治愈后再行手术。④诊断不清者。

1.颈椎前路手术

1958 年 Cloward 和 Smith—Robinson 最早报道了颈椎前路减压的手术方法及效果。以后各国作者相继对手术方法进行了改进。早期前路手术的减压范围仅局限于切除病变椎间盘及其软骨板或部分椎体,对椎管前壁的增生、钙化骨,并不做过多处理,认为椎体间固定后,其椎体后缘骨赘可以部分吸收。现在看来,单纯切除椎间盘和软骨板周围的增生骨质,显然不能达到充分减压的目的,即使骨赘能够完全吸收,也需要相当长的一段时间,这不仅直接降低了手术减压效果,而且延长了术后康复时间。因此,一个理想的前路减压术,还应包括切除椎管前壁增生或突入椎管内的骨赘。

前路椎间盘和骨质的切除,势必影响颈段脊柱的稳定性,特别是多节段病变需前路广泛减压者。显然,植骨融合能够增加颈椎局部的稳定性,然而这种做法破坏了颈椎的运动结构,邻近的上下节段由于应力骤然增大,退变过程明显加速,造成椎节不稳或过度增生,并可产生相应临床症状。因此,前路减压后,对减压区进行内植物等稳定性处理,已成为临床研究的另一焦点。内植物放置的目的从早期融合病变椎间,维持椎节高度,保持脊柱稳定性,提高到恢复颈段脊柱运动功能。早期内植物为自体骨,随着骨库的建立,部分医院采用异体骨植入融合的方法,取得了相同的效果。为改善术后颈椎生物力学的功能恢复,上海赵定麟等设计应用了颈椎人工椎间盘和人工关节,取得一定效果。近年来有人用螺纹融合器(简称 TFC)作丙植物,因临床应用时间较短,使用效果有待进一步观察,目前临床上仍以自体骨融合为主。以下介绍几种较为常用的前路手术方法。

(1)颈椎前路减压植骨融合术。术前做好适应性训练,对于确保前路手术顺利实施尤为重要,患者入院后即开始推拉气管、食管训练,嘱患者或其家属用 2~4 指在皮外插入切口一侧的内脏鞘与血管神经鞘间隙处,持续向对侧牵拉,并应牵过中线。早期每次持续 10~20min,此后逐渐增至 40min 左右,每天 3 次,一般术前练习 3~5 天即可。如遇有气管软化患者,进行此项训练时会出现窒息或呼吸困难,应借此做出明确诊断,此类患者手术应在气管插管下进行。这项操作可减少或避免因手术刺激引起术中咳嗽或气管食管损伤。与此同时,要求患者行卧床排便训练。除此之外,要向患者讲解手术的必要性和手术可能出现的不适,以取得患者的密切配合,减轻其心理负担。

1)麻醉及体位。浅颈丛麻醉,部分患者需局麻辅助,个别病情严重、呼吸困难者,可选择气管内插管麻醉。取仰卧位,头颈部自然伸展,双肩衬一软垫,颈后放置软枕,枕部垫头圈,头两侧放置小沙袋,防止术中旋转。

2)切口。沿颈部皮纹自胸锁乳突肌前缘做横行切口,一般过中线 1~2cm,长 5~7cm,通常位于胸骨上 2.5~3.5cm 切口水平可显露颈 5、颈 6 和颈 6、颈 7,锁骨上方 4.5~5cm 可显露颈 3、颈 4 和颈 4、颈 5。对上段颈椎手术,有些医生采用沿胸锁乳突肌内侧缘的斜切口,虽然显露较为方便,但损伤较大,术后易形成颈部挛缩畸形,影响颈部活动,有碍美观,应尽量少用。

3)显露椎体和椎间隙。切开皮肤、皮下及颈阔肌,在颈阔肌深面做上下 2~3cm 的潜行剥离,以利于手术野的纵向显露。提起并纵向剪开胸锁乳突肌内缘与颈内脏鞘(气管、食管及甲状腺)之间的联合筋膜鞘,用手指钝性分离内脏鞘和血管鞘,于颈内脏鞘外侧可见肩胛舌骨肌,至此,可从该肌内侧或其外侧疏松结缔组织进入椎前间隙。当甲状腺上动脉显露时,其上方可见喉上神经,有时位于第6颈椎水平的甲状腺下动脉影响深部操作,可在靠近主干处双重结扎切断,因其分叉处有喉返神经通过。如上述两血管未被触及或不影响操作,不应刻意探查和游离,以免损伤神经。用钝性深部拉钩将内脏鞘和血管鞘牵开后,用长齿镊夹起颈椎前方的数层筋膜,分层纵向剪开显露1～2个椎间盘及椎体。

4)定位。定位准确与否关系到手术的成败,最为可靠的方法是采用X线定位。在显露好的椎间隙内插入定位针头,摄颈椎侧位片或C臂X线机透视,确定拟定减压的椎间隙。有时侧位X线片椎体前缘明显骨赘也可作为术中定位依据。亦有作者根据第6颈椎横突结节来判断椎间隙,但遇有颈椎畸形或横突结节不明显者,仍以摄X线片定位为准。

5)脊髓前方减压。确定病变椎间隙后,钝性剥离该椎间隙前部正中的软组织,注意处理颈长肌之间的横行血管,如误伤颈长肌应予缝扎止血,因其内血管十分丰富,极易造成出血。减压方法有环锯法、骨凿法、磨钻法及刮匙法等,以环锯法最常用。以环锯法为例,将指示钻芯的扁刀对准椎间隙的前正中,包括上下椎体的边缘,于稍上方打入,选择内径合适的环锯套入指示钻芯,加压并顺时针旋转,环锯逐渐深入椎间隙处的骨质中,指示钻芯的尾端逐渐外露至与环锯同一水平时,说明环锯已深达15mm,通常椎体矢状径为20～25mm,钻芯每外露一个刻度提示环锯钻深2mm,当外露两个刻度时,钻深接近20mm,此时应缓慢旋转,减少用力,当环锯接近椎体后缘因骨赘硬度大,旋转环锯时有一种摩擦感,一旦指示钻芯与环锯一同旋转,说明环锯已完全钻透颈椎,深达硬膜或后纵韧带前方,这时旋转外拉环锯,将钻芯和骨与椎间盘组织一并取出,用明胶海绵填入其洞内止血。检查取出的椎间盘与骨组织是否居中,冲洗创口后,用刮匙或冲击式咬骨钳将残存椎间盘和突入椎管的骨赘切除,使脊髓前方得到充分减压。

6)植骨融合。以自体骨为例,多用环锯法取髂骨。此项操作可在摄片定位期间进行,用内径比钻孔大的环锯取骨,其长度为20mm左右,修整后再放入环锯,对准颈椎减压区,用槌骨器将植骨块轻轻打入,使植骨块距椎管前壁保持3～4mm的间隙,其尾端外露1～2mm。放置橡皮引流条,缝合切口。

7)术后处理。除应用抗生素外,如压迫严重或脊髓有损伤,可适当给予激素和速尿各20mg,共3～5天。术后颈部固定6周,以免植骨块脱落。

8)常见并发症。颈椎前路手术是针对颈椎病病因治疗的有效途径,如处理不当可出现一系列并发症,应高度重视。①切口感染。多为局部血肿引起,发生率低于1%,亦可由食管损伤或植骨块脱落压迫食管,造成食管漏而感染。后者一旦出现,本症关键在于预防和早期诊断。术后体温持续较高,疼痛加重或颈部活动严重受限者,应密切观察,加大抗生素用量。②植骨块脱落或不愈合。植骨块嵌入不够紧密,骨块与骨窗形态不一致,以及术后颈部制动不牢或活动过早、过多,是其主要原因。滑出的骨块一般不需处理,给予坚强外固定即可,如压迫气管、食管,影响吞咽与呼吸,感染可扩散到纵隔或椎管内可手术摘除,重新植骨。③喉返神经或喉上神经损伤。在手术显露时因牵拉和剥离,偶尔出现这两条神经损伤。必须熟悉局部解剖关系,软组织显露时应尽量避开。④血管损伤。甲状腺下动脉误伤或结扎松脱常可导致大出血,颈动静脉损伤的报道较少,但十分凶险,应及时予以修补止血。⑤Horner综合征。在颈长肌周围操作时,误伤或刺激了交感神经节,可出现患侧瞳孔缩小,眼睑下垂,眼球内陷。虽然本症发生较多,达 2‰~4‰,但大多能够自愈。

(2)颈前路长窗式减压+椎间融合术。所谓长窗式减压,是指在颈椎椎体前方进行连续钻孔,并将部分或全部骨窗连接起来,切除全部病变节段的椎体骨赘、椎间盘等致压物。因此,该术式具有减压彻底,减压范围大,并能扩大椎管的优点。本术式适用于多节段以椎管前方受压为主的脊髓性颈椎病,对某些后纵韧带骨化症通过多节段、连续的减压,可使骨化韧带漂浮甚至直接切除。有时,对广泛椎管狭窄,本术式可作为后路手术的辅助治疗方法。

手术方法与上一手术基本相同,但手术较前复杂,脊髓和神经根损伤机会增加,对植骨块的要求较高,既要大小合适,又要紧密嵌入,术后颈部固定时间不少于 3 个月。值得注意,切口深部血肿可引起窒息和入睡呼吸抑制,这是术后最危险的并发症,应加强护理,观察呼吸是否通畅,呼吸频率是否过慢,若频率不足 10 次,应唤醒患者或辅以人工呼吸。

(3)钩椎关节切除椎间孔切开及椎体间融合术。适用于钩椎关节增生引起的椎动脉压迫症、神经根压迫症,或同时伴有脊髓压迫症者。术前准备、麻醉、切口、显露同上。

手术要点:确定手术椎间隙后,寻找椎体的横突前结节,用骨膜剥离器自此处向内剥离颈长肌,再用弯钳深入该肌肉组织深面,引入两根粗丝线,上下结扎,剪断该肌,并将其上下游离,显露需要切除的钩椎关节和其旁的椎动脉。此时进行常规椎体椎间盘钻孔,将钩椎关节外侧软组织和椎动脉小心剥离推开,采用精细咬骨钳咬除钩椎关节,为避免损伤椎间孔内的根动静脉,咬至近椎间孔时应改用刮匙,最终切除椎间孔后壁达到减压目的,进而在椎体间植骨融合。

### 2.颈椎后路手术

颈椎后路手术为颈椎病治疗的传统手术方法,早期以椎板切除减压术为主,包括全椎板切除减压术、半椎板切除减压术及扩大的半椎板切除减压术,近年来逐渐被椎管成形术所替代。两类手术的共同点是,扩大椎管容积,间接缓解来自脊髓前方的压迫。无论是减压术还是成形术,都不能有效地直接消除脊髓前方压迫。各种成形术改善了以往单纯椎板切除所造成的颈段脊柱结构性不稳,对椎管内结构起到一定的保护作用。

椎管成形术,又称椎板开门手术。最早由日本人报道,将椎板一侧或两侧切开,使椎板向后侧移位以扩大椎管。后经许多作者加以改进,方法较多,有些设计较为复杂,难以推广。临床上较为常用的方式有两种,即单开门成形术和双开门成形术,以后者更为多用。本节只介绍双开门成形术。

(1)适应证。严重多节段脊髓型颈椎病,后纵韧带骨化引起的椎管狭窄者,已行前路手术而减压效果不理想者。

(2)麻醉与体位。局部浸润麻醉,较少使用气管内插管麻醉。患者俯卧位,头部置于头架上,以便观察呼吸。

(3)操作要点。自颈 2 至胸 1 后正中切开,剥离椎旁肌肉,显露双侧椎板,先在一侧椎板近关节突处用气动球钻或尖嘴咬骨钳切出一条骨槽,保留椎板的内板,仅在外板上开槽,再在对侧椎板近关节突处开同样骨槽,于正中剖开椎板,用扩张器将椎板向两侧张开。为使张开椎板不再闭合,可在中间植骨,但要予以固定,以免骨块滑向椎管压迫脊髓。亦可将翻开的椎板通过其椎板间黄韧带缝扎固定于椎旁肌肉。

(4)术后处理。术后颈托固定,24～48h 拔除引流条,如术中对脊髓刺激较多,则应用脱水剂和激素,切口拆线后改石膏颈领固定 2～3 个月。

# 第三节　胸椎管狭窄症

胸椎管狭窄症是指各种原因引起胸椎管狭小压迫脊髓及神经而出现一系列相应临床表现。广义讲,胸椎间盘突出也是胸椎管狭窄症的一种表现,但目前已作为一个独立疾病来认识。脊柱椎管狭窄症多发生在腰椎和颈椎,胸椎较少见。自 Nakanish 等 1971 年首先报道胸椎后纵韧带骨化引起胸椎管狭窄以来,对该病的认识有了较大提高,但至今国内外尚未见大组报道。然而近年来,随着诊断技术的发展和认识水平的提高,确诊病例确有增加。

## 一、病因和病理

胸椎管狭窄症主要是由于胸椎退行性改变引起。多数学者认为发病因素包括四个方面。

### (一)退变性胸椎管狭窄

胸椎管狭窄症多见于 40 岁以上的中老年人,胸椎的退行性改变是其主要发病因素,其病理改变主要有。

(1)椎板增厚、骨质坚硬,厚者可达 20mm 以上。多数情况下骨质硬化如象牙样,少数病例椎板疏松,因此,术中出血较多。

(2)关节突增生、肥大、内聚,特别是上关节突向椎管内增生前倾,压迫脊髓侧后方。

(3)黄韧带肥厚,术中常常见到黄韧带不同程度骨化。骨化后的黄韧带与椎板常融合成一体,使椎板变厚,椎板间隙变窄甚至消失。

(4)硬膜外间隙和硬膜外脂肪消失。

(5)硬脊膜增厚,弹性降低,硬膜搏动消失。多数病例硬膜轻度增厚,椎板减压后即出现波动。

(6)椎间隙变窄,椎体前缘、侧缘骨质增生或形成骨桥,后缘亦有骨赘形成者,可压迫脊髓。

可以看出,构成椎管前壁、后壁及侧后壁(关节突)的骨纤维组织,主要是后两者发生程度不同的退变,使椎管容积变小,对脊髓形成了半环状压迫。椎管狭窄可以是广泛、多节段的,亦可是局限的,仅影响一个节段或某一节段的一部分。在多节段胸椎管狭窄中,每一椎节的不同部位,其狭窄程度并不一致,以上关节突上部最为明显,而椎弓根水平相对较轻。连续的多节段狭窄对硬膜囊可构成串珠状压痕,这一病理征象可由脊髓造影或 MRI 检查清晰显示。临床上,胸椎管退变性狭窄症患者,常常伴有颈椎或腰椎退变,且以搬运工人、农民等重体力劳动者为多,因此,有学者认为胸椎退变可能与重体力劳动有关。

### (二)胸椎后纵韧带骨化

胸椎后纵韧带骨化简称 TOPLL,近年来有列为单独疾病的倾向。其发病原因尚不清楚,常伴有不同程度的胸椎管退行性变,但大多较轻。增厚并骨化的后纵韧带可达数毫米,突向椎管压迫脊髓。骨化节段可以是单节段,也可以是双节段。

### (三)先天性胸椎管狭窄

较为少见,其椎弓根发育短而粗,椎管矢状径狭小,但在青少年时期脊髓在椎管中尚能适应,并不出现脊髓受压。随着年龄的增加,胸椎的退变,使椎管进一步狭窄,逐渐形成对硬膜囊直至脊髓的压迫,有时轻微的胸背部损伤,就可诱发脊髓压迫症状。

### (四)其他

部分氟骨症患者,其椎板、关节突骨质变硬、增厚,韧带骨化,可导致胸椎管狭窄,严重者可引起广泛而严重的全脊柱椎管狭窄。此外,少数后期的强直性脊柱炎病例,因韧带骨化,可出现胸脊髓压迫。

## 二、临床表现

胸椎管狭窄症多见于中年,一般发病年龄在 30～63 岁,平均 50 岁左右。部分病例有轻微外伤史,合并轻度胸椎间盘突出。好发部位在下胸椎,以胸 6～胸 12 为最多。多数发病进程较缓慢,有的时间长达数年。早期表现为下肢麻木、无力、发凉,行走缓慢,僵硬不灵活,有捆绑感,足底可有"踩棉花"感。双下肢可同时发病,也可一侧下肢先出现症状,然后累及另一侧下肢。半数患者有间歇性跛行。较重者站立及行走不稳,呈痉挛步态,需持双拐或扶墙行走,严重者截瘫。后期,感觉障碍平面上升,胸腹部有紧束感或束带感,胸闷、腹胀,严重者甚至出现呼吸困难。近半数患者伴有腰背痛,但多不严重,括约肌功能障碍出现较晚,大小便功能障碍主要表现为排便无力,感觉减退,尿失禁的发生率并不高。一旦发病,病情多呈进行性加重,无明显缓解期。发展速度快慢不一,快者在几个月内就发生截瘫。

体格检查,脊柱多无明显畸形,部分患者胸椎棘突压痛或叩棘痛,少部分伴有轻度驼背和侧弯。胸部及下肢感觉减退或消失,胸部皮肤感觉节段性分布明显。准确检查对确定椎管狭窄的部位有一定指导意义。下肢肌张力增高,但肌力多减弱。膝、踝反射亢进,部分患者膝阵挛和踝阵挛阳性,狭窄平面较高时,浅反射如腹壁反射或提睾反射减弱或消失。巴彬斯基征、欧本汉姆征、戈登征、查多克征阳性。如果系广泛后纵韧带骨化、强直性脊柱炎等所致者,则常常伴有颈髓受压的症状和体征,这时表现较为复杂,诊断较为困难。

## 三、辅助检查

### (一)常规 X 线片

由于事先难以确定病变累及范围,是多节段,还是单节段,因此,在常规摄胸椎正侧位片时,摄片范围应包括全部胸椎,以免遗漏病变节段。由于小关节增生肥大、硬化,椎板增厚、变硬,椎板间隙变窄甚至消失,黄韧带骨化和后纵韧带骨化,正位片可见小关节间隙及椎板间隙模糊不清,脊椎密度增高。侧位片显示椎弓根短而宽,关节突肥大增生突向椎管,椎体边缘唇样增生,部分病例椎间隙变窄,少数可见前纵韧带骨化,椎间盘钙化。矢状位断层片可显示椎管矢状径大小,椎体后缘增生部位,还可观察有无椎板增厚及黄韧带肥厚、骨化情况。多节段黄韧带骨化时椎管后壁呈锯齿状,"锯齿"尖端与椎间隙相对,此处往往是椎管最狭窄的部位,也是手术减压的关键所在。

### (二)CT 检查

CT 可清晰显示胸椎管狭窄的部位、程度以及椎管各壁的改变情况,现已成为诊治该病的常规检查手段,但应注意扫描部位的准确性,范围要适当,否则易漏诊。绝大多数狭窄位于盘黄间隙(椎间盘和其后方黄韧带相对应区),包括椎体后缘增生、后纵韧带骨化、椎弓根变短增粗、椎板增厚、黄韧带增厚骨化、小关节增生肥大、关节囊增厚骨化等因素,均可使椎管矢状径变小。高质量的 CT 检查使上述引起狭窄的形态结构一目了然,但应注意避免假象的发生。CT 扫描线应与椎管长轴成垂直,否则扫描所得椎管矢状径成像较实际情况要小,尤其对多节段狭窄扫描更应注意这一点。

### (三)脊髓造影

脊髓造影能够准确判断狭窄部位及其范围,为诊断和治疗提供较为可靠的依据。通常选用 Omnipaque 低毒、低渗、高水溶性的非离子碘造影剂进行腰穿逆行造影。如为不完全梗阻,受压部位呈节段状充盈缺损,狭窄的上下界可清晰显示。对于某些狭窄较轻患者,有时正侧位观察难以有阳性发现,需加摄左右斜位片,以显示后外侧充盈缺损。如为完全梗阻,则只能显示椎管狭窄的下界。正位片常呈毛刷状,或造影剂从一侧或两侧上升短距离后完全终止。侧位片可显示压迫来自的方向,以椎管后壁为主,还是前壁为主。临床上,小脑延髓池穿刺造影较少使用。

### (四)磁共振成像检查

MRI 对脊髓受累疾病的诊断价值日趋重要,与脊髓造影相比,该项检查不仅是一种无损害性检查,能够观察脊髓受压情况,而且能对脊髓内部结构进行分析,具有诊断和鉴别诊断的双重功效。因此,MRI 可取代脊髓造影。胸椎椎管狭窄 MRI 检查,矢状面成像可见后纵韧带骨化,黄韧带骨化,脊髓前后间隙减小或消失,脊髓受压水平有水肿和变性。如伴有轻度椎间盘突出,可显示突出部位压迫脊髓,水平面成像则可见关节突肥大增生与黄韧带增厚等。如有条件,MRI 检查当属首选。

### (五)大脑皮层诱发电位(CEP)检查

大脑,皮层诱发电位是指刺激周围神经,通过向心传导引起中枢神经的电活动。对胸椎管狭窄症患者,可选择双下肢胫后神经或腓总神经为刺激部位,头皮为接收部位。无论完全截瘫还是不完全截瘫,其 CEP 的波幅峰值均有下降甚至消失,潜伏期延长。如果椎管减压后 CEP 出现波峰的恢复,则说明截瘫明显好转。可见 CEP 检查不仅可用于该病的诊断,还可对预后做出较为客观的判断。

### (六)奎克试验

腰穿时可先行奎克试验,多数呈不全梗阻或完全梗阻,少部分患者可无任何梗阻现象。

### (七)实验室检查

应常规进行血沉、类风湿因子、碱性磷酸酶、血钙、血磷及氟化物检查,一般均在正常范围,这些检查具有鉴别诊断意义。行奎克试验时,脑脊液检查多数蛋白升高,葡萄糖和氯化物正常,细胞计数偶有升高。除此之外,在手术治疗时,还应常规检查血糖、尿糖,特别是后纵韧带骨化常常合并糖尿病(这一现象的机制尚不清楚),如果未经治疗,将会增加手术的危险性。

## 四、诊断

本病的诊断并不困难,关键在于提高认识,早期诊断,提高临床检出率。其主要诊断依据:①40 岁以上的中老年人,无明显诱因缓慢出现由远端向近端发展的下肢麻木、无力、僵硬不灵活,早期症状可有间歇,一般病程较长,但最终呈进行性加重。部分患者轻微外伤而迅速加重。

②X 线片显示胸椎退变,如关节突起肥大硬化,椎板间隙模糊或消失,同时应排除脊椎的骨性破坏。③脊髓造影呈不完全梗阻或完全梗阻。④CT 可见关节突关节肥大向椎管内突出,椎弓根变短,椎管矢状径变小,硬膜囊受压。⑤MRI 可清晰显示椎管矢状面狭窄的总体情况,包括脊髓受压部位和其内部结构的损伤状态,同时还可纵览有无椎间盘突出。临床实际工作中,在接诊遇有下肢瘫痪患者,又无上肢神经损伤表现,只要想到胸椎管狭窄症,本病就不易漏诊。通常根据前三项表现即可明确诊断。

根据胸椎管狭窄的平面范围和压迫方向的不同,胥少汀对胸椎管狭窄症进行了临床分型:该病分为四型,更有利于手术方法的选择。

### (一)单椎关节型

椎管狭窄病理改变局限于 1 个椎间及关节突关节。截瘫平面、关节突肥大 X 线表现、脊髓造影以及 CT 等改变,均在此同一平面。

### (二)多椎关节型

狭窄病理改变累及连续多个椎节,临床截瘫平面多在狭窄段的上界,而狭窄段全长椎节数的确定,一般可根据 X 线侧位片上关节突肥大增生突入椎管的椎节数,或由造影完全梗阻确定为下界,MRI 能够准确判断狭窄节段的范围。

### (三)跳跃性多椎关节型

本型较为少见。临床上的截瘫平面往往比常规 X 线显示的狭窄部位要高,单靠 X 片难以确定狭窄的全部范围,可结合 MRI 与 CT 检查,确定狭窄的不同部位与程度,但应注意,上胸椎 CT 存在假象,由于投照角度倾斜可导致较实际椎管更为狭窄的影像。

### (四)OPLL 型椎管狭窄

此型椎管狭窄以后纵韧带骨化为主,脊髓压迫主要来自椎管前壁,其后壁及侧后壁增厚不显著。截瘫平面多为狭窄的上界,脊髓造影梗阻平面为下界,狭窄全长的确定主要依据侧位体层 X 线片及 CT 检查。

## 五、鉴别诊断

### (一)胸椎结核

多有明确的结核病史和原发病灶。脊柱侧位 X 线片上可见椎体破坏,椎间隙变窄,甚至椎旁脓肿的阴影。消瘦、低热、盗汗以及血沉增快,有助于诊断。

### (二)脊柱肿瘤

X 线片多无明显脊柱退行性改变,可见椎弓根变薄、间距增宽、椎体后部压痕、椎间孔扩大等椎管内慢性占位征象。如为髓内肿瘤,脊髓造影可呈杯口状梗阻。胸椎转移癌可迅速出现椎骨破坏,夜间疼痛剧烈,血沉明显增快,同时伴有全身一般情况迅速恶化,但原发肿瘤可能难以找到。无论脊柱肿瘤发病的快与慢,是良性还是恶性,只要行 MRI 检查,肿瘤诊断即可明确。

### (三)胸椎间盘突出症

多有明显的外伤史,临床表现酷似胸椎管狭窄症,需借助 CT、MRI 才能做出诊断。至1994 年 Currier 等回顾了近 30 年文献,总的病例数仅有 203 例,可见本病确实不多见。

### (四)脊髓空洞症

多见于青年人,好发于颈段,发展缓慢,病程长,感觉分离现象是其特征,即痛温觉消失,而触觉和深感觉存在。蛛网膜下隙无梗阻,脑脊液蛋白含量一般正常,MRI 显示脊髓内有破坏灶。

### (五)肌萎缩性及原发性侧索硬化症

两者尽管有广泛的上运动神经元和下运动神经元损害表现,但无感觉缺失和括约肌功能障碍。

## 六、治疗

胸椎管狭窄症的治疗,目前尚无有效的非手术疗法,经确立,原则上均应尽早手术治疗。手术减压是解除压迫恢复脊髓功能的唯一有效方法。

### (一)全椎板切除减压术

全椎板切除减压术是最为常用的手术方式,可直接切除椎管后壁的致压物,解除脊髓压迫。后方减压后,可使脊髓轻度后移,前方的压力也可间接地得到缓解。减压范围可根据需要随意延长,在直视下手术操作较方便和安全。适用于绝大多数胸椎管狭窄症患者,以后纵韧带骨化为主的胸椎管狭窄症除外。

1.麻醉

局麻和气管内插管麻醉均可,如患者情况允许,尽量采用局部浸润麻醉,以利于术中唤醒试验观察有无脊髓损伤。

2.体位

多选用俯卧位,胸部、两侧腹部加软垫,如遇截瘫平面较高、体胖腹大,可选用侧卧,以免影响心肺功能。

3.手术步骤

取后正中切口,切开皮肤、皮下组织,纵行切开棘上韧带,骨膜下剥离椎旁肌达小关节突外侧,干纱布填塞压迫止血,向两侧牵开软组织,充分显露预定切除范围的棘突和双侧椎板,咬除棘突后,用尖嘴薄唇咬骨钳从椎板下缘开始咬除椎板和黄韧带,并仔细切除导致脊髓压迫的关节突和侧方黄韧带,减压后可见硬膜囊隆起,恢复搏动,充分止血、冲洗,自切口旁另切一小口放置橡皮引流管于切口深部,清点器械纱布无误后,依次缝合切口各层。

4.术后处理

术后 24～48h 拔除引流,应用抗生素 5～7 天,地塞米松 10mg 静脉点滴或速尿 20mg 肌内注射,以减轻术中可能发生损伤或刺激造成的脊髓水肿,同时适当给予止血药、静脉补液等。一般卧床 3 周后可下床活动。

5.注意事项

(1)术前应对病变范围准确定位,对拟切除的胸椎进行 X 线片定位,也可采用床边 X 线机在术中定位,或术中根据第 12 肋骨进行定位。

(2)常规备血,量要充分,一般在 800～1500mL。为减少出血,术前 1～2 天可给予维生素 $K_3$ 8mg 每日肌内注射两次。切开皮肤前可向切口注入 1：500000 肾上腺素生理盐水溶液。术中椎板出血可用等渗氯化钠液棉片压迫或用骨蜡止血。

(3)对于椎板、关节突增生肥厚明显,难以用椎板钳深入椎管操作者,应先将椎板切薄或采用气动磨钻操作,再进行小口切除,不可急于手术切除致压骨质,忽视本来就十分狭小的椎管腔,以免造成脊髓的器械损伤,加重病情。

**(二)其他方法**

胸椎管狭窄症的椎板减压术不同于颈腰椎减压术,由于胸椎板及关节突骨质十分坚硬,椎板间隙很窄,加之各种狭窄因素,有时使胸椎管减压难以进行,勉强操作,术后截瘫加重的病例并不少见。因此,有人设计了整块半关节突椎板切除术,首先切除病变范围的棘突,再采用气动磨钻或长尖嘴咬骨钳,切除包括其椎弓后部两侧关节突内侧半和双侧椎板在内的整块半关节突椎板,使椎管呈后揭盖方式减压,可避免常规椎板切除减压易造成脊髓损伤的危险,节省手术时间,但要求手术者必须技术熟练,尚需有必要的设备条件。

对于合并后纵韧带骨化的胸椎管狭窄症,特别是巨大孤立型后纵韧带骨化,后路椎板切除减压效果不佳,常常会引起瘫痪加重,应采用侧前方减压切除骨化块。对于连续型多节段后纵韧带骨化,侧前方入路难以切除,后路广泛椎板切除减压效果也多不理想,因此,本病应尽早诊断,才有可能获得满意疗效。

对退变性椎管狭窄伴有明显椎间盘突出者,可在行全椎板切除或整块半关节突椎板切除的基础上,咬除间盘突出明显一侧的下位椎弓根及关节突的大部,采用刮匙经椎弓根向上刮除椎体松质骨及椎体后缘进入椎间隙,最终刮除椎间盘。为防止此椎间关节术后不稳定,可利用切下的棘突行椎体间植骨融合。

**七、疗效及预后**

本病的手术疗效不如颈椎管狭窄和腰椎管狭窄好,仅有半数左右患者能完全恢复,手术后瘫痪加重者在10%以上,且部分患者术后虽有恢复,但数年后病情又再次加重,需再次手术,效果较第1次手术差。一般来说,截瘫的预后与截瘫程度、截瘫时间及狭窄部位有关。截瘫较重、完全截瘫或下肢肌力在Ⅱ级以下,恢复效果较差;截瘫程度虽重,但时间较短者,其恢复较时间长者为优;压迫较久、截瘫较重者,可能存在脊髓变性,术后恢复的希望较小;多数下胸椎管狭窄患者术后效果优于上胸椎。

# 第四节　腰椎间盘突出症

自从 Mixter 和 Barr(1934 年)首次行髓核摘除术治疗坐骨神经痛之后,半个多世纪来,腰椎间盘突出症成为人们关注的中心。随着临床病例的积累,人们对本病的认识越来越深入;手术治疗的速效性及可靠性,表明腰椎间盘突出症是引起坐骨神经痛的重要原因。同时,手术中出现的问题及并发症,表明要彻底解决这一病症,尚有大量的基础研究工作。正如该手术的创用者 Mixter 在 1946 年所说的:所有棘手的难题,都是从第 1 例手术开始的。

**一、病因**

一般认为本病是在椎间盘退变基础上发生的。发病中的关键问题是纤维环的破裂,造成纤维环破裂的原因有两种看法,即损伤因素和退变因素。

**(一)损伤因素**

引起纤维环破裂的损伤力并非来自直接暴力。纤维环结构十分坚固,即使发生椎体压缩性骨折的严重外伤,亦未必出现纤维环破裂。临床观察,引起椎间盘突出的损伤往往是微不足道的外力,如弯腰搬抬重物或突然转动身躯,甚至打喷嚏,亦可能造成髓核脱出。对此,尚须从生物力学角度进一步探讨。

椎间盘抗压能力很强,但对抗扭转和扭转力矩却是结构上的薄弱环节。在正常情况下,下腰椎小关节对称排列呈现马蹄状,旋转度很小,且周围有大量的韧带及肌肉组织,能吸收和缓解腰部的旋转力矩。但在肌肉僵硬或收缩运动不协调时,旋转力矩可以使某一层纤维环产生显微断裂,这种损伤可以与腰部软组织损伤同时存在。这时,腰部肌肉痉挛,减少了脊柱的活动范围,对纤维环损伤的修复是一种保护作用。但腰部肌肉血运丰实,修复过程较快;而纤维环血运差,修复较慢,故腰部痉挛消失后,纤维环的材料力学性能并未恢复,特别是拉张力与显微断裂方向垂直时,断裂两端会形成应力集中区,使断裂扩大。

纤维环由12层胶原纤维呈现同心圆形排列构成,相邻两层纤维交叉排列成120°。与纤维断裂垂直的拉张力,在脊柱旋转前屈时才能产生,而旋转活动中,纤维环内仅有与运动方向排列一致的纤维承担张力,其余纤维处于松弛状态,纤维环的材料力学性能更为降低,这就是发生椎间盘突出的力学基础。可以这样认为,在一定条件下的自体损伤,造成了纤维环破裂。

**(二)退变因素**

椎间盘自20岁后,就开始了明显的退变过程,致使椎间盘的弹性和机械性能不断降低。生理状态下,髓核内含水量较多,具有流体力学的物理特点,即在外力施加于密闭水容器的单位面积时,必有相等的压力传导于容器的各个方向的单位面积上。髓核没有压缩性,平均地向周围分配了椎体传导的压力,维持了椎体间的一定距离,使纤维环保持着均衡的紧张状态。这就是髓核对力的传导的同向性。随着年龄的增长,髓核的含水量减少,胶原多糖及非胶原性蛋白趋于沉淀,弹性较大的胶原纤维逐渐被较粗的、弹性小的胶原纤维替代,髓核体积变小,失去了流体力学的物理特征,对力的传导不能均衡地分布到纤维环的各部分,出现某些部位受力较大,使黏稠度较小的髓核穿入纤维环的胶原纤维网格中,造成纤维环破裂。

此外,在椎间盘的退变过程中,还应注意某些理化因素的影响。Frymoyer通过流行病学的调查指出,吸烟可能是损害椎间盘的直接因素之一。相当于一支烟中所含的尼古丁注入狗体内时,即可引起椎体血流量减少。椎间盘是通过相邻椎体软骨板的渗透作用交换营养物质和排除代谢产物的。可以设想,是烟草本身的成分影响了椎间盘的正常代谢过程,代谢产物在组织内堆积,使之容易发生变性和损伤。

**(三)疼痛机制**

腰椎间盘突出症患者,一般均有典型的坐骨神经痛。目前,对于产生疼痛的原因有两种观点,即机械压迫致痛和化学性刺激致痛。

1.机械压迫因素

临床发现,机械性压迫致痛的观点是很容易被人接受的。马尾神经在椎管内下降至相应的椎间孔上方,横过椎间盘,经侧隐窝在椎弓根下方进入椎间孔,出椎间孔即为脊神经。在椎间孔内,神经根被硬脊膜及蛛网膜形成的囊性鞘包绕,称神经复合体,在穿行于椎间孔时,神经复合体只占椎间孔面积的 30%～50%,不与椎间孔壁接触,这种装置与腰部活动相适应,椎间孔的剩余空间填充着结缔组织,并有神经、血管及淋巴管通过。当髓核向侧后方突出时,推挤并占据了部分椎间孔的剩余空间,将神经根挤压于侧隐窝及椎间孔后壁与髓核之间,阻碍了椎间孔内的血管及淋巴的回流,造成结缔组织及神经根水肿,在髓核突出的急性期,这是一个恶性循环,可不断加剧神经根受压的程度。Mixter 和 Barr 认为这种直接压迫是产生坐骨神经痛的原因。手术治疗的速效性也支持了这种观点。

2.化学性刺激因素

化学性刺激致痛的观点亦分二种。其一为自身免疫致痛,因为髓核是机体内无血管供应区,处于机体免疫机制的监查之外,椎间盘突出时,髓核内的糖蛋白作为抗原进入血循环系统,引起体内自身免疫反应,刺激神经根致痛。这种观点还有待于试验资料和临床实践的证明。其二为神经根炎症致痛。Faleoner(1948)和 Kelly(1956)均指出,受髓核挤压的神经根周围有炎症改变,这是坐骨神经痛的病因。引起神经根炎症反应的物质是髓核内的糖蛋白、β－蛋白及组织胺等,纤维环被冲破后,上述物质沿神经根扩散,引起神经根炎。据观察,单纯性压迫周围神经只引起神经支配区麻木,不产生痛感。JanMacnab 在行椎板切除摘除髓核后,分别在受累神经根和其上一个正常神经根下方,各放置一个可以扩张的导管,术毕,患者清醒后,分别使导管膨胀,造成神经根受压的临床模型,则受累发炎的神经根产生明显的坐骨神经放射痛;而其上方的正常神经根只产生坐骨神经区麻木感。宣蛰人曾在椎管探查术中观察到,只有在神经根鞘膜外或硬膜外有无菌性炎症时,才产生痛感,单纯的机械压迫只产生麻木或麻痹。

还有一种看法,认为神经根周围的炎症反应是机械性压迫的结果,二者的致痛原理是一致的。髓核突出后压迫神经根,使血循环受阻,代谢产物在组织内滞留,影响了血管的通透性而产生炎性渗出。同时,突出髓核也压迫了经椎间孔返回椎管内的窦椎神经。窦椎神经内已混入自主神经纤维,压迫因素使椎管内血管运动调节发生障碍,产生无菌性炎性渗出。由此可见,神经根受压可能是一个主导因素,产生了神经根周围的炎性改变。髓核突出引起的坐骨神经痛,经常有夜间及阴雨天加剧的规律性变化,此是血管神经调节节律失调的表现。

## 二、病理

椎间盘突出症的病理过程,可以分为三期。

### (一)前驱期

椎间盘突出症的典型症状出现前,常有反复发作的腰痛病史或轻微的下肢痛。但在这个阶段,临床诊断为椎间盘突出症是没有根据的,一旦出现明显的根性刺激症状,椎间盘突出症的诊断成立后,人们常将这一阶段的表现称为前驱期症状。

前驱期病变的实质是纤维环损伤或纤维环内层出现显微断裂的表现。纤维环及后纵韧带分布着相邻各节段的窦椎神经纤维,纤维环损伤后的肿胀、渗出刺激这些神经纤维,可以反射性引起腰神经后支分布区及坐骨神经分布区的痛感。这个阶段没有形成对神经根的直接压迫,症状不重,不能诊断为根性痛。另一方面,纤维环损伤常与腰部软组织损伤合并存在,前驱期实质表现为软组织损伤的症状,肌肉组织的神经分布及血液供应较纤维环丰富,对痛觉敏感,修复能力亦较纤维环强。在二者同时损伤的初期,肌肉因剧烈的疼痛反应出现痉挛,腰部僵直,掩盖了纤维环损伤的症状。当肌肉损伤修复后,纤维环的修复过程尚未完成,这时残留的慢性腰痛,多为纤维环损伤的表现。这类患者有两种结局,可以因纤维环完全修复而痊愈;亦可以因多次损伤出现纤维环破裂扩大而致髓核突出。只有在发生后一种情况时,才可以称椎间盘突出症的前驱期。

### (二)突出期

临床观察,90%以上的患者均有前驱期表现。但进入突出期,却有两种发病类型,即渐进型和突发型。前者多为纤维环内层破裂,外层尚完整,髓核组织通过裂隙将外层项起而突出,发病后逐渐加重或间歇性发作,病程较长。在手术病例中多见髓核呈半球状隆起,神经根粘连较重,纤维环外观尚完整,需切开纤维环外层才能取出髓核组织。突发型常因特殊体位的损伤而诱发,如弯腰提取重物、扭转身躯、久坐突然站立时,坐骨神经痛症状突然发生或骤然加剧。这种情况主要是在纤维环长期损伤的基础上,纤维环材料力学的强度降低,以及破坏外力的综合作用下而发生。其生物力学的根据,尚须进一步分析。

突发型椎间盘突出症,开始即达到疼痛的最大限度,患者常呈现强迫体位,呻吟不安,但大多数患者经一般治疗,疼痛程度均有一定缓解。症状持续者,需手术治疗,术中多见纤维环完全破裂,突出的髓核直接挤压神经根,神经根所受张力较大。术中稍扩大纤维环裂口,即有大块髓核组织被挤出。椎间盘突出症的前驱期及发作期是性质不同的两种表现,前者为反射痛,后者为放射痛,只有在发作期才可以诊断为椎间盘突出症。可以这样认为,前驱期是椎间盘突出的量变积累阶段,发作期则是质变的飞跃阶段。

### (三)突出后期

椎间盘突出后,发生一系列的变化,使本病后期出现不同的转归。

#### 1.症状缓解

因突出髓核中含水量高达70%~80%,且一次发作时,突出的髓核仅为一小部分,髓核组织脱水后,仅有原来体积的1/4,可以自行减轻或缓解对神经根的压迫;另一方面,神经根受到髓核突出的压迫和牵张时,随着时间的延长,神经及硬脊膜组织会发生松弛和蠕变,抵消了突出物造成的张力,这是神经组织的生物力学特性。临床观察,90%左右的椎间盘突出症,经卧床休息和适当的药物治疗,症状缓解而达到临床治愈。

#### 2.反复发作

在突出的髓核与受到挤压的神经根之间,有时发生血管组织包绕、侵入,使神经根粘连于突出物表面,发生无菌性炎症刺激,即使后期突出物脱水变小,这种刺激依然会长期存在。此外,纤维环的修复能力甚差,一旦发生完全断裂,髓核组织会不断从裂口挤出,加重对神经根的挤压,使坐骨神经痛的症状持续或反复发作。这些患者对保守治疗效果不满意,故可以有选择地采用手术治疗。

#### 3.并发症的发生

髓核突出后,相邻椎体间隙变狭窄,纤维环松弛,通过椎体及椎间盘系统传导的重力,部分转移到小关节上,久之会发生小关节炎或关节突骨折,严重的脊柱失稳,亦可发生退行性椎体滑脱及椎体后缘的骨质增生。小关节突前方及椎管后的韧带松弛、变厚,并向椎管内皱折,出现获得性椎管狭窄。上述变化使症状更趋复杂,治疗缺乏针对性,是临床工作的难题。

### 三、分类

#### (一)病理分类

根据椎间盘突出的形态及位置,可有多种不同的病理分类方法。陶甫(1981)据 128 例手术中发现,将髓核突出分为:①成熟型:纤维环完全断裂,突出的髓核组织直接挤压神经根的前方,占 59%。②幼弱型:内层纤维环已破裂,髓核突入内层裂隙,向椎管内隆出,但表层纤维环完整,占 22%。③中间型:介于成熟型及幼弱型之间,纤维环破裂较幼弱型多,但尚未达到完全破裂,占 19%。上述分类方法较为简便、实用。此外,尚可根据突出物的形态,分为死骨型、弹力型、菜花型、脱垂型、游离型和骨软骨型等。

根据突出物的位置和方向,可以分为:①后外侧型:向椎管外侧突出,造成对相应间隙的神经根压迫,某院统计 380 例手术中占 91%。②中央型:椎体后方中央有后纵韧带,加强了椎间盘连接的稳定性,故髓核突破中央部纤维环后,又突破后纵韧带突入椎管内是很少见的,临床上常把外侧型突出的髓核落入椎管内,或经后纵韧带下方滑至中央部位,引起马尾神经受压者,均称为中央型突出,在本组病例中占 9%。③垂直型:髓核突破软骨板,进入椎体的松质骨内,在 X 线片上可见突向椎体内的弧形压迹,称休默(Schmorl)结节。④前方型:髓核沿软骨板及骨质间的通道,向前方突出至前纵韧带下方,使椎体前缘出现一游离骨块,吴祖尧通过椎间盘造影证明了这种突出方式。目前,垂直型及前方型突出的发生率及有关症状尚无确切认识,临床只对上述情况的 X 线片表现进行解释,而不进行病因治疗。

后外侧型突出是最多见的突出类型,绝大多数为单侧突出,双侧突出者为极少数。双侧突出者可引起双侧坐骨神经痛,但可能一侧较轻,另侧较重,也可能左右侧突出交替出现。根据突出物的顶点与神经根的关系,又可将后外侧髓核突出分为根肩型、根腋型和根前型三种:①根肩型为髓核突出于神经根的外前方(肩部),将神经向后内侧挤压,临床表现为根性放射疼痛,脊柱多向健侧凸。②根腋型为髓核突出位于神经根的内前方,将神经根向后外挤压,临床表现为根性放射痛,脊柱多向患侧凸。③根前型为髓核突出位于神经根前方,将神经根向后挤压,临床表现为根性放射痛严重,脊柱生理前凸消失,前后活动均受限,多无侧弯畸形。

髓核突出的位置与神经根的关系有时可发生变化,如髓核突出物较小,神经根无粘连,可自由移动。因患者体位改变或手法治疗,使神经根与突出物的位置关系发生变化,则临床症状和体征也随之发生变化,如脊柱原向健侧凸,此时可变为向患侧凸。有时髓核突出体积很大,或纤维环已完全破裂,大块髓核碎片脱入椎管,则上述分类将难以区分。

#### (二)临床分类

病理分型只是手术中的发现,对认识椎间盘突出的病理过程有一定的意义,但在术前不易估计。因此我们体会,对于本病分类,临床分类更有指导意义。

1.神经根刺激型

表现为典型的根性放射痛,临床症状差异较大,占临床病例的绝大多数。

2.椎管狭窄型

主要表现为间歇性跛行,步行 10 米至数百米后,患肢即麻胀难忍,需站或下蹲休息片刻才能继续步行,临床症状与椎管狭窄症相似。实际上,这些患者椎管矢状径多较狭窄,一个较小的幼弱型突出,即可出现症状。

### 3.神经根麻痹型

主要表现为腓总神经瘫痪,病情早期多有严重神经根性放射痛,神经根受到严重压迫,或髓核组织突入神经根管,造成神经根管填塞或狭窄时,压迫因素持续加剧,出现神经纤维变性或断裂。

### 4.混合型

上述三种类型中,二种以上症状同时出现在一个患者身上,称混合型。如患者有根性放射痛,同时存在间歇性跛行或(和)腓总神经瘫。临床上亦可依照患者痛苦最大的表现分类。

### 5.马尾神经压迫型

又称中心型椎间盘突出,多为大块髓核组织脱入椎管内,使马尾神经在短时间内受到严重压迫,出现马尾神经部分或全部瘫痪,这是椎间盘突出中最严重的一种,常需和椎管内肿瘤鉴别,并尽早手术治疗。

据观察,病理分类与临床分类之间有一定的关系,神经根麻痹形及马尾神经压迫型多为成熟型髓核突出;马尾神经缺血型,特别是椎管矢状径较狭窄的青年患者,多为幼弱型髓核突出;神经根刺激型患者,因症状差异较大,术中可看到各种病理形态的髓核突出。

## 四、临床表现

### (一)症状

腰椎间盘突出症是引起坐骨神经痛最常见的疾病,其发病率尚无确切的统计,据我院门诊1056例腰背痛统计资料中,初步诊断为椎间盘突出症占12.0%;住院治疗的930例腰腿痛患者中,手术证明的椎间盘突出症占40.85%;年龄分布自19~73岁,男略多于女。

### 1.坐骨神经痛

绝大多数腰椎间盘突出发生在 $L_4$、$L_5$ 及 $L_5$、$S_1$ 两个间隙(95%以上)。此二间隙穿行的神经根参与坐骨神经干的构成,故坐骨神经痛是本病最常见的临床表现。其疼痛性质为放射性,放射途径一般明确,自腰至臀,经股后而至小腿外侧或后方,止于踝及足趾,称为完整的坐骨神经放射痛。临床有时见到不完整的放射痛,患者仅述有小腿区或股后区疼痛,常造成鉴别诊断的困难。不完整的放射痛产生的原因,可能与受累神经根分布的变异有关,需反复检查,结合其他定性定位体征,确定下肢痛的来源。

### 2.腰痛

多与坐骨神经痛同时存在。单纯的腰痛不能诊断为椎间盘突出症,先于下肢痛出现的腰痛,临床称为椎间盘突出症的前驱期。

### 3.间歇性跛行

这是马尾神经缺血的表现,在久站或步行时,支配下肢肌肉的马尾神经消耗能量及需氧量均增加,因而神经组织的微循环灌注增加,神经根体积增大。如果神经根与突出髓核粘连或髓核突出而致神经根通道狭窄,则可造成神经组织缺血,患者不能久站及远行,需不断停止步行或下蹲休息。但骑自行车时无上述症状,如果间歇性跛行是椎间盘突出症的唯一表现,则不易与椎管狭窄症相鉴别。

### 4.大小便功能障碍

大块髓核突入椎管内造成马尾神经受压,可出现会阴部麻木,排便障碍,临床上称中央型椎间盘突出症。这种情况多在已有椎间盘突出的基础上骤然发作,如患者症状突然加剧及大小便费力,则应引起医生的重视,及时手术治疗;一旦出现排便障碍,手术效果则较差。

5.咳嗽及用力时下肢放射痛加剧

因腹压加大,脑脊液冲击突出物,加重了对受累神经根的激惹。

### (二)体征

包括定性及定位两类体征。

1.步态及体位

轻型的椎间盘突出症,如椎管狭窄型,可以无步态变化;马尾神经压迫型,患者常不能步行,被人抬入或扶进诊室,生活不能自理,表情痛苦不安;严重的神经根刺激型椎间盘突出症,常呈强迫体位,腰部前屈或跪俯床上,不能稍动。

2.腰部体征

(1)腰部外观。包括平直、后突及侧凸。侧凸方向决定于神经根与突出髓核的相对关系。当突出物位于神经根肩部时,腰部凸向健侧,以减少髓核对神经根的刺激;当突出物位于神经根腋部时,腰部凸向患侧。实际上,根据术中发现,髓核与神经根的位置并不十分明确地位于肩部或腋部,大多数情况下,髓核在神经根前方,脊柱侧凸的方向取决于突出髓核最高点的位置。腰部伸屈活动时,髓核最高点可以在神经根内外侧移动,所以有些患者腰部侧凸方向亦随之交替改变。

(2)腰部活动。活动受限主要表现在背伸及向患侧侧弯,有的患者呈前屈强迫体位,腰部伸直即有下肢串痛加剧。特殊检查方法包括:后伸试验呈椎管内反应,即腰后伸时,腰部椎板靠拢,椎板间黄韧带突向椎管内,椎管内径减小,加重受累神经根的刺激,下肢痛加重。反之,腰前屈则下肢痛减轻。侧弯试验亦呈椎管内反应,即弯向患侧,下肢痛加剧;弯向健侧则下肢痛减缓。其原理与后伸试验类似,即弯向患侧时,患侧椎板及小关节并拢,侧隐窝及神经根管内的黄韧带皱折向内凸出,加重对受累神经根的刺激。反之,弯向健侧则侧隐窝及神经根管内径加大,对受累神经根的刺激减小。

(3)压痛点。椎旁压痛点是髓核突出的简易定位方法。检查应在俯卧位进行,以尽量放松腰部肌肉。如椎旁压痛在腰背伸时加剧;在腰前屈时减轻或缓解,则诊断意义及特异性更强,阳性率占手术病例的52.8%。

3.臀部体征

(1)臀部外观及压痛点。比较双侧臀部是否对称,有无肌萎缩。触诊可以触到痉挛的梨状肌肌束及压痛,臀上神经区压痛。这些压痛点是非特异性的,可以通过臀区压痛点与腰部前屈后伸时的变化,与腰臀部肌筋膜综合征相鉴别。

(2)鞍区感觉及肛门括约肌功能。严重的髓核突出,应常规检查会阴区痛觉反应。如有一侧或双侧鞍区痛觉减退,则提示有较大的髓核突出;同时要观察肛门括约肌对刺痛的反应,如肛门括约肌松弛,对刺痛无反应,则是马尾神经受压的重要体征。

4.下肢体征

(1)下肢外观。观察有无肌萎缩,特别是胫前肌群及股四头肌群。肌萎缩多因下肢疼痛,活动较少,属继发性。患侧周径较健侧萎缩一般不超过2cm;另外,可见有自主神经调节障碍的表现,肢端充血,毛细血管充盈时间延长。

(2)皮肤感觉。腰神经支配区痛觉减退或麻木,是有定位意义的体征。$L_4$、$L_5$椎间盘突出可见小腿前外侧及足背感觉减退;$L_5$、$S_1$椎间盘突出,小腿后外侧及足跟足外侧感觉减退。但应该注意,这类体征缺少客观指标,许多反射性下肢痛亦有不确切的感觉障碍,故特异性不强。

(3)下肢运动。比较检查双侧拇背伸肌力及胫前肌力($L_4$、$L_5$)、小腿三头肌力($L_5$、$S_1$),可见有不同程度的减弱;马尾神经压迫型患者,可有较广泛的肌力降低或瘫痪。

(4)腱反射改变。下肢腱反射的改变与神经根受压的程度及部位有关,但临床检查腱反射改变的阳性率不高,在手术病例中仅占44.5%。这可能与神经根节段分布的变异有关,亦可能因腱反射改变程度较小,与临床检查不易分辨有关。

(5)下肢的特殊检查法

1)直腿抬高试验(Lasegue 征)。对本病定性诊断阳性率高,本试验尚有下述三种特殊表现:①直腿抬高时完全无痛,并不能排除椎间盘突出症。如为 $L_3$、$L_4$ 髓核突出,主要使股神经受压迫,抬腿可使股神经松弛,故无痛感;在神经根受到严重挤压,出现麻痹时,可因疼痛消失而直腿抬高不受影响。②直腿抬高疼痛弧,即在抬腿 $0\sim45°$时出现痛感,45°以上则无痛,可能为髓核突出较小、抬腿 45°以上时,神经根自髓核的顶端滑落,故出现疼痛弧。③直腿抬高受限而无下肢放射痛,可能为腰臀肌痉挛,足以将神经根维持在相对稳定的环境内,故检查者不能通过抬腿牵拉受累神经根。

2)直腿抬高加强试验(Bragard 征)。与直腿抬高试验对照检查,可以排除因反射性痛引起的假阳性结果。即在上述直腿抬高试验的同一高度,再将踝关节用力被动背屈,使受累神经进一步受牵拉,如神经根放射痛更为加剧,即为阳性;或在直腿抬高到一定高度至产生下肢放射痛时,将下肢稍降低使放射痛消失,此时踝关节被动背屈,如又引起放射性下肢痛,也是阳性。此试验有助于鉴别直腿抬高受限是由髂胫束及捆绳肌紧张所引起的假阳性结果。因为踝关节背屈时,可增加坐骨神经和腓肠肌的紧张,对髂胫束和捆绳肌则无影响。

3)健腿抬高试验(Fajerztainz 征)。方法与直腿抬高实验相同,当健侧下肢直腿抬高时,引起患肢放射痛为阳性。其机理为直腿抬高健侧时,健侧的神经根牵拉硬膜囊,向远侧及健侧移动,从而使患侧的神经根也向远侧和向中线方向移动,当椎间盘突出位于神经根腋部时,可引起患侧腰痛和放射痛;如椎间盘突出物位于神经根的肩部时,此实验为阴性。

4)屈髋伸膝试验(Kernig 征)。患者仰卧,屈髋屈膝各 90°,徐徐将膝伸直,如出现放射性下肢痛即为阳性。此实验机制和意义与直腿抬高实验相同。

5)股神经牵拉实验。患者俯卧位,髋和膝关节完全伸直,将下肢抬起使髋关节过伸,如出现患肢大腿前方放射痛即为阳性。上述动作可使神经根及其组成的股神经增加紧张性,加重了对受累神经根的压迫。在 $L_2$、$L_3$ 和 $L_3$、$L_4$椎间盘突出症可为阳性,$L_4$、$L_5$ 和 $L_5$、$S_1$椎间盘突出者,此实验为阴性。

6)仰卧挺腹试验。患者仰卧,双上肢置于身旁,以枕部及两足跟为着力点,做抬臀挺腹动作时臀部及腰部都离开床面,出现患肢放射痛即为阳性。如放射痛不明显,可让患者在仰卧挺腹姿势下做咳嗽动作,或压迫颈静脉,或压迫腹部,如出现患肢放射痛亦为阳性。其机制与压迫颈静脉引起脑脊液压力增高的机制基本相同。

### 五、辅助检查

椎间盘突出症的诊断,主要依靠病史及典型的症状和体征,X线片是最常用的辅助检查手段,各种造影检查、CT扫描、MRI对椎间盘突出的定位及鉴别诊断有重要意义,肌电图、B超检查仅在个别病例中试有。

#### (一)腰椎平片

正位片可见腰椎保护性侧凸,病变椎间隙左右不对称,软骨板下骨质硬化;侧位片在定性及定位诊断上意义更大,可见腰椎生理前突变浅或消失,病变椎间隙变窄,并呈前窄后宽的反常改变,特别是椎体后上缘弧立的骨质硬化及增生骨赘,在定位诊断上意义更大。

文献报告,X线片的诊断符合率仅为40%～60%。X线检查的阳性发现,需和临床表现一致时才有诊断意义。如果患者无典型的临床表现,则X线检查结果只能认为是椎间盘退变的表现,或为椎间盘突出后的残留痕迹,不能做出临床诊断;相反,如果X线检查阴性,则可以根据典型的症状及体征做出诊断。另一方面,X线片的定位表现也不一定与手术探查相符合,故不能过高评价X线检查的价值。

X线检查对于腰腿痛患者的重要性,还在于排除骨质病变,如脊柱结核、肿瘤等,同时可以测定骨性椎管的横径及矢状径,以估计预后。一般矢状径狭小者,保守治疗不易奏效,常需手术治疗。

#### (二)腰椎CT扫描

近十几年来,应用CT检查脊柱与椎管内病变逐渐增多,高分辨率的CT检查图像,可清楚的显示椎间盘突出的部位、大小、形态和神经根、硬脊膜囊受压移位的影象,同时可显示椎板及黄韧带肥厚、小关节增生肥大、椎管及侧隐窝狭窄等情况。在CT图像上,椎间盘突出表现为向椎管内呈丘状突起,或为软组织肿块影像(如突出钙化,则可显示异常钙化影),以及神经根鞘和硬膜囊受突出物挤压移位等。CT对椎间盘突出诊断准确率为80%～92%。CT检查对患者的照射剂量小,可列为基本无害的诊断手段。但CT对结构及密度相似的组织分辨能力不强,在鉴别诊断中,对马尾肿瘤的分辨能力亦较差,远不如脊髓造影或MRI准确可靠。

#### (三)磁共振摄影术(MRI)

磁共振摄影是继CT之后的一种新的摄影系统装置,图像对比分辨率比CT高,在诊断脊柱及脊髓病变方面有独到之处,突出的椎间盘、神经根及其神经周围的硬膜外脂肪等能被细致的显示出来。磁共振检查对人体无害。在鉴别诊断方面有重要意义。

#### (四)造影检查

Hakelins的资料,椎管造影诊断符合率为86.3%,椎间盘造影诊断符合率为30%。因椎间盘造影阳性率不高,操作复杂,患者痛苦大,故国内很少应用。水溶性碘剂椎管造影主要用于与马尾神经肿瘤或脊髓肿瘤的鉴别,对于症状及体征明显的椎间盘突出症患者,特别是手术指征明确者,无须常规造影定位。我院椎间盘突出症的手术病例中,术前需行椎管造影者仅4%。国外有人采用在X线导引下,将放射性染料(Radiographicdye)直接注射在神经根离开椎间孔处,以便观察突出髓核对神经根的影响。因操作复杂,应用不广。

#### (五)B超检查

B超在扫描腰部椎管区时,可以根据相应椎管内增强的回声,判定椎间盘突出的位置。党渭楞等报告,诊断符合率占 90.1％。少量假阳性病例,可因黄韧带结节性肥厚或钙化及硬膜外脂肪团块,显示增强的回声;有时可因 B 超探头放置角度关系,显示小关节突的回声,造成误诊。因而在检查时,B 超仪的探头准确放在棘突旁 1.2～2cm 处,向中线做 15°～30°扫查;扇形超声仪探头小,有利于扫查椎间隙,二者可以结合应用。这种诊断方法的最大优点是操作简便,无损伤,可多次重复对照检查。但本方法应用时间较短,尚处于临床探索和经验积累阶段。

### (六)肌电图检查

以 H 波反射潜伏期延长或 H 波不出现为诊断椎间盘突出症的依据,但周围神经的多种病损均可出现这种改变,故应与临床表现结合考虑。周国林报告 H 反射在 39 例患者中的诊断符合率为 89.6％。Brady 等观察受累肌肉在静止及运动时的肌电图,依据纤维颤动波或多相波的程度,分析神经受累及的情况,诊断符合率为 90％～94.3％。

## 六、诊断

明确的病史及体征是诊断的主要依据,影像学检查只有与症状及体征一致时,才有定性及定位意义。其他检查亦为临床参考。离开患者的任何辅助检查结果,均失去诊断意义。

## 七、鉴别诊断

### (一)梨状肌综合征

梨状肌区压痛,腰部伸屈及侧弯运动呈椎管外反应,下肢如出现神经损害,为神经干性,即感觉运动障碍范围较广,但不会出现鞍区感觉及括约肌功能障碍。辅助检查有助于定性诊断。

### (二)马尾神经区肿瘤

出现严重的根性刺激痛或马尾神经损害,病程发展为进行性,改变体位及休息均不能缓解症状,可疑病例可行脊髓造影或 MRI 检查。

### (三)股骨头无菌坏死

多有臀部及下肢串痛,但疼痛一般不超过膝关节;"4"字试验呈阳性,早期 X 线片无明显髋关节改变,故有误诊为椎间盘突出症而行手术治疗的报道。

### (四)腰臀部肌筋膜综合征

软组织特定部位的压痛点,部分患者有下肢反射痛,但不引起神经损害症状,腰部伸屈及侧弯运动呈椎管外反应。

### (五)腰椎结核

患者有腰痛及活动受限,少数患者有神经根刺激症状或截瘫,有时出现冷脓肿流注,X 线片可见结核样骨质破坏。

## 八、治疗

椎间盘突出症的治疗方法,主要根据临床表现及病情的发展趋势而定,包括两大类。

### (一)非手术疗法

1.适应证

(1)首次发作,病情虽重,但病程较短,未经系统的非手术治疗。

(2)病程虽较长或有多次发作,但症状较轻,以往对非手术治疗效果较好。

(3)诊断尚不能完全肯定者。

(4)由于全身性疾病不适于手术或患者对手术治疗有顾虑,暂不同意手术者。

对于非手术疗法的原理,尚有不同的解释。有人根据治疗效果,推测突出的髓核能在治疗过程中复位。但据手术中观察,已经突出的髓核,特别是成熟型突出,重新还纳几乎是不可能的。亦有人认为,通过牵引、理疗等方法,可加快髓核组织的脱水,突出物明显缩小,或者在腰部的牵拉活动中,使受累神经根与突出髓核最高点的位置发生变化,缓解了对神经根的压迫。但观察经非手术治疗症状消失前后的 CT 扫描片,髓核突出的大小及范围均无明显改变。那么,非手术治疗是如何取得 85% 以上的良好效果呢? 除了非手术治疗措施使突出的髓核组织脱水、体积变小外,主要是由于神经根组织具有黏弹性体的材料力学特性,即在长时间内承受恒定的低载荷时,神经根会发生缓慢的延长,称为蠕变现象。受到拉张力的初期 6～8h,这种延长最大,并在低速率下继续数月;当神经根变形到某一恒定长度时,载荷也发生松弛,即载荷随时间而减小,这种载荷减小的效应,也可以在低速率下持续数月。这就是说,即使突出髓核的大小及位置无变化,神经根所承受的挤压力也会随时间延长而减小,最终至症状消失。这一过程所必备的条件是椎管容积较大,否则,在狭小空间内,即使神经根发生蠕变松弛,也无法逃避来自周围的卡压和激惹。

2.治疗方法

(1)卧床休息。使肌肉松弛,椎间盘承受的压力降低至 0,有利于髓核组织脱水;同时,使神经根松弛,有利于无菌性炎性渗出的回吸收。故认为是一种积极的治疗措施,应向患者解释清楚,取得患者的配合。急性发作期卧床时间不少于 10 天。

(2)药物治疗。口服各种非甾体消炎止痛剂以缓解症状;严重病例亦可短期少量服用肾上腺皮质激素,以减轻神经根水肿,预防急性期后的神经根粘连。维生素 $B_1$ 及 $B_{12}$ 的应用,可以改善神经组织的营养状况,据说对疼痛的恢复有一定作用。常用剂量维生素 $B_1$ 100mg 及维生素 $B_{12}$ 500μg 混合肌内注射,每日一次,或维生素 $B_1$ 口服每天 30～60rng。山莨菪碱(654－2)为 M 受体阻断剂,可以解除微血管痉挛,改善肌肉及神经组织的营养状况。常用剂量为 10mg 肌内注射,每日一次,或口服 15mg/d,分 3 次服。青光眼患者忌用,严重心血管病患者慎用。

(3)骶管注射或腰段硬膜外注射疗法。一般先采用骶管注射疗法,注射 2～3 次如无明显效果,即采用腰段硬膜外注射,如注射 2～3 次仍无显效,则应改用其他疗法,以免因多次注射引起硬膜外腔粘连。常用的注药配方为 0.5%～1%利多卡因 15～20mL 加肾上腺皮质激素(如确炎舒松 A25mg)等。

骶管注射不仅是一种治疗方法,同时也是一种诊断方法。椎间盘突出症患者常述在注射过程中患肢串痛明显,这可能因药液的机械冲击力,加剧了对受累神经根的激惹,临床称为药液冲击试验阳性。

(4)牵引疗法。根据临床表现及患者条件采用不同方法。住院患者可以采用腰麻或硬膜外麻下人工牵引,同时配合各种手法松解以拉长神经根;亦可在无麻醉下应用各种机械牵引床纵向牵引;门诊患者可以指导自行应用骨盆牵引,牵引一周后如症状无明显改善,即停用牵引疗法。

(5)理疗、按摩及针灸等,可根据患者条件选用。

(6)恢复期注意腰背功能锻炼,以巩固疗效,维持腰部稳定装置的平衡。

上述治疗方法,除第(1)及第(6)条外,其他方法应据患者的治疗反应选择,不应该也不需要将各种非手术疗法同时应用。

### (二)介入疗法

#### 1.胶原酶融核疗法

操作在局麻下进行。用长穿刺针在患椎间隙旁 10cm 处,与矢状面成 50°～60°角刺入,若注入 $L_5$、$S_1$ 间隙,针尾需向头端倾斜 30°,当针尖触到纤维环时,可有触沙样感。穿入椎间盘后,拍摄正侧位 X 线片,以确切肯定其位置,再注入碘水(conray-60 1～2mL),做椎间盘造影,明确诊断后,将髓核溶解剂胶原酶 600 单位(溶于生理盐水 2mL)注入。或注入硬膜外、前间隙 1200 单位,拔出穿刺针,操作完成。胶原酶与髓核组织接触后,对胶原蛋白有解聚作用,并减少其含水量,但对其他胶原结构如韧带、硬脊膜等无影响,这样,当髓核被"消化"后,其体积大为减少,原来突出的髓核缩小,症状缓解。但注射完毕应观察有无过敏反应,如头晕、恶心、皮肤疹痒或荨麻疹等,严重者可有呼吸困难及低血压,需立即用肾上腺素 0.05～0.1mL 肌内注射或地塞米松 10mg 肌内注射或静脉滴注。

椎间盘内注射后,部分患者有腰痛,10% 的患者有严重腰痛,可持续几小时或数天。硬膜外注药则无上述症状,且疗效亦好。

据统计,2/3 的患者有效,1/3 的患者无效。Watts 等比较了 100 例融核术及 174 例椎板开窗髓核摘除术的效果,前者成功率为 59%,后者为 76.6%。前者早期疗效最明显,术后 6 周无缓解者,即视为此疗法无效。无效的原因多为椎间盘组织突入椎管内或有侧隐窝狭窄。故严格适应证的选择,是提高疗效的关键。

#### 2.经皮腰椎间盘切除术

经皮腰椎间盘切除术是一种局限于椎间盘内的手术方法,经钻孔切削或激光烧灼去除一定量的髓核后,降低了间盘内压,使突出的间盘表面张力减小、软化或缩小,进而缓解或消除了其对神经根的压迫和刺激。

目前临床应用的经皮腰间盘切除器械种类较多,但主要技术要点大致相同,首先确定穿刺点,患者侧卧于手术台上,患肢在上,屈膝屈髋并后突腰部,在 X 线引导下确定第 1 骶椎,以此为准找到拟行穿刺的椎间隙,自此间隙向患侧旁开 8～10cm 做出标记,为穿刺点。局麻后以此点与躯干矢状面成 45°～60°角,与椎间隙平行穿刺,直到纤维环后外侧。此时,轻轻穿刺,针有韧性感,并用透视确定针尖位置无误。较为理想的位置,在侧位像上不超过或接近椎体后缘的连线;正位像上在椎弓根内缘的外侧,这样才更接近椎间盘突出部位。然后,放置导丝与套管,以环锯切割纤维环,退出环锯,用髓核钳夹出切掉的纤维环并由浅及深咬除髓核组织。术毕,退出套管,缝合一针。$L_5$、$S_1$ 椎间隙的手术操作,因髂骨阻挡,较为特殊,为克服此困难,设计了弧形的穿刺针或行髂骨钻孔,以便于操作。

### (三)手术疗法

尽管本病治疗方法很多,非手术治疗效果显著,但仍有 10% 左右患者治疗无效,病程迁延,故手术治疗是不能被其他方法取代的重要手段。许多作者致力于手术方法的改进,使手术方法更趋安全有效,据国内文献报告,手术治疗的 2895 例中,有效率为 85.19%～98%;治愈率(或优级率)为 44.8%～88.1%。

1.适应证

(1)经正规非手术治疗无效,或有短期效果,停止治疗后症状复发,且逐渐加剧,影响劳动及正常生活达半年以上者。

(2)首次发作时间虽短,但下肢疼痛剧烈,药物治疗无效,患者呈强迫体位,生活不能自理者。

(3)出现马尾神经压迫症状,或有神经根麻痹者。

因为对本病的病因尚有不同看法,故其适应证的选择与手术入路及范围也有不同的认识,以下介绍手术治疗的一般情况。

2.麻醉方法

各种麻醉方法均有报告,我们常规用局麻。以 0.5％普鲁卡因 250mL 加入肾上腺素 4～5 滴,浅层浸润后,直接刺抵椎板,每个椎板注入 15～20mL,全椎板手术需两侧椎板同时注药,共注射 3～4 个椎板。术中患者清醒,可以配合手术,术中可根据触痛位置,寻找病变位置,不易发生误伤。在探查神经根时,也可用 5 号小针头行神经根局麻。

3.体位

一般采用侧卧位,患肢在上。术中探查时,将神经根向下牵开,暴露方便;疼痛剧烈的患者,如无法耐受侧卧位,亦可采用胸膝卧位或俯卧位,腹部加高垫,使患者疼痛减轻。但这种体位因腹压较大,影响患者呼吸,手术野出血较多,故对不能耐受侧卧手术的患者,我们倡用术前骶管注入 1％普鲁卡因 30mL,待患者痛感减轻后,再取侧卧位手术。

4.刀口设计

根据不同的手术入路,设计切口,原则是定位准确,暴露充分。临床定位错误而使手术失败者并不罕见。以后路手术为例,切口常为 $L_3$～$S_1$ 棘突连线,术中应显露 $S_1$ 棘突,否则很容易遗漏探查间隙。

5.手术方法

(1)椎板开窗髓核摘除术。术中剥离附着在半侧棘突及椎板上的骶棘肌,以双关节牵开器或 Tolyor 半椎板拉钩牵开肌肉。咬除病变椎板间隙上下各一部分椎板,切除黄韧带,进入硬膜外腔,将神经根牵开后即可看到突出的髓核。这种手术方法对脊柱稳定性影响较小,合并有侧隐窝狭窄者,应同时咬除部分小关节突,以达到充分减压。

(2)半侧椎板切除髓核摘除术。暴露半侧椎板,将病变间隙半侧椎板切除,手术范围较开窗术略大,可以同时探查上下两个间隙。

(3)全椎板切除髓核摘除术。术中剥离两侧骶棘肌,暴露棘突及双侧椎板,切除棘突及双侧椎板,注意保留双侧小关节突的完整,术中根据病变范围,可以同时切除 2 个或更多的全椎板。这种手术暴露清楚,可以在摘除髓核的同时,切除肥厚的黄韧带,松解硬膜外粘连,对于中心型巨大的髓核突出或 50 岁以上的患者合并有椎管矢状径狭窄者,更适于全椎板入路手术。术毕缝合双侧骶棘肌,卧床 3 周后下床活动,手术后近期反应较重,但远期效果满意。

有些学者反对全椎板手术入路,特别是大范围的全椎板切除。他们认为脊柱的稳定性是腰部功能的基础,故手术损伤应尽量缩小,甚至黄韧带亦不可轻易切除,因为黄韧带的弹性回缩,可对椎间盘施加预应力,是脊柱的稳定装置,故手术向另一方向发展,其中包括显微外科技术的应用及前路手术。

（4）显微外科髓核摘除术。手术方法大致同开窗入路,但切口小,仅3～4cm,以特殊的显微器械,牵开骶棘肌,在手术显微镜下分离神经根并摘除髓核,故损伤很小。但术前定位要求十分确切,术中不宜同时处理椎管内合并存在的情况,如继发性黄韧带肥厚等。

（5）前路髓核摘除术。为保证脊柱后方结构的完整,有人采用前路手术。患者平卧手术台上,以患侧倒"八"字切口,经腹膜外达病变椎体侧前方,用环锯钻除纤维环,以髓核钳咬除纤维环和尽可能多的髓核组织,可同时行椎间植骨。术后严格卧床一个月,然后石膏固定一个月,待摄片复查植骨融合后,拆除石膏。

6.椎间盘手术治疗中的几个问题

（1）椎间盘突出症手术探查阴性问题。在手术治疗中,未发现突出的椎间盘,或探查结果与影像学检查不符。

1）术者首先要考虑到技术原因:①手术野暴露不充分,未能显示脱出的髓核。②术中定位错误。③突出髓核碎片进入椎间孔或为极外侧髓核突出。

2）诊断方面的原因:①马尾神经肿瘤误诊。②黄韧带肥厚、钙化,侧隐窝或神经根管狭窄。③椎间盘变性,椎体间隙变窄,致小关节突重叠嵌压神经根,或椎弓根下降致神经根在通过椎弓根下方时扭曲。如术中排除上述问题,探查见神经根松弛,无压迫现象,即可停止探查,术后效果往往较好。不宜尽量扩大手术范围。如术后症状无缓解,应再次详查,明确病因。

（2）腰椎手术失败综合征。椎间盘突出症的手术治疗是一个不可用其他方法替代的治疗方法,但仍有部分患者术后症状缓解不完全。据国外统计资料,术后完全恢复者为60%,30%的患者术后留有不同程度的腰痛或下肢痛,但较术前大为改善,患者对治疗效果尚满意,10%左右的患者症状无改善,称为腰椎手术失败综合征。腰椎手术失败综合征的原因包括三个方面:①手术中的失误,如手术间隙定位错误;双节段或多节段突出,术中仅切除一个间隙;同一节段双侧突出,术中仅探查一侧,而遗漏另一侧病变。②椎间盘突出复发,这类患者往往手术后缓解一段时间,症状再发,据再次手术病例观察,复发可出现在第1次手术的同一节段,亦可发生在上位间隙。③手术中的损伤:因各种原因引起神经根不可逆的损伤;有时,髓核压迫过重、过大亦可引起神经根不可逆损伤,致术后神经功能无法恢复。另外,神经根粘连、术后瘢痕形成及椎板边缘骨化,亦可形成对神经根的压迫,而造成症状复发。

诊断腰椎手术失败综合征,应注重手术前后的影像学对比检查。X线片可以观察手术范围,对腰椎进行屈伸活动摄片,可以发现术后腰椎不稳。MRI对诊断有重要价值,特别是注射镓－DTPA做MRI的强化,其敏感性及特异性均为目前最有意义的方法。

（3）腰椎手术失败综合征再次手术问题。再次手术仍以症状及体征为主,并经影像学检查,有明确的病理发现,取得与临床一致的结论。术前应充分估计手术的困难及疗效,取得患者的合作。手术适应证应严格掌握。

7.手术并发症的治疗

（1）感染。文献的报告发生率为0.8%～3.2%,分两种情况:①刀口感染:多因手术操作粗暴损伤腰背组织较多,组织坏死后或血肿形成感染。主要表现为术后即可出现全身发热畏寒,腰背切口痛,术后下肢痛无缓解或加重,咳嗽与排便均感剧痛,检查手术切口有红肿,周围组织水肿。局部穿刺如有积血或脓液,可拆除部分缝线引流。②椎间盘感染:患者多于术后短期症状缓解或消失,但术后1～8周又症状复发,一部分患者表现为腰痛或下腹痛,甚至有误行剖腹检查者。患者多无发热发冷,但背部肌肉痉挛明显,刀口处无水肿,但有深压痛,血常规化验正常,血沉可能加快。X线检查早期无症状,术后1～3个月后才有表现。可见椎间隙变窄,椎体破坏、硬化,最终椎体融合。MRI对诊断有重要意义,可表现为 $T_1$ 像椎间盘及邻近椎体信号减弱,$T_2$ 像则反之,信号增强。治疗方法与一般感染相同,注射抗生素及局部止动4～6周,手术清除病灶应谨慎。椎体骨性融合时间在3～4个月,当椎体融合时,患者症状多能消失。

(2)血管损伤。主要发生在后路手术中,是一种严重并发症,病死率极高。血管损伤的原因多为髓核钳伸向前方过深,穿透前方纤维环,造成血管撕裂。在手术中,切除髓核组织时,如有大量血液从椎间隙涌出,表示有血管损坏,患者可迅速出现失血性休克。如无椎间隙出血,而突然出现失血性休克现象,也应考虑到大血管损伤。出现血管损伤,应立即进行剖腹探查,修补血管是挽救生命的关键。

(3)脊柱不稳。在部分患者,术后下肢症状缓解,而腰痛仍存在,有可能为脊柱不稳。手术中尽可能多保护腰椎后部结构的完整,是保持腰椎稳定的关键。

(4)神经损伤。神经损伤可分为:①硬膜外单根神经损伤:多与术中探查时牵拉力过大过久有关。因此,术中牵拉应间歇性松弛,使神经根压迫不致阻断过久。在咬除椎板时,如椎管太狭窄,咬骨钳可挤压神经造成损伤;压迫血管或电灼器操作不当,亦有可能出现损伤。②硬膜内神经损伤:多于硬膜内摘除髓核时出现,损伤范围较大时,有排便功能障碍。如术前已经出现排便功能障碍,手术解除压迫后,恢复多不理想。麻醉药物可致神经损伤。应用普鲁卡因进行局麻,硬膜外神经阻滞或全麻,都不会引起马尾神经损伤,但用脊髓麻醉可能出现神经症状,其原因为椎管内药物浓度过高,因此应控制用药浓度,而且尽量不采用脊髓麻醉的方法。

# 第五节　椎弓崩解和椎体滑脱症

椎弓崩解是指椎弓峡部即上下关节突之间骨质失去连续性,亦称为椎弓峡部不连;椎体滑脱症是指在上述病变的基础上,病变椎体离开脊柱的正常序列向前方滑动,而引起一系列临床症状。以往认为本病较少见,近年来由于慢性腰腿病患者普遍进行下腰部X线片,临床报告逐渐增多。文献报告,本病发病率随年龄增加,甚少发生于5岁以下者,在成人中发病率约占5%,多发于 $L_4$、$L_5$ 椎骨。

## 一、病因和病理

本病虽然很早就被人们发现,但受到普遍重视则是近30年的事。最初是妇产科医生Herbinianx(1782)发现椎体滑脱的妇女分娩常有困难,此后陆续有人报道。1895年X线诊断方法问世以后,本病才归类为坐骨神经痛的常见病因之一。峡部不连引起的椎体滑脱,主要特点是椎弓峡部伸长、变细而最终断裂,发生断裂的原因,迄今尚有二种不同的认识。

**(一)先天性因素**

**1.遗传因素**

Wiltse 曾调查过 36 个家庭中 101 人,共 26 人患此病;Amusi 报告一家 6 人中,5 人患有椎弓崩解,1 人发生椎体滑脱,临床资料支持遗传因素在发病中的作用。

**2.两个化骨中心说**

有些学者认为,在胚胎期椎弓峡部为两个化骨中心,一个发育为上关节突及椎弓根,一个发育为下关节突及椎板,如二者不愈合,即形成峡部不连续。然而,wiltse(1962)在 700 个自 4 个月胚胎至出生不久的婴儿尸解资料中,未能证实两个化骨中心的存在,似乎否定了两个化骨中心的存在。

**(二)获得性因素**

目前多数学者认为本病与退变及劳损有关,发病率以 30～40 岁者最多。正常人在站立式参加负重劳动时,上半身体重及负载的压力,均通过腰部传递至双下肢。由于腰部呈生理前突,$L_4$、$L_5$椎体向前下方倾斜,所传递的压力在此分解为两个分力,一为垂直于椎间盘的分力,一为滑向前下方的分力,后者是造成椎体前滑脱的力学依据。另一方面,$L_4$脊椎的下关节突以其尖端为支点,在 $L_5$ 脊椎的峡部形成向下的剪切力,剪切力的大小与腰前突的程度及腰髓骶角的大小成正比,与腰椎间盘退变程度亦有重要关系,当椎间盘发生退变时,相邻椎体间隙变窄,椎弓峡部同时钳夹在上一脊椎的下关节突及下一脊椎的上关节突之间,久之,使该部骨质不断磨损,发生疲劳骨折,这是椎弓崩解最可能的原因,X 线片可见到峡部断裂,多呈硬化、光滑,且无骨痂形成,似符合疲劳骨折的表现。另外,85% 的椎弓崩解发生在 $L_5$ 椎骨,亦符合下腰部的受力特点。$L_5$ 椎骨位于腰骶交界处,下方连接固定不动的骶骨,是脊柱运动及承重的枢纽,因而损伤的机会较多。Lafertly 通过实验测出,体重 180 磅,负重 50 磅,在腰骶角为 45°时,若步行 32 公里,就可以产生 $L_5$ 椎弓峡部疲劳骨折。当然,单纯的机械测定不完全适用于人体,但测试数据仍有重要的参考价值。

某些从事特殊工作的人,如举重、跳高运动员,发生椎弓峡部断裂的机会特别多,但患者均不能述说准确的损伤史,这种现象也支持积累劳损造成疲劳骨折的理论。

发育异常可能是发生椎弓崩解的辅助因素,例如,有严重脊柱侧弯时,其发病率高于正常人 4 倍;下腰部有脊柱裂时,发病率高于正常 13 倍;周秉文等报告的 100 例患者中,合并存在有腰骶部畸形者占 62%。

椎弓峡部断裂后,椎板松动,附着于棘突的棘间及棘上韧带松弛无力,易于造成下腰部软组织损伤,这是下腰痛常见的原因。椎体在腰骶角斜面上产生向前滑动的分力,使上下关节突之间出现裂隙,裂隙处填塞着纤维软骨组织,在反复磨损过程中,纤维软骨增生,引起神经根的粘连及压迫,所以本病发展到一定时期,常出现坐骨神经痛。椎体滑脱常引起椎管矢状径窄狭,附着于椎板前方的黄韧带增厚、钙化。另外,滑脱的结果使后方的纤维环被拉紧,易于出现纤维环损伤,故髓核突出的发生率也较高。这样本病的症状更趋复杂多样。椎体滑脱是椎弓崩解的发展结果,症状亦较单纯的椎弓崩解严重,多半有根性放射痛,患者求治心切。临床根据椎体滑脱的程度可以分为四度:正常 $L_5$ 椎体与 $S_1$ 椎体后缘构成一条连续的弧线,在侧位 X

线片上,将椎体矢状径分为四等份,据 $L_5$ 椎体在骶骨面向前移位的程度,确定滑脱的程度,不超过 1/4 者为 1 度;1/4~1/2 者为 2 度;1/2~3/4 者为 3 度;大于 3/4 者为 4 度。

## 二、诊断

### (一)症状

患者症状取决于椎体滑脱的病因及滑脱的程度,与患者年龄及职业亦有一定关系,年龄较大从事体力劳动者,症状较重且不易保守治愈。

椎弓崩解患者一般仅有慢性腰痛,多呈间歇性发作,劳累后加重,经休息及一般药物治疗后,可较长时间的缓解症状;有的甚至无自觉症状,在 X 线检查中偶然发现。出现椎体滑脱后,因腰部失稳,常出现下腰部反复扭伤,并可出现单侧坐骨神经痛,但疼痛程度差异甚大,开始可能为腰部软组织劳损出现下肢反射性痛;亦可因椎弓峡部断裂处结缔组织增生压迫神经根,或合并髓核突出引起的根性放射性痛。文献报告,椎体滑脱合并有坐骨神经痛者占 35%~60%。一般说来,滑脱程度越大,临床症状就越明显。

椎体滑脱可以引起椎管狭窄,患者可出现间歇性跛行。滑脱严重者,偶有产生马尾神经牵拉或挤压症状,出现大小便障碍,受累神经支配的肌肉无力或麻痹。

### (二)体征

腰前突加大,臀部后突,患者步行时可出现左右摇摆或跛行。椎体滑脱后,患椎棘突向后突出,其上一脊椎的棘突向前移动,扣诊时可以查到这种"台阶"样改变,腰前屈时,"台阶"样棘突更明显。按压患椎棘突,特别是左右推挤该棘突时,局部疼痛或伴有下肢串痛。腰部运动受限,背伸时因崩解部位受到上下椎骨关节突的剪压,痛感加剧,并反射性引起股后肌紧张,患者腰前屈亦受限,直腿抬高试验阳性,合并有椎管狭窄或髓核突出时,背伸试验、侧弯试验均呈椎管内疼痛反应。有时可出现下肢皮肤感觉、肌力及腱反射改变。

### (三)辅助检查

主要是 X 线检查,包括正侧位及左右前斜位摄片。正位 X 线片不易显示椎弓崩解的征象。如椎体有明显滑脱,则可见滑脱椎体高度减低,其下缘常模糊不清,局部密度增加。侧位摄片可见椎弓根后下方有透明裂隙,其宽度与椎体滑脱程度有关,滑脱越明显,裂隙越清楚。侧位片可以测量脊椎的前后径(自椎体前缘到棘突尖部的距离),正常情况 $L_4$ 脊椎前后径大于 $L_5$ 前后径,如果相反,则 $L_5$ 脊椎可能存在椎弓崩解或椎体滑脱。$L_5$ 椎体的楔变指数对诊断亦有一定意义,其测量方法为:

楔变指数=$L_5$椎体后缘高度/$L_5$椎体前缘高度

楔变指数随着滑脱程度的加大而变小,如仅有椎弓崩解而无明显滑脱,其楔变指数一般小于 0.8。

在侧位片上,还可以根据四度分类法确定滑脱的度数。左右前斜 45°摄片,可显示椎弓崩解的直接征象,斜位片脊椎附件显示如狗的前半身形象,椎弓峡部位于狗颈部,放射科医生将椎弓崩解形象地描绘为"狗颈带项圈",滑脱越重,项圈越宽。

综上所述,椎弓崩解及椎体滑脱的主要症状及体征均缺少特异性,不能作为诊断的依据,如临床可疑为本病时,X 线斜位片"狗颈带项圈"的征象,是特异性的定性及定位根据。

### 三、鉴别诊断

椎弓崩解与椎体滑脱,一般根据 X 线检查即能做出明确诊断。临床主要鉴别诊断是指在 X 线片上无椎弓崩解而出现椎体滑脱的所谓"假性滑脱"的病例。

#### (一)先天性椎体滑脱

这是一种少见的假性滑脱,一般发生在 $L_5$ 椎体,多因关节突发育缺陷而致病,如 $S_1$ 上关节突发育幼小,不能阻止 $L_5$ 椎体在腰骶角斜面上的分力,但椎弓峡部保持完好,患者多为青少年。

#### (二)退行性椎体滑脱

在椎可盘退变的基础上发生,椎间盘退变引起椎间隙变窄,周围的韧带及纤维环松动,继而椎体向前滑动。因为椎弓峡部是完整的,故前滑脱的程度较小,一般为 $1 \sim 15mm$,平均为 6mm,关节突仅在纵轴方向移动,可以产生两种后果,其一为小关节突重叠引起周围滑膜充血水肿及骨痂形成,激惹神经根;其二,小关节突纵向上移使黄韧带皱褶,出现反应性肥厚,可导致椎管狭窄。对老年人的下肢痛,应考虑到退行性滑脱的可能性。

#### (三)病理性椎体滑脱

常因骨质病变引起,如脊椎成骨不全,软骨发育不全,结核或骨肿瘤等,可以造成脊柱结构不稳,病变椎体向前滑脱。

### 四、治疗

#### (一)非手术治疗

适用于椎弓崩解或轻度椎体滑脱症状较轻者;发病症状虽较重,但为首次发作,或以往发作经非手术治疗效果明显,有较长时间缓解期者,亦可试行非手术治疗。治疗措施包括应用 $15 \sim 20cm$ 宽的硬腰带或腰部支架,适当限制腰部活动,可防止滑脱进一步发展,减轻症状;青少年患者应用支架,据说可促进崩解部愈合。同时辅以理疗及一般止痛药物,发作间歇期应注意腰背部肌肉的功能练习,以补偿骨性结构失稳的缺陷。

#### (二)手术治疗

手术治疗适用于:①椎体滑脱明显,腰腿痛症状较重,经 1 年以上非手术治疗无效,影响正常工作者。②出现神经根或马尾神经受压症状者。③椎体滑脱虽不严重,但症状有进行性加重的趋势,估计椎体有可能继续滑脱者。

具备下述四种情况之一者,椎体滑脱有继续加重的趋势:①严重的楔形椎体,即椎体指数较小者。②骶骨顶部呈半球形,可使 $L_5$ 椎体滑脱加剧。③椎体滑脱已超过 2 度。④患者年龄在 15 岁以下者。

手术治疗的目的为加强脊柱的稳定性,解除对神经根的压迫。

##### 1.减压手术

分椎弓峡部减压及椎板切除减压两种方式,主要用于出现根性坐骨神经放射痛的患者。前者切除椎弓及峡部崩解处增生的结缔组织;后者行全椎板切除,松解椎管内压迫因素,包括摘除合并存在的髓核突出。术后均不行脊柱融合,故部分患者可出现椎体继续滑脱,文献报告 25% 患者术后滑脱 3mm 以上,40 岁以上者效果较好。

2.脊柱融合术

适用于仅有腰部疼痛而无根性放射痛,且术前试用硬腰带或腰部支架稳定下腰部,可暂时缓解症状者,否则不宜采用单纯脊柱融合术。

根据手术入路不同,可分为后路融合术及侧路融合术。后路融合术目前应用广泛,自$S_2 \sim L_3$棘突连线做切口,沿棘突两侧拨开双侧骶棘肌,剥离范围应越过两侧关节突关节,显露椎弓峡部的裂隙,双关节牵开器牵开肌肉。后路融合的范围一般为三个脊椎节段,即患椎及其上下各一椎骨;也有主张融合两个椎骨的,即患椎及其下一个椎骨。植骨前应将融合椎骨的椎板、棘突及小关节突凿为粗糙面,然后放置不同的植骨块,植骨块一般取自体髂骨,可以剪成条状骨柴堆放在双侧椎板及小关节突上;亦可将病椎棘突上下、棘上、棘间韧带咬除,将植骨块做成双"H"形,套在病变棘突上,称大块"H"状植骨。

侧路手术范围较大,患者取平卧位,以下腹部倒"八"字切口,经腹膜外剥离至患椎椎体的侧前方,在患椎及其下一个椎体上凿骨槽,嵌入$3cm \times 1cm$髂骨条。亦有采用横突间植骨融合者,患者取俯卧位,自骶棘肌外缘斜经髂嵴后部做斜切口,切开腰背筋膜后,向内牵开骶棘肌,在其深面显露$L_4$、$L_5$横突及髂嵴后部,在髂嵴后部取下骨条,将$L_5$横突背面凿成粗糙面,在髂骨翼凿出骨槽,将取下的髂骨块紧卡在槽内,用螺丝钉将髂骨块的另段固定在$L_5$横突上,亦可以用多数细骨柴填充,然后缝合皮下及皮肤。不论用哪种方法施行脊柱融合术,均有一部分患者因术后卧床时间短,或植骨操作问题,脊椎之间未达到骨性融合,术后症状缓解不完全。

3.椎板切除减压+脊柱融合术

即将减压术与融合术结合起来。对于出现根性坐骨神经痛的患者,应考虑到有椎间盘突出或椎管狭窄等并发症存在,椎板切除后行椎管探查是手术治疗的重要内容,清除椎管内压迫因素,才能缓解根性痛。为保持脊柱的稳定性,同时行融合术。融合的方法有多种报道,但均有一定的缺点及失败率。可用大块髂骨板行单"H"形后路植骨;亦可用侧方横突间植骨融合;有人在椎管探查中摘除突出的髓核后,扩大刮除椎间隙的软骨板,填入术中切下的椎板及棘突碎骨块,据称效果尚满意。

椎弓根钉在治疗椎弓崩解时,能发挥固定牢固,同时有一定的复位作用,是值得提倡的,但追求滑脱椎体复位,不一定取得理想的治疗效果。

# 第六节　腰椎管狭窄症

腰椎管狭窄症是指椎管、侧方隐窝及神经根管任意部位狭窄所引起的临床症状群。狭窄可以是局限的,亦可能是较广泛的。可能是骨组织造成的,亦可能因软组织引起,有时,硬脊膜本身的瘢痕、硬化也可造成狭窄。本病由 Verbiest(1954)首先提出,1970 年后,有关本病的临床报告增多,在诊断及治疗方面有了更深入的了解。

## 一、病因和病理

神经组织代谢旺盛,在支配下肢活动时,耗氧量增加,需要充分的局部血液灌注量,因而体积增大,在正常的椎管内,神经通道有一定的扩张空间,适应神经组织功能及结构特点;而椎管狭窄症患者,神经组织处于狭小的空间,没有扩张的余地,故在步行或久站时,神经组织的血液灌注量受限,出现临床症状。从病理本质上说,椎管狭窄症的主要症状-间歇行跛行,可以称为马尾神经缺血性跛行。本病可以分为以下四种类型。

**(一)原发性椎管狭窄**

包括:①先天性椎弓根发育较短,使椎管矢状径变小,这是临床最多见的原因。②小关节突肥大、内聚,引起椎管横切面形状的改变。③椎弓根间距变小,引起椎管横径变小。④软骨发育不良。

**(二)继发性椎管狭窄**

因椎体滑脱、脊柱畸形以及椎间盘退变、黄韧带肥厚、钙化等原因引起的椎管容积变小。

椎管狭窄可以发生于任何节段,即使在同一个节段,狭窄也可以出现在不同的部位,Amoldi(1976)将继发性椎管狭窄分为二类。

(1)中心型狭窄。主要表现为椎管矢状径变小,据测量,矢状径在 10mm 以下的腰椎管腔称中心型狭窄。

(2)侧隐窝狭窄。侧隐窝在椎管腔两侧,向外下为神经根管内口,侧隐窝矢状径在 3mm以下者为狭窄,此处狭窄可引起单条神经根受压的症状,不易与椎间盘突出症相鉴别,部分患者是在手术探查中发现的。

**(三)混合性椎管狭窄**

混合性椎管狭窄是指在原发性椎管狭窄的基础上,后天因素加剧了狭窄的程度而表现出临床症状。这类患者多在骨骼发育完成后,随着机体活动量增加,发生椎间盘退变或有小的椎间盘膨出时,才出现较明显的症状,而且一旦出现症状,药物治疗收效甚微。王福权等统计 60例手术治疗的病例中,合并有椎间盘突出者占 35%。许多学者不同意这种看法,认为,原发性椎管狭窄的因素并不一定引起临床症状,可能神经已经适应了这种状态。在发病过程中,主要是髓核突出破坏了这种适应性,临床症状是髓核突出引起的。很多患者下肢症状仅出现在病变一侧,手术治疗仅需切除半侧椎板并摘除髓核,即能缓解症状,故将这类患者归类为椎间盘突出症,以免造成分类混乱。

**(四)医源性椎管狭窄**

因椎管内手术或椎管内注药等治疗措施,引起结缔组织瘢痕形成、血肿机化或椎板切除后骨断面骨痂形成,造成椎管容积减小。

在上述分类中,Verbiest 特别强调发育性因素的重要性。Eisentein(1977)报告 433 个骨架共 2166 个腰椎椎体的研究结果,认为造成狭窄的原因仍是继发的。国内许多学者指出损伤及退变在发病中的重要性,临床观察,狭窄节段多发生在 $L_4$、$L_5$,这可能与下腰部损伤机会较多有关。

**二、诊断**

原发性椎管狭窄发病年龄较小,多在 30 岁以下出现症状,可因较小的椎间盘突出而导致症状突然加剧;继发性狭窄平均年龄较大,国内文献报告 45～50 岁多见。

**(一)症状**

(1)间歇性跛行。这是本病发作时的特异表现,临床统计占 95％以上。患者常述不能久站,步行数十米至数百米下肢即麻痛难忍,停止步行或下蹲休息后,症状缓解并可继续步行,骑自行车时无症状。

(2)坐骨神经痛。原发性椎管狭窄很少有明显的下肢放射痛,多在合并有较小的髓核突出或椎管内软组织出现劳损性无菌性炎性渗出时,可有典型的坐骨神经痛,与椎间盘突出症无法鉴别。许多继发性椎管狭窄症的发病初期,亦以坐骨神经痛为首发症状,经多次反复发作后,出现间歇性跛行,临床可以考虑为椎间盘突出症引起的广义的椎管狭窄,其发病实质,有人认为是陈旧性髓核突出的并发症。即髓核突出经非手术治疗后,脱水变小,对神经根不再构成压迫,椎间盘突出症即趋向治愈,但这时相邻椎体间隙变小,椎管后方的黄韧带因弹性回缩及炎性反应而变厚,使椎管矢状径变小,引起狭窄。了解二者之间的因果关系及动态变化,对于分析复杂的腰腿痛症状是有意义的。

(3)括约肌功能障碍。有些患者出现便意频数、排尿困难等马尾神经受压的表现。术中常见有肥厚的黄韧带对硬脊膜囊形成半环状卡压,与硬脊膜紧密粘连。

**(二)体征**

患者大多有严重的自觉症状,甚至影响正常工作及生活,但体征很少,有些医生甚至怀疑患者主诉的可靠性。我们介绍如下检查方法供临床参考。

(1)诱导后伸试验。瞩患者站立或步行,待出现下肢症状,即刻检查后伸试验,如呈椎管内疼痛反应,为阳性,椎管狭窄可能性大。

(2)诱导侧弯试验。同上试验,首先诱导出下肢症状,即刻做侧弯试验,呈椎管内疼痛反应者,为阳性。

上述二种检查方法,均在诱导出下肢症状后,改变盘黄间隙的距离,加重对神经根的激惹。其他椎管内病变的阳性反应,无须先行诱导下肢痛,故可用于鉴别诊断。

(3)足背动脉搏动。卧床检查,患者下肢皮温及足背动脉搏动均正常,以排除血栓闭塞性脉管炎及栓塞性动脉硬化引起的血管性、间歇性跛行。

(4)直腿抬高试验。仅有间歇性跛行的患者,直腿抬高多无影响。

(5)腱反射。下肢腱反射大多无变化,仅见于有括约肌功能障碍者。

**(三)辅助检查**

1.X 线检查

在 X 线片上测定椎管的横径及矢状径,对诊断原发性椎管狭窄意义较大。据测量,腰椎管横径在 20mm 以下,即为椎管狭窄,但考虑到 X 线片测量有一定的放大率,有人提出平片上测得的椎管横径与该椎体横径的比值为标准,正常比值应大于1.4。矢状径的测量较横径意义更大,矢状径小于 15mm 者,即为椎管狭窄。与测量椎管横径一样,为排除 X 线片的放大率,腰椎管矢状径与椎体矢状径的比值应在 2.5～3.0 以上。将腰椎管形的形态作为一个整体考虑,Jones 等建议用椎管横径 A、矢状径 B 的乘积和该椎体横径 C、矢状径 D 的乘积之比,即 A·B：C·D,作为平片测量腰椎管的标准,比值在 1：4.5 以上者为椎管狭窄。这种测量亦有一定的假阳性率。

2.椎管造影

临床最多见的是继发性腰椎管狭窄,椎管的实际容积决定于黄韧带与椎间盘之间的距离,这个距离在 X 线片及骨骼标本上均无法测定。而椎管造影可以准确的显示盘黄间隙的大小。正位片可见造影剂呈点滴样通过狭窄处,造影剂呈蜂腰状或哑铃状。但应注意,正常造影剂通过椎间隙时亦有狭窄,一般认为,造影剂横径小于椎弓根间距 50% 才有意义。侧位片显示造影剂压迹来自椎管后方,即来自黄韧带,同时椎体后方的骨赘或膨出的髓核亦形成压迹,造影剂呈藕节样改变。

3.CT 扫描

CT 扫描对原发性椎管狭窄症的诊断有肯定意义,可以直接观察骨性椎管的形态,诊断侧隐窝狭窄,这是其他检查方法不能比拟的。但对于继发性椎管狭窄,CT 扫描不易区分黄韧带及椎管内其他软组织,故不能替代造影检查。

### 三、鉴别诊断

#### (一)血栓闭塞性脉管炎

早期患者趾端无坏死,可有明显的间歇性跛行。但血栓闭塞性脉管炎有趾端缺血的表现,患趾皮温低,足背动脉及胫后动脉搏动减弱或消失,夜间尤甚。休息及卧床均不会缓解下肢症状。

#### (二)椎间盘突出症

广义地讲,椎间盘突出症影响到椎管容积,也是一种椎管狭窄症,但椎管狭窄症的症状主要出现在运动过程中,如久站、步行等,或在特殊的体位,如后伸时发生,休息或平卧时症状缓解。椎间盘突出症发作期,症状持续存在。

### 四、治疗

#### (一)非手术疗法

椎管狭窄症是因为椎管容积狭小造成的神经受压或窘迫,治疗的关键问题是扩大椎管的容积。因骨性椎管狭窄而出现症状者,非手术疗法收效甚微。大部分继发性椎管狭窄患者,可以通过卧床休息,辅以维生素 $B_1$、$B_{12}$ 肌内注射,使椎管内充血的结缔组织水肿消退,缓解对神经根的刺激。

硬膜外注药及骶管注药疗法,是主要的非手术治疗措施,可以使患者较长时间症状缓解或达到临床治愈。药液的机械冲击作用,可以分解椎管内粘连,减轻无菌性炎症反应,改善神经根的营养状态。

#### (二)手术疗法

对于原发性或混合性椎管狭窄症,骨性椎管容积较小,本身就可能成为神经压迫的因素,故手术切除狭窄部位的椎板,扩大椎管矢状径,是有效的手术方法。手术方法包括三种。

1.椎板切除术

根据椎管造影或 CT 扫描结果,确定椎板切除的范围,一般需切除 2～3 个腰椎节段。手术体位及麻醉与椎间盘突出症手术相同。后路切开并剥离两侧骶棘肌,用双关节牵开器牵开肌肉后,切口内应显露 $S_1$ 棘突,并根据 $S_1$ 棘突定位,然后切除相应棘突及双侧椎板,清除造成椎管狭窄的软组织因素,至硬脊膜扩张搏动良好,神经根通路无狭窄为止。

2.扩大椎板切除术

适用于狭窄部位累及侧隐窝及椎间孔,对于这些患者,全椎板切除往往不能达到减压的目的,甚至观察到硬脊膜扩张及搏动良好,也不足说明减压彻底。术中需探查侧隐窝,追踪神经根穿出处,如有狭窄,需切除一侧或双侧关节突,松解侧隐窝及椎间孔。Rosomoff(1981)提出切除椎弓,亦是扩大减压范围的方法。侧隐窝狭窄及椎间孔狭窄,在椎管造影检查时不能显示,需经 CT 扫描显示椎管横切面的形态。但最主要的环节是根据手术探查结果,确定椎板切除及扩大减压的范围。

3.腰椎管扩大术

术中显露病变椎板后,切断其上下方棘上韧带及棘间韧带,用特殊骨锯将椎弓峡部截断,分离软组织后,将椎板整块取下,即充分显露椎管及硬脊膜,合并有侧隐窝狭窄时,可咬除上关节突的内侧份。如有椎板增厚,可用气钻将椎板磨平,然后将椎板复位,螺丝钉固定。本手术暴露清楚,去除病因彻底,术毕将椎板复原,可以减少因手术瘢痕压迫形成的医源性狭窄。

椎板切除术及扩大椎板切除术后,一般不需行植骨融合椎体,Grabias 复习 6000 例广泛椎板切除的病例,只有 2%需行融合术,指出 30 岁以前易于出现术后脊柱不稳,30 岁以上者由于退变代偿的结果,特别是有前纵韧带钙化及骨赘形成时,脊柱稳定性增加,能够耐受广泛的椎板切除术。

椎管狭窄症的手术效果一般尚好,文献报告满意率为 62%～84%。手术疗法的关键是彻底减压,清除造成狭窄的各种原因。

# 第七节　腰椎畸形与相关疾病

腰椎畸形包括椎体数目的增减(如移行椎),形态的改变(如吻性棘突、关节突不对称等),某些部分的缺损(如脊椎裂、浮动棘突等)。应该指出的是,腰椎畸形是一种影像学发现。据报告,腰椎畸形出现的频率甚多,约占 30%以上。如此多的畸形是否引起临床症状以及是否需要治疗,临床尚有不同的看法。有些作者认为,人类直立行走,下腰部受力状态发生了极大的变化,而骨骼与肌肉的形态和数量,却无相应的变化,因而,大量的畸形出现,可能是进化过程中的遗迹。因而,对于无症状的畸形,亦可认为不是一种病理状态。对于随着年龄增长而出现症状的病例,则应反复检查、比较,以确定畸形与症状的相关性。

## 一、移行椎

### (一)病因和病理

在腰部移行脊椎主要指腰椎骶化及骶椎腰化,前者是指第 5 腰椎在发育过程中,与骶椎融合,这种融合可同时在横突和椎体间发生,亦可仅发生在横突,可为一侧或双侧融合,这样,腰椎的数目即为 4 个,骶椎为 6 个。但有时同时存在第 12 胸椎腰化,失去肋骨,腰椎的数目可能仍为 5 个。文献报告,腰椎骶化的发生率为 8%～10%。

骶椎腰化是指第 1 骶椎与第 2 骶椎分离,形成第 6 腰椎,有时这种分离亦可出现在一侧,成为不完全的骶椎腰化。据统计,这类畸形的发生率较腰椎骶化少得多。

临床观察,这类畸形一般不引起临床症状。下腰痛患者,常规摄片发现这类畸形,有时很难确定二者的关系。从理论上说,腰椎骶化使腰椎数目减少,可能增加椎体的平均负荷。骶椎腰化又因腰椎数目增加,使腰椎活动重心上移,负重时出现腰椎不稳,从而增加了腰肌或韧带劳损及椎间盘损伤的机会。但这类畸形如双侧对称,结构稳定,不应对下腰功能有太大影响。

腰椎骶化或骶椎腰化如两侧不对称,一侧愈合或发生假关节,而另侧游离,则负重与运动均出现不平衡,运动中不能有效吸收震荡,双侧运动不协调,因而,下腰部软组织劳损或假关节发生损伤性关节炎的机会较多,特别是一些对运动强度或协调要求较高的工作,有这类畸形者,出现症状的机会较多。

**(二)诊断**

(1)症状。反复发作的腰痛或扭伤,经休息或一般治疗可以自愈,应考虑到下腰部移行椎存在的可能性。

(2)体征。早期压痛范围广,主要病变在棘间韧带、筋膜或肌肉,属软组织劳损性痛;后期压痛范围局限于移行椎假关节一侧,可能为创伤性关节炎引起,亦可以出现游离侧,为腰活动时,游离横突与髂骨或其周围的软组织反复摩擦,出现滑囊炎而致痛。

**(三)治疗**

1.非手术治疗

早期,不能确定下腰痛与移行椎的关系时,可按照一般软组织痛的治疗原则,给予理疗,镇痛药物,并加强背肌锻炼,以保持脊柱的稳定性。

2.手术治疗

症状严重,久治不愈,影响正常生活者,可考虑手术治疗。术前,可采用局部封闭的方法,注射在假关节部位,或肥大的游离横突部,可以使痛觉暂时消失,或应用腰围固定下腰部,可以缓解下腰痛者,才可以考虑手术。

手术原则为稳定移行椎体,可采用前路椎体间或后路椎板间植骨固定,以消除假关节及游离侧横突对髂骨的磨损。

## 二、骶椎隐裂与游离棘突

**(一)病因和病理**

发生于上部骶椎的脊柱裂,相当常见,系胚胎时期成骨中心发育障碍,使两侧椎板在中线部未能愈合,遗留有程度不同的裂隙,如这种畸形只影响骨质,称为"隐性裂",如伴有脊膜或神经组织膨出,则称为"显性脊柱裂"。骶椎隐裂常见有三种类型。

(1)骶椎一侧椎板发育不良,但对侧发育良好,与棘突相愈合,因此在一侧椎板与棘突间形成一个窄的纵行裂隙。

(2)骶椎两侧椎板均发育不良,互不愈合,其间形成一个较宽的裂隙,棘突在裂隙间,称为游离棘突。游离棘突与椎板之间通过纤维相互连接。

(3)相邻多个骶椎的两侧椎板均未愈合,棘突缺如,形成一个较长的裂隙,严重者甚至骶管全部向后敞开。

上述三种类型的骶椎隐裂,均通过 X 线片发现,多无临床症状,出现慢性腰痛的原因是因为相邻脊椎骨之间均有坚强韧带相连,如椎板之间有黄韧带,棘突之间有棘间韧带及棘上韧带,周围有多个腰背肌的附着点,在骶椎隐裂发生时,特别是存在游离棘突时,上述相关的韧带及周围肌肉附着不牢固,其张力均较正常为低。因腰骶部活动范围大,负重多,故很易造成慢性劳损。还有一种情况,在第 1 骶椎隐裂存在时,由于裂隙之间仅有纤维膜相连,腰后伸时第 5 腰椎棘突恰好卡压在纤维膜上或缺损椎板残余的骨端,久之,纤维膜与硬脊膜或神经根可以发生粘连,因而引起腰及下肢痛。

### (二)诊断

#### 1.症状

下腰部痛,有时向下肢及骶尾部或会阴部放射,经休息或减轻劳动强度后,症状可减轻或缓解,有些患者可同时伴有遗尿症。

#### 2.体征

下腰部隐裂部位压痛,叩击第 1 骶椎游离棘突时,可产生下肢或会阴部放射痛。为确定疼痛部位,可于游离棘突部位行 1% 利多卡因局部封闭,症状可暂时缓解。有时腰低部皮肤可有色素沉着,或生有毛发或小陷窝,为诊断提供线索。

临床上具有典型症状或腰骶部独特的皮肤改变,经摄 X 线片见有骶椎隐裂的表现,即可诊断。

### (三)治疗

#### 1.非手术治疗

仅有 X 线片表现,而无临床症状者,无须治疗,对伴有轻微腰痛者,按照一般软组织痛处理。重点放在腰背肌锻炼,加强肌力,以代偿先天缺损的不足。

#### 2.手术治疗

腰痛严重,局部压痛明显,影响劳动及正常生活,经非手术治疗无效者,可行脊柱融合术,一般采用后路融合,显露椎板,应自患椎上下各一个棘突开始,逐渐向患椎汇合,避免从脊柱裂隙误入椎管,损伤神经。植骨时,在缺损部位骨柴应较长,使其上下端超过裂隙,以防治骨柴坠入椎管压迫神经组织。

合并有游离棘突并出现神经刺激症状者,应切除游离棘突,咬除椎管内纤维束及黄韧带;分离粘连,注意有无皮样囊肿,必要时可切开硬脊膜,探查马尾神经,减压后,椎板间空隙一般不必做植骨融合。

## 三、棘突畸形与腰痛

### (一)病因和病理

婴儿出生后一岁时,两侧椎板在背侧中线融合,16 岁时出现继发骨髓,形成棘突。第 5 腰椎棘突在形状、大小及位置上变异甚多。正常的第 5 腰椎棘突比第 4 腰椎小,许多变异可发生在 $L_4$、$L_5$ 棘突,常见畸形除已论及的游离棘突外,尚有如下几种类型。

#### 1.杵臼棘突

即第 1 骶椎椎板有隐裂,第 5 腰椎棘突发育过长,挤压隐裂部位,如杵臼一样。

#### 2.接触棘突

正常腰后伸时,相邻两个棘突之间虽然临近,但仍有一定的距离。当腰椎前突增加或腰骶角变小时,相邻两个棘突互相靠近,由于两个棘突不断磨损,可形成假关节,即所谓接触棘突,甚至形成滑囊炎或损伤性关节炎,后伸时疼痛加剧。

3.喙状棘突

多见于第 5 腰椎,甚至棘突远端向后下方弯曲,呈鸟嘴状,称喙状棘突。当患者腰部后伸时,该棘突尖部可撞击第 1 骶椎椎板后面,造成该部位的挤压与磨损,久之形成滑囊,出现痛感。

**(二)诊断**

1.症状

这三类棘突畸形,可以无症状,亦可反复发作腰痛,多于后伸时加重,前屈时减轻,与棘上及棘间韧带劳损相反,后者多在后伸时韧带松弛,痛感缓解,前屈时韧带被拉长,疼痛加重。

2.体征

无特异性表现,后伸时可于病变棘突触及痛点,久病者,棘突间形成慢性滑囊炎,可以在棘突间触及压痛点。

摄腰骶部 X 线侧位片,可以明确显示棘突畸形。X 线片与压痛部位一致时,诊断才能确定。

**(三)治疗**

无症状者一般不需处理,症状轻者,可以采用局部封闭或理疗等治疗,疼痛可以缓解,有长期慢性腰痛,影响正常生活者,可采用手术治疗。手术采用以病变棘突为中心的纵切口,将异常棘突尖部切除,如有滑囊及假关节应一并切除,剩余的棘突断端修平,术中应尽量保留棘上及棘间韧带,以免削弱腰椎的稳定性。

# 第七章　运动系统畸形

## 第一节　先天性斜颈

先天性斜颈分为两种：一种是继发于颈椎发育缺陷的骨性斜颈，另一种是胸锁乳突肌内发生纤维瘤病所致的肌性斜颈。前者极为少见，临床上常见的所谓先天性斜颈是指后者，即先天性肌性斜颈。

### 一、病因

由于胎儿胎位不正或受到不正常的子宫壁压力，使头颈部姿势异常，阻碍一侧胸锁乳突肌的血液循环，造成该肌缺血、萎缩、发育不良、挛缩而引起斜颈。或者分娩时一侧胸锁乳突肌受到产道或产钳挤压或牵引受伤出血，因血肿机化挛缩所致。也可能是胸锁乳突肌的营养动脉栓塞，或静脉回流受阻，导致肌纤维退行性变所致。受累的胸锁乳突肌的主要病理变化是肌纤维的变性、坏死和机化，表现为横纹肌及肌腱的变性与坏死，纤维组织广泛增生，伴有部分横纹肌再生。

### 二、临床表现

新生儿1～2周内即可发现颈部一侧有肿块，其头部倾向一侧，肿块可逐渐变大，2个月后开始缩小，直至消失。肿块多发生在胸锁乳突肌中下部，消失后该侧肌肉变为无弹性的纤维索条。头部向患侧倾斜加重，下颌转向健侧，大约18个月以后，面部亦开始出现不对称。如得不到及时治疗，不仅患侧面部发育较慢、较小，而且头颅也相应变形，颈部其他肌肉继发挛缩，患侧胸锁乳突肌的挛缩进一步加剧，至此，即使采用矫形术，也难以恢复颜面及头颅的正常形态。

### 三、诊断与鉴别诊断

根据难产病史、症状与体征，结合X线片，该病的诊断并不困难，但应与其他原因导致的斜颈相鉴别。

#### (一)骨性斜颈

为先天颈椎发育异常所致，早期胸锁乳突肌无挛缩，晚期可有肌肉挛缩，X线片可以明确诊断。

#### (二)颈椎结核

除有结核病一般中毒症状外，颈部可有不同程度的疼痛，查体颈部活动范围明显受限但无肌肉挛缩，X线片可显示颈椎破坏或椎前脓肿。

#### (三)颈部急性淋巴结炎

颈部浅表可触及疼痛、肿大的淋巴结，肌肉活动正常，无挛缩的肌肉索条，血常规可有异常发现。

### (四)上颈椎半脱位

多有咽部或颈部软组织感染病史，头颈部呈强迫体位，旋转活动受限，X 线片可见齿状突与寰椎前结节距离增宽，齿侧间隙不对称。

### (五)其他疾患

眼外肌肌力异常的患儿，为避免复视，视物时常表现斜颈姿势。单侧听力障碍时亦可出现斜颈姿势。但患儿均无胸锁乳突肌挛缩，斜颈可自行或被动矫正。

## 四、治疗

该病治疗越早，效果越好，绝大多数患者可得到满意的治疗结果，不留有面部及颈部的畸形。

### (一)非手术治疗

适于 1 岁内的婴儿。常用的方法包括局部按摩、热敷、强迫卧位等。其目的是尽早消除肿块，防止肌纤维挛缩，以及由此带来的头、颈、面部畸形。多数患者在出生后数月发现颈部肿块，一经确诊，首先可由母亲在哺乳时按摩患侧胸锁乳突肌，扳正头部，使颏部尽量转向患侧，枕部转向健侧，每日 3～5 次。其次，婴儿仰卧位睡眠时，局部给予热敷，并用沙袋保持头颈部于矫正位。经 3～6 个月的治疗，约 80% 以上的畸形可得到完全矫正。

### (二)手术治疗

适于 1～12 岁的患者，1～4 岁是手术的最佳时期，这一阶段患儿面部畸形往往还不十分严重。12 岁以上儿童即使手术治疗也难以矫正面部和颈部畸形。因此，应抓住时机，及时采用手术治疗。最常用的术式是胸锁乳突肌切断术，对于一些胸锁乳突肌严重挛缩的病例，可采用胸锁乳突肌切除术。

**1.麻醉及体位**

全身麻醉或基础麻醉加局麻。患者仰卧位，肩下加薄垫，头偏向健侧。

**2.切口**

锁骨上方平行于患侧锁骨的横切口，其内侧端位于胸锁关节上方，长度以充分显露胸锁乳突肌锁骨头和胸骨头为宜，通常 5～7cm。

**3.显露和切断胸锁乳突肌下部肌腱**

切开颈阔肌并做其深面潜行分离，以扩大纵行切口视野，显露胸锁乳突肌的锁骨头和胸骨头，打开两头的腱鞘，用蚊式钳分层挑起切断之。切断部位不宜紧贴锁骨，以免日后产生大量骨痂，亦不宜在容易出血的肌肉中，而应在肌腱处，通常距锁骨 1cm 左右。切断两腱后的该肌任其向上回缩，将增厚的两腱之间筋膜或其后壁腱鞘一并切断。有些严重病例，多数大龄儿童，其颈部血管鞘亦有明显挛缩，因其深面有颈动、静脉，锁骨下动、静脉，以及甲状颈干的颈横动脉和肩胛上动脉，故应特别小心剥离横断其挛缩组织。

**4.切断胸锁乳突肌的上部肌腱**

6 岁以上患儿，单纯切断下部肌腱往往不能有效的矫正畸形。在乳突部与外耳道下缘平面做一约 3cm 的横行切口，用骨膜剥离器分离、显露胸锁乳突肌上部肌腱止点处的内外侧缘，用蚊式钳将其挑起，距乳突尖 0.5cm 处予以分层切断，同时将增厚的筋膜与鞘横断。应注意：①切口不可偏向耳侧，亦不可用拉钩牵拉压迫，以防面神经受损。②横断肌腱时，不能向下进入肌肉纤维,以免损伤穿行其中的副神经。

5.术后处理

2岁以下儿童可用沙袋固定于头偏向健侧,下颌转向患侧的位置。切口拆线后,改用石膏托固定于头部完全矫正位4~6周,然后坚持手法牵拉、扳正锻炼半年以上,以免离断的肌腱、筋膜发生再次挛缩,畸形复发。对于年龄较大、挛缩畸形严重的儿童,最好采用连头石膏背心固定于下颌转向患侧、头倒向健侧位6~8周。

胸锁乳突肌切除术是治疗该病的一种安全、可靠、很少并发症的手术方法,约有85%以上临床效果满意。手术的关键是同时切断胸锁乳突肌的胸骨头和锁骨头,并将增厚的鞘膜与筋膜切断。术中应注意避免损伤膈神经、颈总动脉和颈内静脉,在离断乳突端肌肉时应勿伤面神经和副神经。对于病情较轻、年龄较小的患者,也可不予固定。固定拆除后应进行手法扳正和主动功能活动练习,以利于康复。

# 第二节　先天性高肩胛症

先天性高肩胛症是一种较为少见的肩部先天性畸形。除肩胛骨突出外,常合并脊柱其他畸形。

## 一、病因

本病原因目前尚不明确,认为与遗传因素、子宫内压力过高、肌肉组织缺损等有关。先天性高肩胛症系指发育过程中肩胛骨未能从颈部下降至正常的第2和第7~8胸椎间所致,肩胛骨处于高位是其主要特征。这类患者常常发育差,伴有其他先天性畸形,如颈肋、脊柱侧弯、半脊椎、楔形椎、椎体缺如、肋骨畸形等。其主要病理变化表现在骨和肌肉两个方面。肩胛骨可高出对侧3~10cm,但较正常为小,约1/3患者肩胛骨内上角与颈椎棘突或横突有纤维性软骨甚至骨性束带(又称肩椎骨桥)相连,各种伴随畸形以脊柱侧弯和脊柱裂最为常见。肩胛骨周围肌肉可出现一组或多组缺如、发育不良或纤维化,如冈上、下肌,肩胛下肌,斜方肌,菱形肌,前锯肌及三角肌,以斜方肌最为常见。

## 二、临床表现

本病又称Sprengel畸形,女性多于男性。多于出生后即可见明显畸形。患者两侧肩胛骨高低不平,随着年龄增加,两侧肩胛相差可达10cm,一般患侧高出对侧3~5cm,其颈部较短而粗,肩胛骨向内上旋转,内上角与脊椎之间有时可触及骨片、条索或增厚的一片筋膜。除上述畸形外,该病的另一特点是患侧上肢外展高举活动受限。这是由于肩胛骨的固定所致。其原因:①肩胛骨内上角向前弯曲超过胸廓的顶部。②肩胛骨的内缘紧靠邻近椎体的棘突。③肩椎骨桥的形成。

## 三、诊断与鉴别诊断

根据高肩胛畸形和患侧肩关节功能障碍,X线片显示变形的肩胛骨及"肩椎骨桥",诊断比较容易。双侧先天性高肩胛症应与先天性短颈畸形相鉴别。后者外观短小或缺如,两侧斜方肌紧张并在颈两侧张开如翼状,后方发际降低至颈根、两肩或上背部,X 线可见颈椎或包括上胸椎都融合成一体。

#### 四、治疗

##### (一)非手术治疗

对于婴幼儿、畸形轻而无明显受限以及双侧畸形者,可采用非手术疗法,包括肩关节功能训练和被动向下牵引,目的在于伸展牵引短缩的肌肉,增加肩关节的活动范围,但效果并不满意。

##### (二)手术治疗

适用于严重畸形和功能障碍的学龄前儿童。目的在于改善功能,缩小畸形。手术的最佳年龄是 4~7 岁,3 岁以下多不能耐受手术,年龄较大者手术难以奏效,且容易发生臂丛神经牵拉性损伤。该病的手术方法较多,但多以切除颈椎与肩胛骨之间的骨片、条索或增厚的筋膜为主要内容。其他以剥离肩胛骨周围软组织,下拉肩胛骨至正常位置,以及切除突出的内侧缘角,保留肩胛冈为主要方法。其中最常用的是 Woodward 手术,即改良的肩胛骨下移术,现介绍如下。

(1)麻醉与体位。全麻。患者俯卧位。皮肤消毒应包括上肢,用无菌巾将其包裹置于手术野内,以便于术中活动肩胛骨。

(2)切口。自第 1 颈椎棘突至第 9 胸椎棘突做作正中切开,切开皮肤及皮下组织。

(3)显露和分离肩胛骨束带及切除骨桥。皮下潜行游离至肩胛骨的内缘。从背阔肌上钝性分开斜方肌,将斜方肌及大小菱形肌自中央剥离。然后翻开游离的肌肉瓣,显露肩椎骨桥或附着在肩胛骨上角的纤维束带。分离后做全部切除,避免损伤副神经、菱形肌神经和颈横动脉。肩胛骨的冈上部分常有畸形,应予切除。在第 4 颈椎水平,横断斜方肌的狭窄部,然后用力向下推拉肩胛骨,使双侧肩胛冈在同一水平,此时将斜方肌和菱形肌的腱膜缝合到原起点之下的棘突上,斜方肌过剩的部分予以切除或重叠缝合。

(4)术后处理。用绷带将患侧手搭于对侧肩上,贴胸包扎。半月后拆除固定,逐步行肩部功能锻炼。

# 第三节　胸廓出口综合征

胸廓出口综合征是指锁骨下动脉、静脉和臂丛神经在胸廓上口受压迫所产生的上肢症候群。引起这类压迫的结构,既有颈肋、第 1 肋骨、锁骨等骨性组织,又有前斜角肌、中斜角肌、锁骨下肌、胸小肌等肌性软组织。按压迫结构的不同,该综合征又分为颈肋综合征、前斜角肌综合征、肋锁综合征和过度外展综合征。临床上以前两者多见。

#### 一、病因

先天性第 1 肋骨异常肥大、畸形,颈肋,前、中斜角肌肥大等原因,可使肋锁间隙变小而发病,这是本病的主要病因。另外,颈胸部外伤,特别是锁骨、第 1 肋骨骨折愈合后骨痂形成或肱骨头脱位,颈部淋巴结肿大,肺尖部肿瘤,以及上肢过度外展时胸小肌压迫锁骨下血管等因素,均可引起本病。

胸廓出口区的各种解剖畸形和异常,均可引起上肢神经、血管症状。颈肋畸形患者,常常因肩胛带肌肉松弛而致颈肋或纤维带和第1肋骨对神经血管束形成挤压,即所谓颈肋综合征。前斜角肌附着处的先天性肥大或前、中斜角肌先天性分离不全、外伤或神经根型颈椎病所致的前斜角肌痉挛、变性肥大者,可使间隙变窄,挤压锁骨下动脉和臂丛神经,即前斜角肌综合征。也可由第1肋骨或肩胛喙突骨折畸形愈合或不愈合,锁骨骨折畸形愈合,锁骨下肌肥大,肩部过度下垂,以及某些职业原因长期从事上肢高举过头工作致肩带筋膜肌肉劳损等因素,导致肋锁间隙变窄而产生相应的表现,即肋锁综合征。此外,过度外展活动引起的肩部筋膜肌肉劳损,使神经血管束在喙突下通道受到胸小肌和喙突的挤压和摩擦而出现的以神经症状为主要表现者,称为肩过度外展综合征。临床上,通常把上述四种综合征统称为胸廓综合征。

据统计,正常人群有颈肋者占0.5%～1%,尽管颈肋早已存在,但多数在20～30岁以后发病,且以女性为多见。一般认为,颈肋在25岁左右发育完全,妇女肌力弱,肩胛带下垂较男性为多。而肩胛带下垂可造成臂丛紧张,肋锁间隙狭窄,臂丛受到刺激,促使斜角肌痉挛和肥厚,使第1肋骨上提,最终出现臂丛和锁骨下动脉受压症状。

## 二、临床表现

本病以女性多见,右侧多于左侧,初诊年龄多在20～40岁。最常见的症状是患侧上肢疼痛、麻木或疲劳感,其次是肩部、肩胛部及颈部疼痛。临床上主要有以下四个表现:①锁骨上区疼痛,向下沿前臂内缘至手和手指,较常见的是放射至环指和小指。②肩部或颈部疼痛。③严重者,手的骨间肌萎缩,手无力。④前臂和手发冷、苍白,桡动脉搏动减弱。Adson征试验阳性有较高的诊断价值,即当下颌和头转向患侧,或臂部于伸直位向下牵拉,或手臂下垂而停止于深吸气时,桡动脉搏动消失。为做出诊断,应行胸部、颈部及肩部X线片检查,尤其是斜位片可以显示第1肋骨异常、横突过长、颈肋、锁骨异常和骨折后愈合情况,同时可判断有无椎间孔狭窄或肿瘤。还可做锁骨下动脉和静脉造影,手和前臂肌肉的神经电生理检查,以及判断头臂群血流的放射性同位素检查。但应注意,有时X线虽证明颈肋存在,临床症状却由其他疾病引起或完全无症状;而X线虽无阳性发现,却可能存在纤维性缩窄。

## 三、诊断与鉴别诊断

本病缺乏特异性检查手段,因此,诊断时应对症状、体征和X线片进行综合分析,做好鉴别诊断。应与下列疾病进行鉴别:

### (一)颈椎病

胸廓出口综合征的症状与体征有时酷似下颈椎的退变或椎间盘突出,但后者多局限于一个神经根,症状发作时常有一定的外伤史,颈部神经根紧张试验阳性,无血管受压体征,X线片显示颈椎退变,椎间隙变窄。

### (二)创伤性尺神经炎

本病虽有手部尺侧感觉减退或小鱼际、骨间肌萎缩,但无颈部症状,叩击尺神经有疼痛过敏、麻痛放射感。

**(三)尺管综合征**

腕部尺神经受到卡压,症状局限于手部,压迫尺管时,出现尺神经支配区麻木和疼痛,多数患者夜间症状加重。

**(四)雷诺综合征**

雷诺综合征与胸廓出口综合征虽有一些相似的表现,如肢端发绀、麻木、苍白、疼痛等,但前者为两侧上肢受累,后者则为一侧,且前者无感觉减退和肌肉萎缩等征象。

**(五)肺尖部肿瘤**

根据肿瘤的性质、大小的不同,颈根部血管神经受累的程度亦相应不同,对于一些病程缓慢的良性肿瘤有时难以鉴别,需颈部反复查体,严格阅片,颈根部 B 超、CT 检查。

## 四、治疗

### (一)非手术疗法

包括颈部牵引、理疗、针灸、按摩、星状神经节封闭、镇痛消炎或肌松药等治疗,同时进行生活康复治疗,如注意纠正颈部的不正常姿势,避免手提重物,加强颈肩部肌肉的锻炼等。病情较轻者,通常可取得满意疗效,但症状严重者、经治疗后症状复又加重者,应手术治疗。

### (二)手术治疗

手术的目的是解除血管神经的压迫因素,包括切断斜角肌,切除颈肋或紧张的纤维束带。手术指征为非手术治疗 3 个月无效,症状较重,伴有感觉减退,肌力减弱,尤其是肌肉萎缩等神经损伤者。临床上常用的术式有:①第 1 肋骨切除术。②前斜角肌切断术。③颈肋切除术。手术应严格设计,精细操作,避免血管神经损伤等严重并发症。本节重点介绍前斜角肌切断及颈肋部分切除术。

1.麻醉与体位

全麻,也可采用局麻。患者仰卧,头部偏向健侧,患侧肩胛骨下垫一薄枕。

2.切口

胸锁关节上 2cm 做作横切口,向外上延伸 5～7cm。

3.显露和切断前斜角肌

切开颈阔肌,向上下潜行游离皮瓣,牵开胸锁乳突肌,一般无须切断(必要时可切断其锁骨头),显露前斜角肌前的颈外静脉、肩胛横动脉、颈横动脉,分别予以结扎切断。在这些血管上部横越前斜角肌的肩胛舌骨肌腱亦予切断。膈神经在前斜角肌表面向内下走行,在其下端的内缘经锁骨下动静脉之间进入胸腔,仔细游离膈神经后,连同颈动静脉、迷走神经、胸锁乳突肌一并向内牵开,钝性游离前斜角肌,在锁骨上 2cm 处用弯钳挑起分次切断,如有出血予以结扎。在此处切断该肌比其下端止点横断要安全,可以避免损伤锁骨下动静脉和胸膜。

4.切除颈肋

如为颈肋患者,可在前斜角肌止点处离断该肌,并切除一小部分,注意保护该肌后方的锁骨下血管和胸膜。显露颈肋骨性突起及其纤维束带,将颈 5、颈 6 神经干向上牵开,颈 7、颈 8 向下牵开,于骨膜下剥离颈肋,用咬骨钳切除构成压迫的部分颈肋,应同时切除纤维束带和颈肋的骨膜,以免日后产生新骨重新造成压迫。如中斜角肌构成压迫,则需切断其前部纤维。如纤维束带较多较厚,尤其二次手术者,需做神经周围松解。

5.术后处理

切口引流要充分,一般在 24～48h 拔除引流条。术后患侧前臂三角巾悬吊制动。

# 第四节　先天性髋关节脱

先天性髋关节脱位是指婴儿在生后或生后不久股骨头脱出髋臼,病变累及到髋关节周围的韧带和肌肉等软组织,并且有髋臼、股骨头和关节囊的病理改变。该病在临床上各种先天性畸形中最为常见,但其发病存在着严重不平衡,在我国其发病率为 0.91%～8.2%,平均为 3.9%。

## 一、病因

到目前为止,其病因尚不清楚,一般认为与三方面的因素有关。

### (一)髋臼发育异常与关节囊、韧带松弛

髋臼发育异常与关节囊、韧带松弛被认为是先天性髋关节脱位的主要原因。两者往往同时并存,也可单独存在。髋臼发育不良、三角韧带发育迟缓、髋臼顶扁平,可出现股骨头及髋关节周围软组织发育紊乱,关节囊被拉长,相应韧带松弛,使股骨头不能维持与髋关节的正常关系,最终导致脱位。

### (二)机械因素

包括外力和异常体位。近年来人们注意到,胎儿在子宫内由于胎位异常或承受不正常机械性压力,可能改变甚至破坏了锁关节的正常解剖关系,继而发生髋关节脱位。流行病学研究发现,臀位生产特别是伸腿臀位,或出生后双下肢伸直位包裹养育者,髋脱位的发生率高。

### (三)遗传因素

研究发现,父母中一人患髋关节脱位,他们生育的子女发生髋脱位的可能性为 12%,有人认为先天性髋脱位是一种单基因或多基因的遗传性疾病,已注意到血缘亲属和直系亲属患先天性髋脱位者比普通人群高数倍。

## 二、病理

先天性髋关节脱位的病理改变包括骨骼、关节囊和软组织三方面的变化,随着年龄的不同而有所改变,年龄越大,病理变化越严重。

### (一)出生至能行走前婴幼儿

这一阶段的主要病理变化是髋关节囊、韧带松弛,股骨头部分或全部脱出髋臼。髋臼、股骨头关节软骨色泽正常,无软骨变性或脱落,股骨头正常或略小于健侧,股骨颈前倾角大,髋臼略浅,臼内脂肪组织增多,关节盂唇肥厚、内翻,关节囊厚度正常,圆韧带被拉长或增粗,关节软组织无粘连,周围肌肉无明显挛缩。

### (二)学龄前儿童

随着站立行走,股骨头完全脱出髋臼并逐渐向上移位,髋臼缘不发育,髋臼变浅而平坦,臼窝内充满脂肪组织和纤维组织,而在髋臼正上方或稍后侧的髂骨形成骨性凹陷,即所谓假臼或

继发髋臼。关节囊、韧带被拉长，关节囊的上内方与髂骨外板粘连，外上方与股骨颈粘连。脱位后的股骨头变形或呈不规则椭圆形，较健侧小，软骨失去光泽，严重者有点片状软骨脱落，股骨颈变短、粗，前倾角增大，并可引起腰段脊柱侧凸或过度前凸、腰肌劳损和脊柱创伤性关节炎等继发性改变。

### (三)学龄期儿童髋关节脱位

关节畸形更加严重，其中主要改变是髋臼完全失去正常形态，髋臼更浅，臼内软组织完全纤维化，关节软骨发生变性，股骨头与"假臼"之间出现痛性"关节炎"，关节周围软组织严重挛缩。

## 三、临床表现

先天性髋关节脱位男女之比约为 1：6，以单侧多见，左侧多于右侧，双侧发病较少，双侧脱位者以右侧为重。

### (一)站立前期

#### 1.症状

这一阶段症状不明显，患儿尚未不能行走，既不能诉说身体的不适，又缺乏明显的异常表现，难以引起家长的注意，因此，往往被忽视。如仔细观察髋关节功能，可发现一侧下肢活动减少，蹬踩力量较对侧小，患肢被动伸直时出现哭闹。

#### 2.体征

患儿俯卧或被动站立时，可见双侧大腿后内侧皮纹不对称，患侧皮纹深陷，会阴部较宽，髋关节外展受限，在更换尿布或洗澡时，髋关节部位有时可闻及弹响声，临床上常用下述三个试验进行筛选。

(1)股骨头弹进试验(Ortolani)。患儿仰卧，检查者握住患儿双下肢，拇指放在大腿内侧，其他手指握住大腿前外至股骨大粗隆处，先使双髋双膝关节屈曲90°，然后轻轻外展双侧髋关节，并同时用手指向前内侧推顶股骨大粗隆，如此时感到股骨头滑入髋臼内时的弹动声音，即为 Ortolani 试验阳性。

(2)股骨头弹出试验(Barlow)。与 Ortolani 试验操作相反，在上一试验基础上，检查者被动使双侧髋关节内收且用拇指向后方推压股骨大粗隆，此时亦可感到一种股骨头从髋臼滑出的弹动声音，即为 Barlow 试验阳性。

上述两项试验是在一次检查中同时完成，为避免漏诊应反复做几次，但在操作时应注意动作要轻柔，禁忌强力推压，避开患儿对抗，可选在熟睡时进行。该两项试验阳性，即说明髋关节脱位，在新生儿容易引出。但3个月以上婴儿，因其肌张力逐渐增强，肌肉及关节囊、韧带不像新生儿那样松弛，很难引出阳性体征。因此，对于较大婴儿，单凭上述两试验阴性不能排除先天性髋关节脱位。

(3)屈膝、屈髋外展试验(Allis征)。患儿仰卧，使双髋双膝关节均屈曲90°，双下肢并拢，双足跟对齐，如为髋脱位，则患侧膝平面低于健侧。

#### 3.辅助检查

尽管该年龄阶段髋关节尚未完全骨化，软骨成分较多，X线片不能直接反映髋口与股骨头之间的关系，但可通过对 X 线片的一些测量来判断有无髋脱位。常用方法有。

（1）髋臼指数。又称髋臼角。在双髋关节正位 X 线片上，通过双侧髋臼"Y"形软骨顶点画一直线并加以延长（即 Hilgenreiner 线），再从"Y"形软骨顶点向骨性髋臼顶部外侧上缘最突出点连一直线，此线与骨盆水平线的夹角即为髋臼指数。小于 30°为正常，大于 30°应考虑先天性髋脱位或髋臼发育不良。

（2）Perkin 方格。先从双侧髋臼软骨中心连一直线，再由双侧髋臼外上缘向其画两条垂线，这样将髋臼分为四个区。正常情况下，股骨头的骨化中心在内下区。新生儿和婴儿因股骨头骨骺多未出现，可观察其股骨颈喙突或股骨干骺端鸟嘴状突起的位置，正常时位于内下区，脱位时则位于外下区甚至外上区。

（3）Shenton 线。又称颈闭孔线。正常情况下，闭孔上缘和股骨颈内缘可连成一条完整的弧形曲线，称为 Shenton 线完整，说明股骨头颈位置正常。如 Shenton 线不是完整的弧形，即 shenton 线中断，说明股骨头上移、髋关节半脱位或脱位。

## （二）脱位期

### 1.症状

这一类患者一般学会独立行走较晚，多在一岁半左右开始会走路，且步态呈蹒跚或摇摆状，其异常的轻重与脱位程度有关，单侧脱位者，步态跛行呈蹒跚状；双侧脱位者，由于骨盆前倾使腰椎代偿性前突，躯干代偿性前弯，臀部后突而呈现鸭形步态。绝大多数没有髋部疼痛症状，随着年龄增长，出现髋部疲劳无力；仅有部分患者主诉髋部和下腰部疼痛。

### 2.体征

典型的特殊步态包括：蹒跚步态、鸭形步态（又称摇摆步态）等。髋脱位时间较长的下肢，可有轻度肌肉萎缩。站立时，双侧髋脱位骨盆前倾，腰椎前突增大，臀部后耸，腹股沟部及会阴部增宽；单侧髋脱位脊柱代偿性弯曲，患侧骨盆下移，臀部扁而宽，股骨大粗隆明显外突，双侧大腿内侧皮纹不对称，仰卧屈膝屈髋 90°可见患肢短缩（Allis 征阳性），双膝不在同一平面，俯卧位可见健侧臀部圆而饱满，患侧臀部在坐骨结节与股骨大转子之间有一凹陷。患侧股内收肌紧张，髋关节外展功能受限。检查者如将一只手放在脱位侧股骨大粗隆处，另一只手转动大腿，可感到脱位的股骨头在髋臼边缘的滑动。临床上典型的筛选试验 Trendelenburg 征阳性。

单足站立试验：即 Trendelenburg 征。检查时，用一足站立，在正常情况下，因臀中、小肌拉紧，为保持身体平衡，对侧骨盆相应抬起；在髋关节脱位情况下，因臀中、小肌松弛，对侧骨盆不但不能抬起，反而下沉，即 Trendelenburg 征阳性。

### 3.辅助检查

X 线检查对此期患者必不可少，可明确脱位的性质和程度，是诊断和治疗的可靠依据。常用方法有。

（1）髋臼指数。髋臼角出生后开始下降，6 个月时最为明显，大约 12 岁恒定于 150 左右。通常认为髋臼角大于 30°为全脱位，25°为半脱位。

（2）股骨头位置测量。根据股骨头与髋臼软骨中心连线（即 Hilgenreirler 线，又称为 Y 线）的相对位置，将髋脱位分为Ⅰ、Ⅱ、Ⅲ度，股骨头位于连线以下为Ⅰ度脱位，经过连线者为Ⅱ度脱位，连线以上者为Ⅰ度脱位。根据股骨头与髋臼关系，还可分为臼上脱位和臼后上脱位，前者常常在髋臼上方髂骨处形成继发性骨凹陷，即所谓"假髋臼"，后者则很少形成这一骨性凹陷。

除此之外,X 线片还可看到脱位侧 Shenton 线不连续,股骨头骨骺发育落后于健侧,坐耻骨弓联结慢于健侧,同时测量股骨颈干角及股骨颈前倾角,对了解是否存在髋内外翻和先髋的手术设计有重要意义。

### 四、诊断

典型的先天性髋关节脱位诊断并不困难,即使不行 X 线片也可做出判断,但诊断已为时过晚,治疗效果亦相应减低。因此,应提高认识,及早做出诊断。早期诊断较困难。尤其是出生后至 1 岁左右尚不会行走的这一段时间,但只要多加留意,仔细检查,仍可对大部分做出诊断。对于臀位生产婴儿,具有先天性髋关节脱位的家族史及高发地区,发现有垂直距骨、马蹄内翻足或斜颈等情况,应提高警惕。

Salter 认为,任何一种儿童骨与关节畸形如先天性髋关节脱位,如能及早诊断和治疗,可使患儿受益无穷,而任何的延误均将后患无穷。如 1 岁以内得到适当治疗,大多可望治愈。据统计,约 1/3 的成年人髋关节疼痛性骨关节炎是继发于延误诊断及治疗的先天性髋关节脱位。

目前我国防治先天性髋关节脱位存在的主要问题是诊断水平不高,没有建立普查及登记制度,而且由于新生儿期临床表现极不典型,如对该病认识不够,警惕性不高,难以做到早期诊断。对于新生儿髋关节脱位的诊断除了了解其临床表现外,还应注意产次、胎位、出生地、家族史等因素。毫无疑问,无论髋脱位为哪一期,X 线片在诊断中的作用都是必不可少的,但对新生儿髋关节脱位的诊断有时并不起决定性作用,特别是在投照时患儿体位不正,可以表现出假像,应反复检查。正确的骨盆 X 线片投照体位应该是双下肢伸直并拢,双髋屈曲 30°。

### 五、治疗

先天性髋关节脱位是各种先天性畸形中比较难处理的一种,应根据不同年龄、不同病理变化程度采用不同的方法。总的治疗原则是早期诊断,早期治疗。早期治疗方法简单,患儿痛苦小,效果好,并发症少。年龄越大,病理改变越重,疗效越差。根据多数学者的经验,3 岁以下患儿主要采用非手术治疗,3 岁以上者则以手术治疗为主。通常按年龄大小分为 5 个阶段进行治疗。

#### (一)0~6 个月婴幼儿

这一时期的先天性髋关节脱位,无论是发育不良,还是半脱位或全脱位,均为非手术期。尽管有的作者提出出生 1~2 个月期间可有 50% 自然痊愈,但无法监测哪些可以自愈,哪些不能自愈。因此,一旦确诊就应正规系统治疗。采用中西医结合治疗,原则是保持患髋外展屈曲位(蛙式位)3~4 个月,一般即可治愈。对 6 个月左右大小的患儿,如果髋关节已完全脱位,应先行手法复位后再行外固定。复位方法:患儿仰卧位,一手固定脱位侧骨盆,拇指放在髂前上棘处,其余手指握于大粗隆后方,另一只手握住脱位侧膝关节,使髋关节屈曲 90°,牵拉患肢。在两手做对抗牵引的同时,用手指向前方项压股骨大粗隆,可感到股骨头滑入髋臼的弹动感,说明复位成功。如仍不能复位,应寻找原因,如为内收肌严重紧张,可行皮下内收肌切断。常用的固定方法有 Rosen 外展支架、连衣挽具 Pavlik 吊带、外展夹板等。

#### 1.Rosen 支架

为"并"字形铝片,厚 2~3mm,外加衬垫的外固定支具。上端自肩后向前固定锁骨外段,中段左、右各有一弯曲向前包绕双侧肋骨以固定躯干,下端左右各自臀部经大腿内侧弯向前方,固定髋关节于外展位。支架背后为两根平行铝条,3cm 宽,位于脊柱两侧,臀部可以很方便地清洗与更换尿布。使用时,因患儿大腿活动有力,部分患儿可出现铝条断裂,应定期复查,及时更换或修补。

2.Pavlik 吊带

分为三部分:胸部宽 3cm 的塑料或布带,固定上胸部一圈;肩部两条带自胸前经肩至背部,与胸带固定,以防止胸带受拉而下移;下肢两条袜带式带,自胸带经大腿、小腿、足底至小腿外侧返回大腿至背部胸带。大腿、小腿内侧带(有横绕带固定于小腿上下两端)收紧后使下肢弯曲不能伸直,外侧带连至背后胸带另一侧,以保持下肢不能内收。这样,患儿在仰卧位时髋膝关节被动屈曲、髋外旋,但不能完全外展 90°。由于大腿姿势自身重力的作用,大腿逐渐向外倒下,完成外展,从而达到自然、无损伤的复位。通常在 2～3 周内髋关节逐渐复位。使用该吊带应每周复查,以便观察吊带的松紧度和是否复位,如 6～8 周仍未见复位,则应采用其他治疗方法。应注意,患儿不能来门诊检查以及伴有多种畸形者,不适宜用此法。

(二)6～18 个月婴幼儿

虽然患儿开始站立,爬行,外展支具难于奏效,部分患儿刚学会行走,但在治疗上仍以非手术疗法为主。主要采用手法复位和石膏外固定的方法。对于部分患者股骨头向外上移位大于3cm,内收肌严重紧张挛缩,内收肌起点甚至髂腰肌止点切断是其治疗的重要一步,否则难以完全复位。屈髋或下肢伸直牵引有利于手法复位,然后进行石膏外固定。尽管近年来对传统的蛙式石膏进行了多种改良,包括一些新兴材料的不断出现,但都必须满足外固定的基本要求,即能够保持髋关节屈曲和外展。通常外固定时间为 6～9 个月,每 3 个月复查一次。如为石膏固定,则每 3 个月更换石膏一次。如手法不能复位,则需切开复位,常用的术式为Ferguson 术和 Somerville 术。前者手术进路比较复杂,显露不太清楚,不能处理外侧挛缩的关节囊和髋臼的缺损,但损伤较小,出血少,为而后行骨盆侧手术,留有手术入路;后者显露满意,能彻底清除髋臼内病变组织,关节囊紧缩可靠。

1.Ferguson 手术(髋关节内侧入路切开复位术)

该手术适用于股骨头向上脱位不多,且髋臼无明显骨性继发病变者。

(1)麻醉与体位。全麻。患儿仰卧,髋关节外展 90°,屈曲 90°。

(2)操作步骤。在内收肌结节处沿内收肌后缘顺其肌纤维方向做直切口 7cm 左右,切开深筋膜,用手指钝性分离内收长肌与内收大肌、骨薄肌间隙,可清楚地触及股骨小粗隆,将内收长、短肌向前拉开,内收大肌与骨薄肌向后牵开,向内侧推开关节囊外脂肪组织,显露髂腰肌腱并用弯血管钳自关节囊前方将其挑起、切断,此时常常可见关节囊被髂腰肌腱压迫的缩窄痕迹,自髋臼缘向股骨头纵行切开关节囊,切断髋臼横韧带,如股骨头圆韧带无明显肥大增粗,且不影响股骨头复位,应尽量不予切除,然后探查外侧关节盂唇有无粘连和嵌顿情况,清除关节中的增生脂肪,最后牵引下肢将股骨头复位,缝合关节囊及切断的内收肌。

(3)术后处理。用髋人字石膏固定患肢内旋 10°～20°、外展 30°、髋屈曲 10°,固定期为3～4 个月。拆除石膏后先行床上关节功能锻炼,再逐渐下床活动。

2.Somerville 手术(髋关节前方入路切开复位术)

(1)麻醉与体位。全麻。患儿仰卧,患侧臀部加软垫,抬高约 30°。

(2)操作步骤。自髂前上棘内侧做直切口至髂骨中部,长约 7cm,骨膜下剥离髂骨外板至关节囊,关节前方扩大显露切断髂胫束起点并向下反折 2.5cm,于髂前下棘处剥离并切断股四头肌直、斜头,显露关节囊,横行切开关节囊,牵引下肢使关节完全暴露,检查关节面及盂唇,扣克钳提起多余的盂唇并切除之,亦可行圆周多个直切口松解扩大盂唇四周,以便于股骨头复位。股骨头复位后,使髋关节保持于 30°外展位,15°～20°内旋位,重叠缝合关节囊,缝合、包扎切口,行髋人字石膏固定。

(3)术后处理。尽早摄片确定复位是否成功,术后石膏固定 8～12 周。关节功能活动同上。

### (三)18～36 个月阶段

到该阶段才做出诊断已属晚期病例。尽管患髋外展、Ortolani、Allis 试验十分明显,手法复位与石膏固定在国内仍是常用方法。这个阶段可能有髋臼部分的变化,如发育不全,股骨头颈部可能短而粗,股骨头扁平、外移,前倾角、颈干角加大等。由此可见,这一阶段非手术治疗的失败率会随着年龄的增加而开始增高。临床上最常用的手术方法是髂骨截骨术。自 1961 年由 Salter 首先提出以来,一直被广泛采用,临床效果满意。Salter 发现髋臼有向外与向前旋转变化,称之为髋臼前倾。在实施髋脱位切开复位时,髋伸直见股骨头前上方髋臼覆盖不足,使股骨头向前脱位,当髋内收时股骨头前方覆盖不足而向外侧脱位,因此设计了能使股骨头前、外方都得到覆盖的手术。但股骨头畸形、肥大无法进入髋臼者不宜施行此手术。经过 30 年来的使用和改进,包括切开关节囊、松解内收肌和髂腰肌等,手术成功率进一步提高。但必须严格掌握:①手术前牵引,股骨头必须下降到髋臼平面下。②挛缩肌腱必须松解,无论脱位程度如何。③股骨头须完全进入髋臼呈同心圆,清除其间的软组织,盂唇予以保留。④关节面应光滑,无软骨退化。⑤关节活动需较好,包括外展、内旋、屈曲。⑥儿童年龄在 1.5～6 岁最理想。现将 Salter 截骨术(髂骨截骨术)介绍如下。

#### 1.麻醉与体位

全麻仰卧位,患侧臀部及腰部用软垫抬高,患侧下肢用消毒巾包扎,以便于手术中活动之用。

#### 2.操作步骤

切口自髂骨嵴中点开始,向前至髂前上棘,然后弯向下内至腹股沟中点处。切开深筋膜,注意保护股外侧皮神经,于外侧的阔筋膜张肌和内侧的缝匠肌之间做钝性分离,显露髂前上棘,在其下切断股直肌及其反折头,于骨膜下剥离髂骨内外板直至坐骨大切迹,在髂骨的内外侧放入两个牵开钩,充分显露大切迹,将线据自大切迹中穿过,截骨方向是从后向髂前下棘上方,截骨完成后,用巾钳夹住上下两个截骨端,向下、向前推动髂骨下断端。自髂骨前部取一全后骨块修成楔形,此楔形骨的基底长应与髂前上棘和髂前下棘间的距离一致,将楔形髂骨块植入截骨断端,并用两根螺纹克氏针固定,其尾部埋于皮下,重叠缝合关节囊,检查髋关节复位是否稳定并摄片加以证实,缝合切口。保持髋关节在复位位置下行髋人字石膏外固定。

#### 3.术后处理

6～8 周去除石膏,在局麻下拔除克氏针,摄 X 线片观察截骨和髋关节的位置,再行双下肢长腿石膏并用一棒固定双下肢于外展外旋位,此石膏允许髋关节的伸屈活动,4 周后去除石膏进行理疗和功能练习,摄片证实截骨牢固后开始下床行走。

### (四)3~8岁为必须手术治疗期

这一类患者关节内外软组织有挛缩,股骨头前倾增大,髋臼狭小,手法闭合复位几乎不可能完成。治疗的同时需纠正各种畸形、挛缩的变化,多需缩短股骨以减少关节面的压力,防止关节活动减少。6岁以上患者,术后一般多有关节活动减退,尽管有稳定、能负重的关节面,股骨头有最大的包容和覆盖,但在成年后退行性关节炎出现较早,最终需人工关节置换。该年龄组适用手术方法较多,应包括股骨缩短,前倾角纠止,髋关节负重扩大(Zahradnicek),髋臼造盖,Chiari 骨盆内移截骨术,髋臼成形(Pemberton)以及 Colonna 成形术。其中以莎氏(Zahradnicek)手术较为常用,现介绍其手术方法如下。

#### 1.麻醉与体位

基础麻醉加硬膜外麻醉、骶管麻醉或全身麻醉。患者侧卧90°,患肢在上,膝关节至足趾消毒巾包扎,以便于术中活动。

#### 2.操作步骤

切口自髂前上棘向下至大粗隆顶点 1cm,向后上沿臀大肌纤维方向延长 5~7cm,再在大粗隆顶点向下沿股骨切开 5~7cm。切开深筋膜,在大粗隆后股旋内动脉分支处,经大粗隆后、股骨颈前插入血管钳以明确截骨深度,勿损伤股骨头与颈,于大粗隆下 1cm 横断四头肌肌腱起点,显露大粗隆,用骨刀切下薄薄一骨片,臀中肌腱向上反折,显露、剥离关节囊并做"T"形切开,显露股骨头与髋臼,切除增厚的关节囊,注意保留颈部关节囊以防止爬行上升的动脉分支受压,清除关节内增生的脂肪、嵌入关节内的盂唇以及位于髋臼内下方的横韧带,切勿损伤其下进入闭孔的闭孔动脉的小分支(一旦损伤很难结扎)。切除髋臼四周软骨,扩大髋臼。用髋臼锉扩大髋臼直至髂、坐、耻骨的三条股骺线完全显露清除,髋臼内填入纱布,压迫止血。寻找髂腰肌肌腱予以切断。自股骨大粗隆纵行切开肌肉、骨膜,显露股骨大小粗隆,在大小粗隆线以下用钢丝锯做楔形截骨,呈内宽外窄骨块,以缩短股骨、纠正颈干角、外翻角与前倾角。通常股骨上端需切除 2~3cm 以减少关节内压力。选择适当角度的鹅颈钉打入股骨头骨骺板(最好在截骨之前先将钉打入一半),并用两枚螺钉固定于股骨外侧,纠正股骨颈干角、前倾角。冲洗后,将股骨头复位,大粗隆骨片翻下缝于原位,横断臀中肌筋膜以减少张力,关节囊无须缝合。术后患髋外展 25°~30°,内旋 5°~15°,髋"人"字石膏固定。

#### 3.术后处理

石膏固定 3周,拆除后行双下肢各外展 10°~15°皮肤牵引,活动髋、膝关节,术后 10~12周关节活动恢复后逐渐下床活动。

临床经验证明,对于 X线显示髋臼明显狭小,而股骨头已肥大扁平,无法进入髋臼中,内收肌紧张,股骨似已固定,髂骨上有假髋臼,年龄在 6~7岁的儿童,莎氏手术是较为理想的治疗方法。一旦手术成功,关节稳定有力、不痛,能够满足日常生活各种关节活动的需要,约有 60%关节活动达到正常范围,70%~80%无跛行,效果可维持 10~20年。该手术的主要不足是扩大髋臼,造成关节软骨消失,术后关节活动减退。

### (五)8岁以上儿童

先天性髋关节脱位到 8岁时尚未采取任何治疗,或治疗失败仍脱位,要想取得有效满意的治疗，一直是一个非常棘手的问题。国内外学者在是否手术治疗方面存有分歧。多数认为，将股骨头复位的各种手术已不可能，即使能牵引股骨头至髋臼边缘，进行股骨缩短，扩大髋臼，内收截骨复位，术后关节活动极差，通常只有 30% 的伸屈活动，而且这已经是很好的结果，关节强直高达 40%～50% 以上。因此，一些学者建议，对于这类病变，只能做一些姑息手术以减轻患者的疲劳和痛苦，不能希望恢复正常的关节功能，但有可能使关节功能在术后相当一段时间内保持与术前相同或减退的速度较慢。在此介绍一种较为常用的髋臼加盖手术。

髋臼加盖术又称髋臼造顶术（Shelfoperation），自 1875 年 Albee 首次报告这一手术以来，已有 10 余种类似方法问世。这些手术方法的共同点是增加髋臼的股骨头覆盖面积，恢复髋臼上部的正常弧形结构，适于髋臼发育不良、髋臼指数大于 45° 的患者。手术方法：采用髋关节前方入路，显露髋关节。首先进行切开复位，缩短股骨，再行髋臼成形截骨。在髋臼上方 1cm 处，沿关节囊附着点作弧形骨瓣，骨瓣长 3～4cm，宽 1cm，沿髋臼弧度，深度达髋臼底部"Y"形软骨，用弯形骨刀将骨板向下、向前翻转，翻转角度依术前髋臼指数而定，通常翻转 30°～40° 即可，在骨瓣上方植入自体骨块，以使骨块保持其位置。术后行单腿髋人字石膏固定 2～3 个月。

# 第五节　脊柱侧凸

正常人脊柱由 33 块椎骨构成，参与构成胸廓、腹后壁和骨盆，具有支持体重、运动和保护内部脏器等功能。脊柱在矢状面上有四个生理弧度，但在额状面无任何弧度。脊柱侧凸是运动系统最大的畸形，是指人体直立位时，脊柱朝向某一方向倾斜，即脊柱的某一段偏离身体中线。患者本身可毫无症状，易于被忽视，发展严重时可出现胸廓凹陷、剃刀背隆起，外观丑陋，心、肺、胃肠等内脏受压，严重影响着患者的心身发育。因其涉及多脏器，是骨科治疗中较为棘手的难题之一。

## 一、病因和分类

特发性、麻痹性及先天性因素是构成侧凸的主要原因。脊柱侧凸按其发病原因可分为以下五种类型。

### （一）先天性侧凸

先天性侧凸是由于先天性椎体异常和邻近支持组织异常形成的脊柱侧向弧度。包括先天性半椎体、楔形椎体、单侧椎体融合、单个椎体缺如、脊柱裂、肋骨缺如或融合、脊髓纵裂脊柱神经管闭合不全等。根据英国爱丁堡医疗中心的统计，先天性脊柱侧凸的发病率约占人口的 1%。该病起于胚胎期，但发生侧凸的年龄则相差很大，出现得越早预后越差。先天性脊柱侧凸通常不出现代偿性侧弯。侧突首先是由脊椎两侧的宽度和深度不对称而引起倾斜，随着年龄的增长，双侧骨化中心和骨筋板的发育不规则，使其斜度越来越大。

### （二）神经性侧凸

神经性侧凸指继发于潜在的神经紊乱所形成的侧凸，是一种麻痹性侧凸。患者有各种程度的感觉异常、不对称或对称性瘫痪。包括小儿麻痹、脑瘫、神经纤维瘤病、外伤性截瘫、进行性神经性肌萎缩、强直性肌萎缩、变形性肌紧张异常、脊髓空洞症等。在我国以小儿麻痹引起的脊柱侧凸最为常见。

### (三)特发性侧凸

特发性侧凸是一种结构性和原因不明的侧凸,它是脊柱侧凸中最常见的一种类型,占全部侧凸的80%。在结构性侧弯(又称主弯)的上方和下方各有一个代偿性侧弯(亦称副弯)。有研究认为,该病发生可能与家族遗传有一定关系。按第一次诊断时(发病高峰期)患者的年龄分为婴儿型(1岁左右)、儿童型(5~6岁)和青少年型(11岁至发育成熟)。侧凸发生的位置越高,预后越差。特发性侧凸可以发生在胸椎,也可发生在腰椎,以胸腰段为多。胸段特发性侧凸,其胸廓畸形发展很快,约有20%患者其Cobb角大于100,仅有半数患,者到发育完成时其Cobb角小于70°,因此,绝大多数需手术治疗。腰段特发性侧凸常发生在第1、第2腰椎,脊柱旋转及肋骨受累较少,但常伴有骨盆倾斜。既往报告,详细观察了各段特发性脊柱侧凸患者的自然病程,对113例患者连续随访50年,其中31人在45岁以前死亡,90%的患者后来有不同程度的腰背痛或坐骨神经痛,47%的患者不能参加工作,75%的女患者没有结婚。

### (四)功能性侧凸

功能性侧凸即非结构性侧凸,是指椎体、椎弓、椎板、棘突的结构本身无器质性病变,神经肌肉亦无结构性变化,侧凸通常较轻,直立时明显,卧位时减轻或消失,脊柱无旋转性改变,临床上通过X线检查可以清楚发现。姿势性、神经根刺激性、精神异常性、炎症性、下肢不等长性及髋关节挛缩性脊柱侧凸,这类患者脊柱本身无须手术矫正,主要是采取病因治疗。

### (五)其他类型侧凸

其他类型侧凸指继发于全身其他疾病的侧凸,包括成骨不全病、老年性骨质疏松、骨样骨瘤、顽固性佝偻病、Marfan综合征、脓胸、胸廓改形术后等。此类侧凸程度多不严重,很少需要进行手术治疗。

## 二、病理

各种脊柱侧凸的病因虽各不相同,但脊柱的病理变化基本相似。侧凸多发生在脊柱的胸段和胸腰段,多数凸向右侧,凸向左侧较少,除先天性脊柱侧凸外,其他各种类型早期多为功能性侧凸。侧凸出现后,首先表现为双侧的椎间隙宽窄不一致,凸侧宽,凹侧窄,继之机体代偿出现次发弯曲。脊柱侧凸最主要的病理变化是椎骨结构的改变,随着侧凸的发展,椎体及椎间盘变窄,椎体周围的韧带、肌肉出现挛缩,胸廓变得不对称,一侧向后突起,凹陷侧椎体受压,影响其生长发育而呈楔形变,椎间盘萎缩或消失,此时畸形已成为不可逆的结构性侧凸。之后在原发侧凸弧度的上下出现代偿性弧度,到后期(失代偿期)原发曲线角度可大于上下两个代偿曲线角度之和,造成躯干的扭曲畸形,将影响心肺功能。除侧凸外,脊柱同时还有旋转畸形,使凸侧的肋骨向后突出,形成剃刀背畸形。多数患者在髂嵴次发骨骺出现(约20岁)时,其发展变缓慢或停止发展,在以后的岁月里侧凸角度仍可能轻微增加。

## 三、临床表现

对于脊柱侧凸,由于普查手段及受检人群不同,文献报告的发病率相差较大,发病率为1.1~15.5%。男女比例:脊柱侧凸5°者中,男女比例为1:1;侧弯10°者为1:2;20°者为1:5;30°以上者为1:10。在骨龄成熟以前,脊柱侧凸20°其进展可能性为20%;30°者为70%;

50°以上者则高达 90%。通过流行病学研究发现,脊柱侧凸的类型与侧弯进展程度有关,胸椎侧弯及"S"形侧弯的进展危险性大于胸腰椎及腰椎侧弯,发病年龄越大进展的危险越小,原始角度越大其进展危险性也越大,通常女性进展性较大,骨龄成熟期前侧弯进展性更大。

特发性脊柱侧凸在临床上占绝大多数。这一类型多见于儿童和青少年,女性较多。早期畸形不明显,自身可毫无症状,且无结构变化,易于矫正,但常常被患者家人认作是不良习惯而忽视,至 10 岁以后,椎体第 2 骨能加快发育,畸形发展速度明显加快,1~2 年内可形成明显畸形,此时侧凸即发展成结构性侧弯。在胸部,胸腔容积变小,凹侧肺、胸膜受到挤压、牵拉,可出现肺不张,气道阻力加大,容易感染,且痰液难于咳出,可因引流不畅而使炎症慢性化。严重时出现咳嗽、咳痰、气短、呼吸困难等,继续发展将会影响心脏功能,发生胸膜增厚和粘连等。凸侧则可出现代偿及肺气肿等,使纵隔移位、肺活量减低、肺动脉高压、心脏功能减退,引起肺源性心脏病、胸膜粘连、支气管肺炎等,心脏储备功能也常明显减退。在腹腔,容积亦相应减少,肝脏、肠道因受挤压、牵拉而出现淤血等,可引起消化不良、食欲缺乏,常出现胃肠疾病和营养不良。脊神经根可由于严重侧弯在凹侧或凸侧受到挤压或牵拉而产生相应的症状。由于神经、肌肉、消化道症状、心肺功能减退等共同影响,患者常表现发育不良,躯体瘦小,软弱无力,外形丑陋,常存有心理缺陷或障碍,严重影响心身健康的正常成长。

神经肌肉性脊柱侧凸,如下运动神经元病变,脊髓前角灰质炎和上运动神经元紊乱,大脑瘫痪,多发性硬化症等,可有相应的症状体征出现。肌病如进行性肌萎缩等引起的脊柱侧凸,常表现为一侧或两侧运动障碍,肌肉萎缩,肢体挛缩屈曲,感觉减退,共济失调,平衡障碍,语言障碍,智能低下,大脑认知功能常有减退。

先天性脊柱侧凸,随着侧凸的进展可引起脊髓、神经肌肉、心肺及消化道等症状,其他类型的脊柱侧凸多是继发于其他疾病,既有侧凸,又有原发病,临床表现更为复杂。体格检查时,要注意观察直立位患者的脊柱是呈"C"形还是"S"形,记录棘突和臀裂偏离中线的距离和方向,肩胛骨和后胸廓常后隆突起形成嵴,凸侧肩升高,凹侧胸廓凹陷,皮肤深陷有皱褶,此时如向凸侧偏屈,侧弯角度仍不能消失,可认定为结构性脊柱侧凸。其次,观察骨盆,看双侧髂嵴是否在同一水平,可通过对髂嵴较低侧足底垫高恢复两侧髂嵴连线水平位,来判断脊柱侧凸的原因是下肢不等长还是一侧下肢畸形挛缩。同时还应注意全面检查心、肺及消化系统、泌尿系统,以便掌握脊柱侧凸对这些系统的影响。

### 四、辅助检查

对脊柱侧凸患者进行详细全面的检查是十分必要的,它不仅对明确诊断、确定侧凸类型、病变程度以及判断预后有着重要意义,而且直接决定着手术方案的设计。

### (一)X 线检查

X 线检查是最为常用的基本方法。应常规拍摄第 1 胸椎至第 1 骶椎的立位和卧位正侧位片,包括双侧髂嵴,以观察侧凸的原发弧度、代偿弧度和椎体旋转情况,观察髂嵴二级骨化中心形成情况(髂嵴骨骺是否以连接成帽形)。根据 X 线估测骨龄,对治疗效果和预后判断有指导意义。通常 16 岁时髂骨翼骨骺已完全显现,说明脊柱侧凸已进入稳定期。常用的方法除观察髂嵴骨骺外,还有拍摄腕骨或掌指骨法。

确定脊柱侧弯的范围和位置,是 X 线观察的一项十分重要内容。侧弯弧度最大、旋转最严重又有结构改变的侧弯称为主弯（即结构型侧弯），其上下较小、方向相反的侧弯为副弯（即继发性侧弯或代偿性侧弯）。若两侧弯弧度相同而方向相反，称为双重结构型侧弯。距离身体中线最远、位于侧弯弧度中间的椎体称为顶椎；在主弯弧度的上端的椎体，其上方椎间隙凸侧由宽变窄，凹侧由窄变宽，该椎体为上终椎；在主弯弧度下端的椎体，其下方椎间隙凸侧由宽变窄，阴侧由窄变宽，该椎体为下终椎。上终椎与下终椎之间所包含的脊椎，即为脊柱侧弯弧度范围。

X 线观察的另一项重要内容是侧凸角度和旋转程度的测量。侧弯度数常用的测量方法有 Cobb 法和 Ferguson 法。Cobb 法是先确定侧凸的上下终椎，再沿上终椎的上缘和下终椎的下缘画延长线，在延长线上做垂线，两者相交的角度为侧凸的角度。Ferguson 法亦是先确定上下终椎，在上下终椎的中心画两条直线，其一自顶椎椎体中心至下终椎中心，另一条则从顶椎中心至上终椎中心，两线相交角度即侧凸的角度。正位 X 线片还可对椎体有无旋转和旋转程度进行观察，正常两侧椎弓根对称，与椎体边缘等距离。如椎弓根位于凸侧，即靠近凸侧的椎体边缘，计为Ⅰ度椎体旋转；如凸侧的椎弓根位于中线，另一椎弓根据凹侧的椎体边缘，计为Ⅱ度；如凸侧椎弓根位于中线，凹侧椎弓根消失，为Ⅲ度；如凸侧椎弓根超过中线，凹侧椎弓根消失，为Ⅳ度。

### (二)肺功能和心脏检查

脊柱侧凸患者的心肺功能因受侧凸部位和严重程度的影响而有不同程度的改变，可表现肺活量、氧分压及氧饱和度的下降，特别是一些先天性疾病伴有某些严重心脏病，应进行认真检查，以便确定能否手术，以及对麻醉和术中耐受性做出充分估计。

### (三)骨密度测定

骨矿盐密度(BMD)测量对于确定脊柱侧凸患者是否有骨质疏松有重要意义，通过对骨质量的评估，可估测患者的成骨能力，对术后患者的康复和预后判断有一定的帮助作用。

### (四)脊髓电生理检查

主要用于术中监护，判断脊髓神经功能是否受累。也可用于鉴别诊断。对于怀疑脊柱椎管其他疾病者，还可采用现代影像学技术如 CT、CTM、MRI 等做进一步检查。

### 五、诊断

结合上述临床表现和辅助检查，对脊柱侧凸完全可以做出正确的诊断，并能够确定其发病类型。但不应满足于诊断和分类的确立，而应进一步把握这一疾病的发展状态，为综合治疗提供可靠依据。因为大部分脊柱侧凸患者的侧弯弧度，尤其是青少年特发性脊柱侧凸，其侧弯弧度是在青春发育期迅速形成或加剧的。除通过 X 线观察骨骺生长情况外，还可观察性生理成熟和身高生长情况来判断脊柱骨是否进入成熟期。脊柱的增长在 2～16 岁之间，女孩平均增长 28.6cm，共有 29 节脊椎参与长度的增长，身高停止增加，可大致反映侧弯畸形停止发展。临床上根据快速生长期来估计侧凸的发展趋势，女孩的快速生长期略先于或相当于乳房及阴毛发育期，相当于骨龄 11 岁开始，12 岁达高潮，14 岁结束，男孩快速生长期略迟于阴毛发育期，较女孩迟 2 年，16 岁快速生长期结束。

### 六、治疗

治疗的目的是尽可能恢复脊柱的正常曲度，避免侧凸进一步发展。但更为重要的是预防。

学龄儿童坐位应保持正确姿势。姿势性侧凸不需矫正治疗,但应加强腰背肌、腹肌及肩部肌锻炼,目的在于增强肌力,增加脊柱的活动度及改进姿势。一般来说,脊柱侧凸角度小于50°,多可用非手术治疗取得满意疗效,然而对于结构性脊柱侧凸、先天性脊柱侧凸,即使侧凸角度未达到50°,为遏制侧凸的进一步发展,也有必要采取手术治疗。

**(一)非手术治疗**

一般来说,年龄在10岁以下,侧弯角度在30°或40°以下的患者,以非手术治疗为主。

**1.肌肉锻炼**

多用于侧弯角度在15°以内的患者,重点锻炼凸侧的肌肉,运动量从小到大,动作从简单到复杂,包括背伸、前屈及侧屈等动作。也可在支具的协助下进行锻炼。

**2.电刺激疗法**

近年来,有人报告利用电刺激椎旁肌肉的方法可防止畸形进展,矫正畸形。电刺激有两种类型:经皮刺激与内埋入刺激。Bobechko报道,侧弯度在40°以下者,成功率为87%;侧弯度在35°以下者,成功率为90%。目前对电刺激疗法治疗效果尚有不同看法,是否能保持持久的效果有待进一步临床观察。

**3.支具疗法**

多用于侧凸角度小于45°的患者,目的是控制脊柱畸形的恶化。应用支具的注意事项:①所有支具不能直接压迫骨隆起,作用力均应通过皮肤等软组织。②支具的牵拉力对大角度侧弯有效,侧方压力则对小角度畸形有效。③侧方作用力通过向下方倾斜的肋骨传导至脊柱,所以作用点必须在侧弯顶点的下方。直接压迫顶点处的肋骨会使肋骨倾斜角度增大而致胸廓容积进一步减小。④支具必须符合三点固定原则。⑤矫正腰椎畸形的支具必须包括固定骨盆。⑥必须长期穿戴,并根据生长情况进行调节。⑦支具不应对胸部、乳房、下颌部分过度压迫,否则会引起上述部位的发育障碍。一般选用支具的指征为:处在生长发育期脊柱柔软的儿童,应综合考虑畸形病因、年龄、骨龄、畸形程度以及脊柱的柔软度,同时还应考虑患者及家长的合作程度。一旦椎体的环形骨骺融合,支具就无使用价值。对于下列情况应禁忌使用:①先天性半椎体脊柱侧凸。②先天性脊柱后凸。③典型的神经纤维瘤病。④脊膜膨出后突畸形。⑤胸椎前突。⑥青少年脊柱侧凸角度大于45°。目前常用支具是Milwaukee支具,适用于高颈段的侧凸或畸形较严重的胸椎侧凸。腰椎或胸腰椎侧凸,可用腋以下的支具来矫正。如穿戴支具已超过1年,原有侧凸角度明显减小,停用后复查X线片,侧凸角度不再增加,可改用体育锻炼来巩固治疗。如停用支具原有角度恢复或加重,表明侧凸仍可能继续增加,尤其是侧凸在短期内逐渐增加者,表明是结构性脊柱侧凸,应及时手术进行矫正。

**(二)手术治疗**

脊柱侧凸患者经非手术治疗后,畸形继续发展,有持续性疼痛、脊柱易于疲劳和不稳定者,可考虑手术治疗。尽管手术方法较多,但可归结为两类:①器械矫正术,用以矫正各种畸形。自1962年,Hrington手术问世以来,脊柱侧凸的手术治疗有了跨时代的改变,各种矫形内固定器械迅速发展起来,由传统的冠状面矫形转变为三维结构矫形,虽能提高矫正度,减少假关节的形成,但操作较复杂,创伤较大。因此,各类手术各有其特点,有着各自的手术适应证和并发症。②脊柱融合术,以维持脊柱稳定,保持已矫正的位置。融合术又有前后路之分。大部分脊柱侧凸的矫形为后路，融合范围应为结构性主侧弯，代偿性侧弯则不应融合。对于严重弹性差的脊柱侧凸或伴有后突畸形者，宜行前路松解植骨融合，严重脊柱旋转畸形或椎板缺如亦应做前路矫形融合术。通常矫形与融合两类手术同时并用，以便获得良好的持久的矫形效果。

手术治疗适合于：①女孩 15 岁以上，男孩 17 岁以上，胸椎侧凸大于 50°，胸腰侧凸或腰侧凸大于 40°者。②12 岁以上的儿童，如果在使用支具的情况下，其侧凸角度仍有可能增加到 40°以上者。③部分先天性胸椎半椎体造成的侧凸或进行性原发性侧凸在 10 岁以前已发展成为严重的侧凸畸形者。④胸椎侧凸大于 60°，骨骺已闭合，但侧凸仍在发展者。侧凸同时又伴有前凸，不适用于支具治疗者，即使儿童也应尽早手术。⑤肺活量严重降低，或疼痛特别严重，为了改善症状或减轻继发病损的情况下，仍有必要施行手术。

1.铰链式螺旋撑杆石膏矫形

Rathke 于 1979 年设计的该矫形器，是预先制备包括颈、胸、腰、双侧或单侧（突侧）大腿的大型躯干石膏，并在原发曲线顶部水平的前后两侧各安放一铰链，待其干固后，在原发曲线凹侧的顶点前后，通过铰链的中心向凸侧切取预计切除的一大块楔性石膏，再在凹侧纵行安放螺旋撑杆并将其上下端用石膏绷带牢固包扎在石膏型上。待石膏再次干硬后，每日旋转螺旋撑杆一次，每次可达 10~20 个螺纹长度，逐渐撑开以达到矫形目的。该矫形器的优点是矫形力较大，适用于不能或不宜施行器械内固定矫形的病例。缺点是躯干向凸侧倾斜度大，且需固定其一侧或两侧大腿，患者必须长期卧床，石膏较厚较重，患者难耐其苦，故使用应慎重。

2.颅环骨盆牵引术

颅环骨盆牵引术又称头盆环牵引。该牵引术适用于各种原因引起的严重侧弯，侧弯角度大于 90°或上胸段的顽固性侧弯，以及肺功能较差的患者。其优点是在牵引期间，患者可以起床活动和行走，而且由于颅环和盆环的距离较短，固定牢固，其牵引力大于颅环、股骨髁上牵引。不足之处是需两枚粗钢针穿过骨盆，并发症可能较多。

（1）颅环安置方法。术前剃光头发。儿童选用全麻，成人采用局麻。颅环必须放置于颅骨最大直径的下方，两侧应高于耳郭 2~3cm，否则会出现皮肤压迫性坏死。首先利用颅环架预选进针的四个部位，前方两固定针穿刺点在眉弓上方、眉峰和额隆凸之间，后方的两个颅环固定针穿刺点在头部耳上颞枕部左右两侧。穿刺前，在穿刺点处切一小口，直达颅骨骨膜，用刻度颅骨手摇钻通过颅环的固定针洞缓缓钻入颅骨外板，然后将四枚固定针经颅环的洞拧入四个孔内，针口处皮肤用酒精纱布覆盖。

（2）骨盆环的安置方法。术前选择好大小和长短适当的粗钢针和骨盆环。首先确定进针点和出针点，一是髂前上棘后侧约 2cm 的髂嵴臀结节处，另一点是髂后上棘内侧 1cm 处，两处既可做进针点又可做出针点。采用侧卧位，用手摇钻将粗钢针缓缓从一侧钻入，于另一侧穿出，操作时可用一条同样钢针在体表作平行参照，以免偏离预定穿刺轨道，如采用带瞄准器的颅钻则可避免误穿造成的危险，同样方法做对侧的骨盆穿刺，针口皮肤用酒精纱布覆盖。

（3）术后处理。头环和盆环安装以后，不要急于安置撑开杆，可观察 1~2 天，如无不良情况发生方可进行。术后适当应用抗生素。安装撑开杆后，每天旋转螺母撑开 2mm 左右，如出现颈部疼痛可暂停撑开数天，待牵引至最大限度时改用其他方法继续治疗。

（4）注意事项。头盆环牵引临床上使用较少，但对一些特殊病例的牵引效果较好，并不是每个骨科医生都有机会使用。该方法危险性较大,如操作使用不当,可出现肠穿孔、颈椎脱位、颅神经损伤、脊神经损伤,甚至发生肢体瘫痪,部分患者还可出现颅环固定针孔及骨盆穿针孔感染。预防措施是骨盆穿针时要采用完全侧位以避免肠穿孔,并采用瞄准器。术前摄颈椎侧位片,术后经常摄片观察,防止颈椎过度牵引及寰枕关节脱位。随时观察下肢活动情况,如有下肢神经损伤表现,应及时停止牵引。术后除应用抗生素外,应每天用 75%酒精点滴穿刺针孔。

3.颅环、股骨髁上牵引术

适应证同头盆环牵引,可做为脊椎融合术或器械内固定矫形术前的辅助治疗。其矫正力量持久而缓和,凹侧挛缩的软组织能逐渐松弛,小关节间隙、椎间隙、椎板间隙均可被逐渐拉开,比一次性强力器械拉开能够获得更多的矫正,从而减少了器械一次性矫正可能引起脊髓损伤的危险。该方法的不足是,需卧床较长时间,通常为 12 个月,由于颅环与股骨髁上距离较长,反牵引的力量尚嫌不足。

4.脊柱融合术

融合术的范围应包括结构型侧凸内所有向凸侧旋转的脊椎。10 岁以前的结构性侧凸,脊椎融合会造成脊椎生长停止,躯干矮小。但对发展迅速、侧凸严重的特发性和先天性胸椎侧凸,仍应考虑早期矫形和融合术。对于年龄较大包括成年人在内的侧凸,如合并腰痛或坐骨神经痛,为解除其腰痛,亦可行融合术和神经根减压术。

(1)麻醉与体位。气管插管下全麻。患者俯卧位或侧俯卧位,俯卧时要使胸、腹部悬空,以免影响肺部扩张和腹部大血管受压。

(2)操作步骤。于棘突中线做切口应超过原发曲线上下两端各 2 个棘突,切开皮肤后,用电刀切割和电凝止血,自切口下端向上端钝性剥离,充分显露棘突和双侧椎板,向外进一步剥离显露直至关节突外侧和横突起始部,用锐利的峨嵋凿轻轻将椎弓(包括棘突、椎板、关节突及横突)后面的骨皮质凿起,使之呈窄条状皮质骨并向周围翻开,使每节椎弓后部呈鱼鳞状,再切除下关节突或上下关节突后侧的 1/3 及其关节面,用小刮匙刮除后侧关节面软骨。此时切取髂骨或利用胸背突起的数条肋骨,制成窄条或碎片紧密植于小关节腔内、横突、椎板和棘突之间,充分止血后缝合切口,通常不放置引流。

(3)术后处理。早期要特别注意呼吸情况,尤其是以剃刀背肋骨作植骨的患者,观察有无气胸或皮下气肿。术后应用抗生素 1 周,切口愈合后行高领石膏背心固定,石膏干透后即可逐渐下床活动,半年后拆除石膏,摄正位和左右斜位片观察植骨愈合情况。

(4)注意事项。术前应常规摄脊柱正位定位片,以确定手术融合范围,常采用金属标记法或皮下注射美蓝法。胸椎手术出血较多,应结合融合长度估计出血量,备血要充足,一般为估计出血量的两倍。为减少出血,除术前应用 K 族维生素外,术中切开皮肤前可向切口注入1∶500000肾上腺素生理盐水溶液。

5.哈林顿(Harrington)手术

简称哈氏手术,是美国 Harrington 于 1962 年为矫正严重脊柱侧凸而设计的,采用器械矫形内固定并同时进行脊柱融合,是矫形类手术最基本的一种方式。最初的哈氏手术是通过后路剥离双侧椎旁肌肉,在脊柱两旁侧凸的上下端安装椎骨钩,凹侧套上撑开棒,凸侧套上压缩棒,从而利用纵行的力量将侧凸畸形强行撑开拉直。经过几十年的实践,国内外学者认识到脊柱侧凸的纵行矫正,主要是靠凹侧撑开的力量,凸侧的压缩力量只是次要的或辅助的。由于双侧剥离的范围较大,创伤重,出血多,手术时间较长,因此多数情况下只行凹侧单侧撑开植骨,既减少了损伤,又基本达到双侧手术的矫正效果。近年来手术本身作了一些改进,虽然不能解决顶椎旋转、肋骨隆起等问题,但仍不失为特发性脊柱侧凸矫形的最基本手术。手术中应注意:①原发胸段或胸腰段侧凸,上钩宜安在上一个椎体,下钩在下端椎下两个椎体。②原发腰段侧弯,上钩在上终椎上一个椎体,下钩在下终椎。③钩棒均须放在稳定区中,第1骶椎小关节连线的两条垂线组成稳定区。④若同时拟在凸侧放加压棒,一般先放加压棒,后放撑开棒。手术后应及时观察处理各种并发症,晚期如发生脱钩、断棒等并发症,应予以手术重新安置。

6.改良的 Harrington 手术

改良的 Harrington 手术,即 Dickson 手术。胸段侧凸畸形,通常同时存在着旋转和前突畸形,单纯哈氏器械不能矫正胸段横断面的畸形,只能矫正冠状平面的部分侧凸畸形,因此不能改变剃刀背畸形,只有同时矫正侧凸和前突,才能恢复正常的后突弧度。Dickson 于 1987年报告了改良的哈氏手术,其主要方法是用一根哈氏撑开棒先屈至定角度的后弯,在凹侧每一节椎板下穿过钢丝,然后安装哈氏撑开棒,再用通过椎板下的钢丝拧紧固定在撑开棒上,钢丝全部拧紧后,再撑开哈氏棒。这样既可矫正侧弯和旋转,又可矫正前突,恢复正常胸段弧度。手术时需特别注意:①哈氏棒必须预先弯成至少20°的后突弧度,如果侧突畸形比较固定,可按照原来脊柱冠状面的畸形弧度作适当的向内侧和向下弯曲哈氏棒。②安装哈氏棒后,先不要撑开,应在钢丝固定以后进行,否则钢丝的矫正作用就难以达到。③钢丝拧紧时,先拧紧顶端及末端两节以稳定上下椎钩,然后用力在侧弯的顶点处向下压而不是向侧方,在此压力下把顶点的上一节和下一节的钢丝拧紧固定在哈氏棒上,如先拧紧其他各节,则脊柱旋转畸形很难纠正。

7.节段性脊柱内固定术(Luque)术

简称鲁氏手术,1978 年墨西哥 Luque 报道了该手术。该术式经后路显露椎板,在每一侧椎板放一"L"形钢棒,弯曲一端穿过腰椎棘突中间,另一端穿过胸椎棘突中,将钢丝由各自相应的椎板下穿过并分别拧在"L"形钢棒下,同时进行后路脊柱融合术。其优点是矫形满意,固定牢固,融合坚强。因钢丝必须穿过椎板下方,脊髓损伤机会增多,手术也较麻烦。由于其撑开作用弱于 Harrington 手术,有人将两者结合起来使用,即 Harrington 棒上加节段性钢丝固定,可相互弥补不足。自 1984 年 Drummond 等报告改良 Luque 手术以来,国内不少学者也相继进行改良,这些方法虽然使钢丝没有通过椎管,比原手术简单许多,但矫正力量较差,棘突容易断裂。

8.C-D内固定矫正术

简称 C-D 手术,系法国医生 Gotrel 和工程师 Dubousset 自 1983 年开始在 Harrington 手术基础上改进的后路矫形手术。C-D 手术包括四种植入部件:金属棒、金属钩、椎弓根螺钉和横向牵拉装置。该手术突出的优点是在三维空间矫正畸形,即能够同时矫正侧突、后突和旋转畸形,术后矫正度数不丢失,无需外固定,缩短了卧床时间。

(1)麻醉与体位。全麻,气管内插管。患者取俯卧位,胸腹部悬空。

(2)切口及显露。棘突正中切口。由于胸椎棘突是倾斜的,皮肤的上端应超过预定矫形范围两个椎体。皮内和皮下注射 1:500000 肾上腺素以减少出血。切开皮肤、皮下组织、棘上韧带及棘突的软骨,直至棘突骨质。自远端向近端钝行剥离椎旁肌,撑开显露椎板、关节突及横突根部。

(3)金属钩的放置。按术前 X 线片定位的上钩位置,找出上终椎,于上终椎两侧下缘连线下方 4mm 处凹侧下关节突上用骨刀做"口"形截骨,刮除关节软骨,用椎弓根探子插入关节间隙,探明椎弓根位置,用持钩器夹住闭口椎弓根钩,插入关节间隙,使其跨于椎弓根上。同样方法安置凹侧上中间椎体的开口椎弓根钩、凸侧终椎闭口椎弓根钩、顶椎开口椎弓根钩,然后在凹侧下中间椎体放置开口胸椎板钩,凹侧下终椎放置闭口腰椎板钩,凸侧下终椎放置闭口腰椎板钩,在安放凸侧上终椎椎弓根钩前,用横突剥离器剥除上终椎横突肋骨韧带,放入横突钩。

(4)凹侧棒的放置。置棒之前,先做小关节椎板及棘突根部去皮质,准备植骨床。将预先侧弯的凹侧棒放入钩槽内,金属棒上预放两个钩栓,一般先将棒的上端插入上钩孔中,用持棒钳将金属棒放入上下中间椎钩的开口槽中,如不能顺利放入,可取出进行调整棒的弧度重新放置,然后将棒的下端滑入下端椎的闭口钩孔内,并将上下两个钩栓打入钩槽内,拧紧钩栓螺母固定于棒上。

(5)凹侧畸形矫正。金属棒的撑开应按先中间后两端的顺序进行。先在上下中间椎钩之间放两个"C"形环,待棒器夹住钩间金属棒,在持棒器与"C"形环之间撑开,矫正顶椎畸形。然后用两个持棒器夹住金属棒,手术助手用持钩器稳住上、下端钩,术者轻缓地将金属棒向凹侧旋转,直至将侧方弯曲的金属棒旋转为后凸状态,达到去旋转目的。

(6)凸侧棒的放置。凸侧棒应比凹侧棒稍长些,预弯金属棒时,胸后凸宜小,以增加凸侧的去旋转作用。棒下段要预弯成具有一定的前突弧度,以适应腰椎的生理前凸。按棒时预放一个向上的钩栓,将棒上端放入终椎椎弓根钩及横凸钩的孔内,然后将棒放入顶椎的后开口槽中,同时将钩栓打入槽内,用持棒器夹住顶椎钩下方金属棒,撑开器在顶椎钩与持棒器间缓缓撑开,使金属棒滑入下端椎钩孔内。

(7)凸侧畸形矫正。用合拢器将横凸钩与上端钩靠拢,不要用力过大以防横凸骨折,然后向下依次加压。先在顶椎钩下夹持棒器,用撑开器在钩与持棒器之间撑开,使顶椎向上加压,再在下端椎钩上夹持棒器,使用合拢器将其向上加压。凹侧棒在此撑开,凸侧棒进一步加压,直至矫正满意,使患者清醒观察双足活动自如后,拧紧钩拴螺钉直至拧断。

(8)安置 DTT 及植骨融合。DTT 即横向牵开装置,可牵拉和分开凹凸两侧的金属棒,使固定器成为牢固的矩形结构。操作时,在上钩下方及下钩上方各放置一套 DTT,拧紧外侧螺母使两棒靠拢,拧紧中间螺母使两棒分开。再将制备的髂骨或后突肋骨,有时采自骨库骨,植入上述部位。放置引流管后缝合切口。

(9)术后处理。术后常规应用抗生素 7 天,负压引流 48～72h,每两小时做轴心位翻身一次。术后 12～14 天拆线,两周左右帮助患者坐起和站立,待能站立 20 分钟以上即行石膏背心固定或支具固定,如上钩位于第 8 胸椎以上,石膏或支具应包括颈部或带颈托。外固定半年,拆除后摄 X 线片观察钩、棒位置,矫正有无丧失及植骨融合情况。

(10)并发症及其防治。早期并发症主要有神经损伤、肢体瘫痪、切口感染、肠梗阻及肺不张,防治措施包括:术中采用唤醒试验,如发现异常在术中及时调整内固定;术后引流注意保持通畅,引流时间不应少于48h,采用广谱抗生素;术后应常规禁食36～72h,待肠鸣音恢复后再进食;定时翻身,做深呼吸和咳痰锻炼,以防止肺不张及肺感染。手术后期可出现脱钩、断棒现象。脱钩的常见原因是上钩未插入关节间隙或撑开力过大,预防办法是上钩要准确放置,遇有小关节发育不良、骨质较软,可用钢丝加固以减少上段棒向背侧的张力。严重后突畸形者,先用加压棒部分矫正后凸畸形。一旦脱钩应重新手术放置。断棒较少发生,多在棒的上段,常见于术后18～36个月内,如无症状无须处理,如弯度逐渐增加,断棒重叠严重,可能同时存在假关节形成,应再次固定和植骨融合。预防措施包括植骨融合可靠,弯棒时弧度要平滑,术后外固定既要牢固又要保持足够的时间。

9.前路Dwyer和Zielke器械内固定矫正术

Dwyer术简称戴氏手术,1964年Dwyer报告胸腹联合切口行器械内固定矫正脊柱侧凸,适用于腰段和胸腰段侧凸,尤其是后路无法内固定的患者。切除主弯大部分椎间盘后植骨,将脊柱尽量拉直,在每节椎体上钻洞嵌入"U"形金属骨板,再在金属骨板上拧入螺丝钉,并在其尾部小洞内穿入一条特制的金属缆,收紧金属缆即可达到矫正畸形的目的。手术部位愈高难度愈大,所以手术范围最高限于第9胸椎。Zielke术简称斯氏手术,是继戴氏手术后的前路改良手术,优点是能矫正旋转畸形,同时又能矫正脊柱后凸畸形。其主要不同是,将椎体凸面的金属骨板改为"U"形或圆片状,螺钉尾部凹面有一侧开口,用一条带螺纹的金属压缩棒嵌入,再在每个螺钉尾部的上下方或前后方通过压缩棒各套上一个六角形的螺帽,通过特制器械逐步拧紧,达到三维矫正目的。

10.半椎体切除或楔形椎体切除术

对于先天性脊柱侧凸的治疗,原则上均需手术治疗,且愈早愈好。通常需两次手术,首先经前路在凸侧切除半椎体和椎间盘,并做植骨融合;待愈合后,经后路在凸侧切除小关节突和同侧椎板,取髂骨做横突植骨术。对10岁以前的患儿,自体植骨的来源不足可采用异体植骨。10岁以上患儿,如侧凸位于上胸椎和中胸段,可做哈氏或鲁氏后路手术及植骨融合术,位于腰段或胸腰段者,可行前路斯氏手术。

# 第六节　脊柱后凸畸形

脊柱后凸畸形是指由各种原因引起的脊柱向后异常凸出,导致脊柱本身及其附属组织解剖形态改变的一类疾患。实际上,后凸畸形可发生在脊柱包括颈椎、胸椎、腰椎在内的任何一段,因绝大多数发生在胸段,外观形似骆驼背部一样,所以临床上常常把脊柱后凸畸形称为驼背畸形。不仅外观难看,还可伴有疼痛,严重者有心肺及消化系统功能障碍,甚至出现脊髓压迫。

## 一、病因

正常人体脊柱矢状面存在着颈椎、腰椎向前和胸椎、骶椎向后凸出一定的弧度,胸椎一般

为 $20°\sim40°$,如超出生理弯曲的范围则为畸形。人体矢状面弧度的稳定性有赖于两方面因素来保持,一是脊椎本身的骨质结构,二是其周围韧带和肌肉,任一因素的严重破坏均可造成脊柱畸形。产生后凸畸形的原因较多,通常按后凸形状的不同分为以下两种类型。

### (一)脊柱弓状后凸

#### 1.先天性脊柱后凸

这种畸形可以是局限性的,也可是全身性骨骼紊乱的一部分。根据胚胎发生的缺陷,将先天性脊柱后凸分为三型:①Ⅰ型,椎体形成缺陷型,如楔形椎体和半椎体畸形。②Ⅱ型,脊椎分隔不全型,当椎体前部融合而其后部未融合,或椎体完全融合而相应的附件分隔正常,由于脊椎前部生长受到抑制,后部生长速度正常,即可发生后凸畸形,此型造成的畸形较轻。③Ⅲ型,混合型,即兼有椎体缺陷和脊椎分隔不全,临床较少见。

#### 2.强直性脊柱炎

强直性脊柱炎为脊柱全关节及关节周围组织的侵袭性炎症,病变多自双侧骶髂关节开始,逐渐向上发展至颈椎,在四肢关节中,髋关节常同时受累,侵犯其他关节者甚少,至晚期,受累关节发生骨性强硬,韧带钙化,脊柱呈后凸畸形。以往将强直性脊柱炎与类风湿性关节炎混为一种疾病,现已被公认二者是两种不同疾病。强直性脊柱炎多数为组织相容性抗原 HLA－B27 阳性,而血清检查多为阴性,损伤、感染等可能是诱发因素。

#### 3.老年人驼背

由于椎骨和椎间盘长期承受较大的应力,特别是蹲位重体力劳动者,出现骨质吸收,大部分椎间盘正常,唯其前缘可有坏死、纤维变性甚至完全消失,椎体逐渐变成楔形,相邻椎体前缘可有骨质融合。病变多见于上、中胸椎。

#### 4.原发性骨质疏松症

指发生于老年和绝经期后妇女的骨质疏松,确切病因尚不清楚。

#### 5.佝偻病性驼背

是继发于小儿的骨质软化症,椎体发育障碍,逐渐形成弓状后凸畸形。

#### 6.瘫痪性脊柱后凸

常见于脊髓灰质炎。主要是由于神经病变引起躯干肌力失衡,左右侧肌力不对称所致。

#### 7.多发性骨骺发育异常

又称原发性骨骺骨软骨病或 Pairbank 病,为常染色体显性遗传病,其特征是多个骨骺异常骨化、生长障碍和手指粗短。表现为短肢型侏儒,膝外翻或内翻,两下肢不等长或脊柱后凸畸形。

#### 8.次发性骨骺骨软骨病

又称青年性圆背或休门病,也称脊柱骨骺炎。每一椎体的上下面各有一环状骺板,即次发性骨骺,此种骨骺可发生骨软骨病,常见胸椎 $3\sim5$ 个节段的椎体,发病年龄多在 $12\sim17$ 岁。其病理是受累骨骺前半部缺血性坏死,椎体呈楔形变形,继发胸椎后凸。

#### 9.氟骨症(Fluorsis)

是由慢性氟中毒引起骨骼的致密性－硬化性改变。氟结合进入骨的羟磷灰石结晶,代替结晶中的羟基,从而使骨结晶不易溶解,引起骨样组织增多及大量新骨形成。脊柱和骨盆最易受累,严重者韧带钙化,脊柱强直后凸,甚至引起椎管狭窄、脊髓受压。

10.甲状旁腺亢进骨营养不良

甲状旁腺功能亢进,可增加破骨细胞的数量,加快骨吸收的速度,破坏骨的代谢平衡,引起纤维性骨炎或纤维囊状骨炎,受累椎体极易产生压缩性骨折,造成脊柱后凸畸形。

11.姿势性脊柱后凸畸形

往往由于站立、坐位姿势不正,或各种原因使头部长时间过度向前伸出所致。此外,伤病后体质虚弱、营养不足、肌肉无力等因素,亦可引起后凸畸形。

### (二)脊柱角状后凸

1.先天性半椎体

单节段椎体骨骺中心发育障碍,可导致椎体前缘缺如或椎体楔形变。

2.脊柱结核

相邻两个或多个椎体遭到破坏,可出现脊柱后凸畸形。

3.脊柱骨折

椎体压缩骨折或脱位,可形成角状后凸畸形。

4.椎体肿瘤

各种类型包括原发性或转移性脊柱肿瘤,如使受累椎体破坏严重,造成病理骨折,均可出现角状后凸畸形。

5.畸形性骨炎

该病可引起骨骼增厚、畸形及病理骨折和恶性变,如发生在椎体,亦可出现角状后凸。

6.医源性后凸

主要为采用了不当的手术方法或脊柱手术后早期内固定失败所致。如颈椎后路广泛椎板切除术出现的鹅颈畸形,近年来已少见。此外,部分肿瘤患儿在放射治疗后出现后凸畸形,被认为是椎体骨骺受到不对称损害所致。

## 二、临床表现

临床上较为常见的后凸畸形有强直性脊柱炎所致的后凸畸形、姿势性后凸畸形、休门病性脊柱后凸畸形、先天性后凸畸形。

### (一)强直性脊柱炎

其好发年龄在 16～30 岁,绝大多数为男性,极少见于女性。患者早期有腰骶部疼痛或髋部疼痛,逐渐出现腰背部疼痛、僵硬及束带样胸痛,颈椎受累后,颈部疼痛及活动受限,最后整个脊柱僵硬,胸椎后凸畸形,肋缘与髂嵴距离缩小,胸腹腔容量变小,心肺功能及消化功能严重障碍,站立及行走时,眼不能向前平视。

### (二)姿势性脊柱后凸畸形

相当常见,本病多发生在青春期前后的少年,男性多于女性,以发育快、身材高大而体质较弱的青少年多见。检查时可见胸椎轻度或中度后凸畸形,头颈向前伸,腹部向前突出,但畸形是柔软的,后凸角多在 40°～60°之间,常可通过挺胸收腹自行矫正。患者无自觉症状,极少数可有背痛。

### (三)休门病性脊柱后凸畸形

并不少见,多在 8~10 岁发病,往往无自觉症状,被同学、家长或老师偶然发现。随年龄增加,畸形缓慢发展,一般无背部疼痛,或仅有轻度疼痛和疲劳感,但在青春期前后发展迅速,严重者后凸畸形可达 70°~80°甚至出现椎管狭窄脊髓受压。后凸畸形多在胸椎中下段,其中心多在第 7、第 8、第 9 胸椎,进入成年后,后凸畸形很少增加,但有相当一部分患者出现背部疼痛。

### (四)先天性后凸畸形

较少见,但畸形往往比较严重。婴儿出生时外观多无显性畸形,随年龄增加畸形出现并逐渐加重。多数患儿在出生后至 3 岁和青春期前后两个年龄阶段发展较快,随着后凸畸形的加重,部分患儿出现下肢瘫痪。在脊柱畸形引起的瘫痪中,本病是仅次于脊柱结核的第 2 位发病因素。畸形的进展与脊椎缺陷的类型、受累部位及范围有直接关系。Ⅰ型缺陷引起的后凸畸形多较严重,特别是上胸椎的Ⅰ型缺陷者,瘫痪的发生率很高。

## 三、辅助检查

无论是哪种疾病或因素引起的脊柱后凸畸形,X 线检查与测量对于诊断与治疗都是不可缺少的。除此之外,还应进行包括实验室各项常规检查和心肺功能检查等,以了解患者全身状况。通常行全脊柱正侧位摄片,正位片可发现有无伴随的脊柱侧凸畸形,如为强直性脊柱炎,可见脊椎小关节融合,关节囊、韧带、软骨骨化,相邻椎体间形成骨桥或呈竹节样改变,骨盆正位片可见骶髂关节间隙消失。侧位片可观察椎体序列有无异常,如为休门病性脊柱后凸,早期即可见受累脊椎骨终板不规则或呈波浪状,后期可见椎体楔状变形甚至整个椎体明显变扁,对疑为先天性后凸畸形者,早期不能发现典型的Ⅰ型、Ⅱ型、Ⅲ型表现,应定期(一般为 6 个月)复查。姿势性后凸畸形除后凸弧度大于正常外,骨质结构在 X 线片上往往无异常发现。侧位片还可观测脊柱后凸的弧度和椎体楔形变情况。

### (一)后凸弧度的测量

采用 Cobb 介绍的测量脊柱侧凸的方法进行测量。首先确定脊柱后凸的上位和下位椎体,在构成后凸弧度的每一节脊椎中,其上端和下端倾斜度最大的椎体即为上位椎和下位椎,测量腰椎后凸时则是常规以第 1 骶椎为下位椎;再在上位椎椎体的上缘和下位椎的椎体下缘各画一条直线,此二线相交的角度或此二线的垂线相交的角度即为后凸的度数。

### (二)椎体楔状变形的测量

沿楔状变形的椎体上下缘各画一条直线,此二直线延长线或平行线相交的角度即为该椎体的楔变度。

有时摄脊柱过伸侧位 X 线片,可了解脊柱后凸僵硬或柔软程度。方法是:在后凸中心部加一个硬枕,摄侧位片,与站立位全脊柱侧位片比较其后凸弧度改善情况,如两者之差小于20°,则认为脊柱畸形比较僵硬,应手术治疗。如存在脊髓压迫,应行 CT 检查,以了解有无脊柱脊髓纵裂畸形,并排除其他病理改变。

## 四、诊断

虽然发生脊柱后凸畸形的病因较多,表现各异,但有其临床共同特点:后凸畸形主要发生在胸腰两段,躯干外观呈驼背畸形,脊柱呈角状或弓状后凸,多数患者胸廓较小,肺呼吸音增粗,呼吸频率增加,心界扩大,心率较快,腹部扁平,腹壁内陷有皱褶。X线检查可动态观察其椎体序列和结构改变情况。掌握以上要点,诊断并不困难,关键在于提高认识,早期诊断。特别是对先天性脊柱后凸合并下肢瘫痪的早期诊断,因后期治疗相当困难,且其疗效不理想。

## 五、治疗

### (一)非手术治疗

#### 1.全身疗法

对于活动期强直性脊柱炎主要是缓解疼痛,预防畸形。给予水杨酸制剂和非甾体抗感染药物,亦可短期适量激素治疗。对于姿势性后凸畸形,应让患者纠正不良姿势,调整桌椅高度,加强背部肌肉力量性锻炼。对结核性后凸应严格抗痨药物治疗。无论哪种类型后凸,都应给予全身支持治疗。

#### 2.局部疗法

目的是限制或预防畸形的发展,包括卧床休息、牵引、穿戴支具或石膏背心,以及各种体操疗法和物理疗法。强直性脊柱炎急性发作期,宜卧硬板床,取仰卧位或侧卧位,不用高枕,不用侧卧位。值得注意,对先天性脊柱后凸采用手法矫正或牵引治疗,非但无效,且有加重瘫痪的危险。

### (二)手术治疗

#### 1.适应证

(1)后凸Cobb角大于50°,非手术治疗无效且骨骺发育成熟者。

(2)导致脊柱后凸畸形的原发病已静止,血沉每小时在30mm以下,患者积极要求手术者。

(3)双髋关节活动正常或接近正常,原有髋关节屈曲挛缩畸形,已手术治疗,功能恢复正常。

(4)髋关节强直,已行人工髋关节置换术,髋关节功能基本恢复正常。

(5)对青年后凸畸形患者,手术适应证可放宽。

(6)严重脊柱后凸畸形伴有神经脊髓并发症者。

(7)绝大多数先天性脊柱后凸畸形。

#### 2.手术禁忌证

(1)年老体弱,脊柱严重骨质疏松者。

(2)主要脏器(如心肺肝肾)功能不全者。

(3)原发病变在活动期,一般情况不佳(如贫血、体温不稳、疼痛严重、血沉较快)。

(4)髋关节强直,虽经手术但关节功能改善不理想者。

(5)腹主动脉广泛钙化者。

#### 3.常用手术方法

(1)Smith-Peterson截骨术。即腰椎单节段后附件"V"形截骨术,以椎体后缘为支撑点进行截骨,使矫形后附件所留间隙合拢,椎体前部张开。由于此手术截骨面接触面积小,极不稳定,矫形效果不理想,且椎体前方软组织未被松解,有一定的危险性。

(2)脊柱后方多节段"V"形截骨术。即将多个椎弓连续截骨,般可截5~7个节段,此法可在胸段进行。该方法较安全,矫形效果较好。

（3）单平面全脊柱截骨术。在脊椎后部"V"形截骨的基础上,扩大截骨范围至椎间关节（包括相邻上、下椎体边缘和椎间盘）。此手术操作较为复杂,易损伤脊髓或神经根,且椎间关节不易取净,又系单平面截骨,故疗效并不理想。

（4）单平面或多平面椎弓、椎体楔形截骨术。使截骨所留的椎体后部间隙与附件间隙完全合拢,脊柱前缘并不张开,椎前软组织在矫形时所受牵张力分散,且很小,因此,可减少前纵韧带和腹主动脉撕裂的危险,同时由于截骨接触面大,可防止脊柱滑脱及不稳,愈合快,矫正效果明显、可靠。

# 第七节 先天性手足畸形

## 一、先天性手部畸形

先天性手部畸形较为多见,有多指、并指、缺指、短指、巨指、手裂等畸形。

### （一）基本类型

1.并指

轻者仅两指间存在不完全蹼膜;较重者皮肤与皮下软组织合并,指甲各自分开。严重者第2～5手指相互并连,指骨分节不全和多发关节畸形。手指末节指骨与指甲融合而其余部分正常,称指端融合型。并指多数发生于中指和无名指之间,常为双侧性。也可并发指骨融合畸形、短指、多指、并趾或足部畸形。多个手指并指者影响手的功能。

2.多指

常同时有并指、短指和其他畸形。多指以拇指最多见,小指次之,有时为双侧性。畸形有3种类型:①异常的软组织块,与骨骼无粘连。②重复手指,含有指骨、关节、肌腱等部分,近端指骨与掌骨头或分叉的掌骨形成关节。③完全额外的手指,包括一个完整的掌骨与多指骨连接。

3.缺指和手裂

分中央型和边缘型两种。中央型缺指是食指、中指和环指缺如,有时相应掌骨也缺如,手掌部裂开,将手分成两部分,形如龙虾爪或称手裂;有些手裂仅缺中指和第3掌骨。手的外观丑陋,但存有部分功能。

4.浮动拇指

为第1掌骨先天性缺如,拇指发育较差,鱼际肌缺如,拇指长屈肌和伸肌尚有一些活动功能。

5.巨指

指一个手指、数个手指或全手均肥大的一种罕见畸形,可能系发育异常或因神经纤维瘤病引起。手指骨骼和软组织长度和宽度均增加。神经纤维瘤病本身常不显著,而肥大的部分突出。

### 6.短指

一个或数个手指因胚胎发育异常而变短,可伴有指骨数目减少和掌骨变短。畸形常和并指或多指同时发生。手指的形状和功能大体正常。

### 7.拇指屈肌腱狭窄性腱鞘炎又称"扳机拇指"

为小儿常见的先天性畸形,常于6个月至2岁时发现。本症系拇指屈肌腱于掌指关节的远端受腱鞘狭窄性纤维软骨性病变的束窄,切开腱鞘后,可见到肌腱有切迹或凹沟,切迹近侧的肌腱增粗或成结节状。拇指的指间关节固定于屈曲位,不能主动伸直,但可屈曲一定幅度。有时拇指可暂时强迫伸直,但很快又恢复屈曲位,被动伸展时引起拇指疼痛或弹响。掌指关节的掌侧部有时可触及增粗的肌肉结节,有时有压痛。

### 8.拇指屈曲、内收畸形和手指屈曲畸形

全部手指末节屈曲挛缩,同时伴拇指内收畸形。本病罕见,有遗传性。典型姿势是拇指内收,掌指关节明显屈曲。其余手指近节指间关节屈曲畸形。手掌侧皮肤挛缩。拇指的拇短伸肌发育不全或缺如。其余手指内在肌发育不全或缺如。腕关节屈曲时手指畸形可减轻,指浅屈肌的发育障碍是造成畸形的主要原因。

### 9.手指外翻畸形

少见,大多发生于小指,有明显的遗传性。小指稍屈曲,向无名指方向倾斜。

### 10.指骨融合畸形

指骨关节发育障碍,引起指骨关节融合。多发生于远节指骨关节。常有遗传性。

### 11.拇指三节指骨畸形

拇指发育成三节指骨,大鱼际肌发育不良,第1,2掌骨之间的间隙变窄,拇指功能正常。

### 12.小指营养不良

很少见。病变常两侧性,女性多见。约于10岁左右发现。小指较短,指尖向外侧弯曲,无疼痛、压痛或其他症状。

### (二)致病原因

对其确切病因尚不清楚,根据临床资料归纳认为家族性遗传是本病的主要原因之一,其次是怀孕期母体服用药物、内分泌紊乱、接触放射线、患过敏性疾病、机体损伤等因素引起手部畸形的发病,常合并有颅面畸形,唇腭裂及足部畸形。

### (三)诊断

#### 1.诊断依据

(1)根据手的外形易于诊断。

(2)通过询问病史可以区别继发性畸形。

(3)X线片在诊断先天性手部畸形时不是必要的手段,但涉及治疗方案的确定,是必须的。

#### 2.影像诊断

多指需摄X线片检查指骨和掌骨发育情况,决定畸形类型,并结合手指功能,判断何者为多余指。手指外翻畸形X线片显示中节指骨远端或末节指骨畸形。

### (四)治疗

**1.并指**

治疗原则为分开融合部分,两指间指蹼做皮瓣覆盖,其余创面用游离的中厚皮片覆盖。多个手指并指者,应分期手术,以免术后肿胀,压迫,影响手指血供发生坏死。手术年龄以5~12岁最理想,年龄太小则手术困难,术后瘢痕可发生挛缩,使手指侧弯。指端融合畸形可于一岁以内手术,便能正常发育。

手术治疗:主要是借助手术将并指分开。采取分指手术的时机要根据年龄、并指畸形的程度决定。①明显影响发育,畸形逐渐加重;或三、四指并连对功能影响较大者可在1~2岁时手术分指。②并指功能良好,且无发育障碍者,并非绝对需要手术,或者等到患手发育成熟后再手术。③手术时并指要完全分开,指蹼切口要设计好,注意缝合皮肤的松紧度。一般在指蹼掌、背侧各做一个等腰三角形皮瓣,长度均为基底的2倍;其余皮肤切口为弧形曲线切口,或锯齿状切口。分指时要注意保护神经血管束,注意缝合皮肤的松紧度,需植皮处尽量植皮,以保持最好的功能位置。

**2.多指**

单独的指骨或掌骨可做关节断离术。分叉的指骨或掌骨应切除多余的分支,必要时做切骨术矫正骨骼弯曲畸形。

手术治疗:保留外形及功能接近正常的手指,切除畸形明显、功能差的赘指。手术时机要视多指的具体情况而定。①多生指仅由较细的软组织指块,可用切除术。②附指形成者,可在6岁左右施行手术,切除附指的同时做肌腱和关节囊修复,手术中勿损伤骨骺、血管和神经。③完全性多指,最好在骨骺发育停止后施行骨关节矫正术,根据情况分别采取截骨术或融合矫正术。④多生指发生在手中间并有与原单独掌骨相连,切去多生指的同时切去多余的掌骨。

**3.缺指和手裂**

有功能者不必治疗。若施行整形手术应切除手掌部裂口皮肤,将两侧掌骨靠拢后缝合缺口部皮肤。边缘型缺指为拇指(或小指)缺如,手较狭窄,于原来拇指部位仅留下一小骨隆起;拇指缺如,无对掌动作,影响手功能,成年后可做拇指再造术,增进手功能。

**4.浮动拇指**

如无功能,应切除浮动拇指,并用食指做拇指再造术。

**5.巨指**

肥大的软组织和结节性肿块可手术切除,使手指形状接近正常。手术可分期进行,以免损伤手指血管。指神经无异常者应予保留,仅切除周围软组织。如手指或指骨太长,畸形严重影响功能,可切除手指的一部分。

**6.短指**

短指本身无须治疗。有并指或多指时做相应手术。

**7.拇指屈肌腱狭窄性腱鞘炎**

早期可将拇指被动伸直,用夹板固定3周,有时可治愈。多数患儿需手术松解,在拇指掌指关节掌侧横纹上做横切口,将狭窄的腱鞘纵行切开或切除一小条,手术效果满意。

8.拇指屈曲、内收畸形和手指屈曲畸形

早期用手法使拇指从手掌伸展和外展,再用适当的夹板保持此姿势,如无效果应手术治疗。手术时应考虑拇短伸肌肌腱缺如或无功能,应作肌腱移位术,如将食指伸肌肌腱移位到拇指第一节指骨干骺端的背侧面。其余手指的畸形,可将指浅屈肌肌腱移位到近节指骨的伸肌肌腱,皮肤紧张时可于掌侧面做"Z"形整形手术或全厚度游离皮片移植。有时尚须缩短近节指骨,才能矫正畸形。

9.手指外翻畸形

轻度畸形无须治疗。畸形影响手功能时,可做手指切骨手术矫正。

10.指骨融合畸形

无功能障碍不需治疗。

11.拇指三节指骨畸形

拇指功能正常,不需治疗。如某一指骨畸形或呈楔形(大多在中节),可做手术切除,使两节正常指骨靠近韧带缝合,作成一具有正常功能和外观的关节。

12.小指营养不良

不需治疗。

## 二、先天性足部畸形

先天性足部畸形(congenital talipes)是较常见的,并有各种不同的畸形,包括踝、足、跗骨、跖骨和趾的各种位置畸形和形态畸形。影响踝和足者有四种基本畸形:足内翻、足外翻、足下垂或称马蹄足和仰趾。四种基本畸形可有不同的组合,产生马蹄内翻足、马蹄外翻足、仰趾外翻足等,以马蹄内翻足最为常见。其他足部畸形尚有高弓足、杵臼踝关节、跗骨联合、垂直距骨、裂足、第一跖骨过程、第一跖骨内翻,以及拇外翻、拇内翻、多趾、并趾、缺趾等畸形。

### (一)基本类型

1.马蹄内翻足

先天性马蹄内翻足是常见的一种先天性足部畸形,约占足部畸形70%。它也可以是全身性畸形的一部分,如顽固的马蹄内翻足就是先天性多发性关节挛缩症的一部分。典型的畸形是:足前部的内翻和内收;跟的内翻;踝的下垂。有时尚可伴有高弓,足前部在跗跖间关节处跖屈,成年尚可出现胫骨内旋,甚至股骨内旋。

2.马蹄外翻足

足前部与后部均外翻,足前部还外展,整个足固定于跖屈位,踝关节及距骨下关节均跖屈,常见于先天性多发性关节挛缩症。

3.仰趾外翻足

其特点是整个足背屈和外翻,足背和足外侧软组织挛缩。

4.高弓足

是指足前部跖屈,使足纵弓升高的畸形,可伴有爪形趾和跟骨内翻。因足弓过高在站立或行走时,跖骨头处承重力增大而疼痛,出现胼胝,以第一跖骨头跖面最明显。

5.马蹄足

单纯马蹄足仅有跖屈而无内、外翻畸形,先天性者较少见。

6.杆臼踝关节

距骨顶部呈拱顶形。胫骨远端关节面相应呈覆杯状。常合并跗骨联合、小腿缩短、腓骨缺如或发育不良等先天畸形。一般无症状,但可因踝关节侧向活动度增加而常引起踝关节反复扭伤,踝部软弱无力。若有跗骨联合,成年后常并发踝关节骨性关节病。

7.跗骨联合

可存在于跟距间、跟舟间、跟骰间、距舟间或骰舟间,也可有各种不同跗骨间的联合同时存在,偶有整个跗骨联合成一整块者。可为完全骨性联合,也可为软骨性或纤维组织联合。可发生于单侧,也可为双侧。其中最常见者为跟距联合,又称跟距骨桥畸形,其联合可在内侧、外侧或后方,以内侧最多。跟舟联合也不少见。跟距联合和跟舟联合是产生痉挛性扁平足,或称僵硬性扁平足的主要原因,较常见。其他跗骨联合常无症状,仅偶然发现。跟距和跟舟间的联合在儿童期多为软骨性或纤维性,跗骨间关节尚有一定的活动度,因而常无症状。至青少年和成年期,软骨渐骨化,患者的活动量也增加,常产生距骨下关节活动受限。局部有疼痛,站、走或剧烈运动时加剧,休息后好转。可出现腓骨肌痉挛,足纵弓下陷、足后部外翻,久之可出现距骨下和距舟关节骨性关节病。

8.垂直距骨

其特点为距舟关节脱位,舟状骨与距骨颈接触,而距骨头突至足底呈上垂直位,使足底凸出,纵弓消失,并有相应的踝、距骨下、跗骨间等关节的继发性改变和肌腱、韧带的改变。本病可单独出现,也可合并其他神经系统和骨骼肌肉系统的先天性畸形,如先天性多发性关节挛缩症、髋关节脱位、神经纤维瘤病和其他与常染色体三体有关的畸形。由于距骨垂直,舟状骨与距骨颈形成关节,舟状骨近侧关节面朝向足底,距骨颈发育较小,距骨头,上方变扁,呈椭圆形。跟骨下垂外翻,距骨下关节发育不正常,并有半脱位,其前关节缺如,中关节面发育不良,后关节面变形,跟骰关节向背外侧半脱位。踝关节仅与距骨后半关节面接触。足背,外侧韧带、肌腱挛缩;跖侧,内侧韧带、肌腱如胫骨后肌、拇长屈肌、趾总屈肌等被拉长、减弱,形成足前部外展、外翻、背屈,足后部下垂、外翻呈固定性畸形。出生时,畸形即很明显,足底中部内侧可摸到突出的距骨头。

9.跖骨内翻

特点是5根跖骨均在跖跗关节处内收、内翻,但足后部正常或略外翻,常伴有胫骨内旋畸形,拇趾常与其他四趾分开,内侧纵弓较高。第五跖骨基底部突出。近内侧缘凹陷而外侧缘凸出。患儿行走时,足尖向内,用足外侧承重。穿鞋困难,鞋底外侧磨损多而鞋面内侧磨损也多。与马蹄内翻足的区别是在于足前部不能主动或被动外展。外翻,足后部无下垂内翻畸形。距骨与舟状骨的关系正常或舟状骨略偏于距骨头的外侧。

10.裂足

其特征是中间的二、三趾和相应的跖骨缺如,形成锥形裂隙,直至跗骨。第一跗骨正常,或为第一、二厢骨融合而成,因而粗大,拇外翻。外侧为第五或第四、五跖骨,外侧趾向中线偏斜。足后部正常。可为单侧或双侧。单侧者无遗传性,双侧者多为常染色体显性遗传。本病常合并裂掌,也可有裂唇、裂腭、多指、拇指三节、耳聋等。

11. 第一跖骨过短

正常人的第一跖骨可比第二跖骨略短、略长或等长，但缩短过多，站立或行走时，足部承重点将移向第二二或第三跖骨头，引起疼痛和该处跖侧皮肤产生胼胝，或在第二跖骨容易发生疲劳骨折。它可单独存在，也可与跖内翻或马蹄内翻畸形同时并存。

12. 第一跖骨内翻

是第一跖骨过于向内侧偏斜而其他跖骨正常。一般要到青年期因发生继发拇外翻和拇滑囊炎才被发现。

13. 先天性拇外翻

幼时不显著，至青少年逐渐明显，并发拇滑囊炎。临床表现与后天性拇外翻同。

14. 先天性拇内翻

可因拇趾内侧有一坚强纤维带与第一跖骨基底部相连所致，也可为第一跖骨内翻、第一跖骨过短、足部副骨或其他严重先天性畸形的一部分。

15. 多趾

呈双侧对称性，也可呈单侧。

**(二)致病原因**

先天足部畸形的发生原因有遗传因素、环境因素和两者相互作用，其中，遗传因素引起的出生缺陷占 25％，环境因素占 10％，遗传因素与环境因素相互作用和原因不明者占 65％。其中仰趾外翻足可能与妊娠后期子宫及腹壁较紧，胎儿受压有关；高弓足有明显家族倾向；杵臼踝关节是较罕见的畸形，常有家族史；跗骨联合原因不明，具有遗传倾向，可能为常染色体显性遗传，使间质分化和分节缺陷所致；垂直距骨是一种少见的原因不明的畸胎性畸形，具有家族性；跖骨内翻有遗传因素，也有环境因素；裂足单侧者无遗传性，双侧者多为常染色体显性遗传。

**(三)诊断**

1. 诊断依据

先天性马蹄内翻足症状显见，诊断很少有困难。X 线检查的主要目的是用以了解足下垂和内翻的机制和程度，便于确立治疗方案。出生后 X 线片所能看到的跗骨只有距骨、骰骨和跟骨的骨化中心，以及跖骨和趾骨。跗舟状骨要到 3 岁才出现骨化中心。在正常的正位 X 线片，上可有三个测量方法来估计足的畸形：①距骨与跟骨的纵轴互成角度，一般为 20°～40°。②第一跖骨与距骨的纵轴应平行，或交叉角＜20°，正常为 0°～20°。③在侧位 X 线片上，距骨的纵轴与跟骨跖面的伸延线互成 35°～55°。若＜35°，则为足后部下垂。Simon 认为如果距跟角＜15°，第一跖骨－距骨角＞15°，表明距舟关节半脱位，称为 15°定律。这些 X 线测量有助于了解畸形的发病机制和程度，以及如何达到矫正的标准。

2. 影像诊断

(1)先天性马蹄内翻足 X 线表现：正位片显示距骨轴线与第 1 跖肌不在一直线上，跟骨轴线与第 5 跖骨也不连成一直线，跟距轴线交角小于 30°。侧位片距骨轴线与第 1 跖骨轴线不能连成一线，跟距角小于 20°(正常时为 30°以上)，距骨偏宽，近端关节而呈切迹状；舟骨显得短阔，并内移及旋转，骰骨也向内侧及足底移位。

（2）仰趾外翻足：X线检查可排除因垂直距骨所引起的扁平足。

（3）高弓足：承重和不承重的侧位X线片可测出高弓畸形的性质和程度。

（4）跗骨联合：x线检查在儿童期很难发现有异常，在常规的正侧位X线片上不易看出。跟距联合需用跟骨的不同角度的轴位片；跟舟联合需用45°斜侧位片才能显示联合部位。有时需用断层摄片才能发现。至成年期，距跟联合妨碍跟骨在行走时的正常向前滑移，致使距骨与跗舟状骨经常撞击，导致距骨头背侧有鸟嘴样突起。

（5）垂直距骨：X线片显示距骨呈垂直位，跟距轴间夹角增大，舟状骨对着距骨颈。3岁前舟状骨骨化中心尚未出现，可按第一楔骨的方向估计舟状骨的位置。

（6）第一跖骨内翻：在站立位拍摄X线正位片时，第一跖骨与第二跖骨之间的夹角超过100为异常，正常夹角为7°。

3.鉴别诊断

（1）马蹄内翻足：脊髓前角灰质炎后遗症，有发热病史，并伴有运动神经麻痹、肌肉萎缩、表现为不全性弛缓性瘫痪。出生时无先天性马蹄内翻足畸形。

（2）马蹄外翻足：诊断需排除大脑性瘫痪引起的马蹄外翻足。

（3）仰趾外翻足：应检查有无神经损害，以排除小腿三头肌、胫骨后肌、拇长屈肌等瘫痪所引起的类似畸形。X线检查可排除因垂直距骨所引起的扁平足。

（4）高弓足：应排除因神经性疾病、足部分肌肉瘫痪而产生肌力不平衡，以及足内在肌或足底筋膜挛缩等所致的高弓足。

（5）垂直距骨：诊断需与先天性仰趾外翻及瘫痪性仰趾外翻畸形作鉴别。他们的足后部呈背屈畸形，且畸形不固定，可用手法矫正。婴儿足底的脂肪层较厚，从外观上，婴儿足底都是平的，不能随意给予先天性扁平足的诊断，因为这些婴儿没有垂直距骨，待行走年龄，足底脂肪消失，正常足弓反而出现。

（6）跖骨内翻：与马蹄内翻足的区别是在于足前部不能主动或被动外展、外翻，足后部无下垂内翻畸形。距骨与舟状骨的关系正常或舟状骨略偏于距骨头的外侧。

（四）治疗

1.马蹄内翻足

（1）非手术疗法

1）手法扳正：适用1岁以内的婴儿。在哺乳时由母亲做手法，每日2次。方法：一手握小腿下段两踝及后跟，另一手将足外展，外翻，用以矫正内收和内翻，手法应轻柔，防止发生骨骺损伤。数周后已有收效时，将足外翻和背屈，以矫正内翻和跖屈畸形，并对足托，将足维持在矫正位置。持续至患儿满1周岁为止。一般效果较好，即使畸形未完全扳正，也可使挛缩的软组织比较松弛，为进一步治疗打下基础。

2）双侧夹板固定法：不能坚持长期手法板正者，可于出生后一个月采用轻便的双侧夹板（Denis—Browne夹板）矫形。

3）手法矫正，石膏固定法：此法适用于手法矫正失败的1～3岁患儿。手法矫正的实质是将畸形的组成部分，按一定的程序逐个给予矫正。直至弹性抗力完全消失为止。最后将手法矫正取得的成果用管型石膏固定起来，直至完全排除畸形复发为止。操作方法是在全身麻醉下先矫正足的内收及内翻。然后再矫正跖屈、马蹄畸形,同时行跟腱延长术、关节囊松解术及皮下跖腱膜切断术,以免复发。最后管型石膏固定、初期 1～2 周更换 1 次,畸形明显矫正后可 3～4 周更换 1 次,直至畸形矫正成功,方可去石膏,并穿矫形鞋 1～2 年。如有畸形复发趋势应及时重新矫正治疗。

(2)手术疗法

1)软组织松解术:适用了 3 岁以上的学龄前儿童,软组织挛缩未能矫正者。主要有跟腱延长术和足内侧挛缩组织松解术(切断足内侧三角韧带的胫跟部分,跖腱膜和距舟韧带);必要时延长胫后肌腱。术后做石膏固定 2～3 个月,以矫正畸形。

2)骨关节手术:13 岁以上的儿童,由于足部发育及骨化大部完成。畸形严重者,当采用骨关节手术。如骰骨及跟骨截骨术,借以矫正跟骨内翻及部分足内收、内翻畸形。多种严重骨骼畸形,可采用了三关节(距跟、跟骰、距舟)融合术,并结合具体情况作软组织手术。术后根据情况选用短腿或长腿管型石膏外固定 2～3 月。

2.马蹄外翻足

早期应用手法矫治,纠正外翻和足下垂,手法治疗无效者可采用石膏矫治。顽固病例需手术延长跟腱,石膏固定 4～6 周。

3.仰趾外翻足

轻度畸形仅需在屈膝和保护踝关节及其骨骺情况下,每日做被动跖屈内翻锻炼数次。畸形较重者需用石膏管型逐渐过渡矫正。患儿开始行走时,可穿矫形靴,将靴跟内侧垫高约 3mm,并加纵弓垫。待畸形矫正后,即去除纵弓垫。

4.高弓足

轻者用手法反复扳止,使足底肌肉和筋膜被牵伸,并用在距骨头后方置放 1cm 高横杆的鞋垫以垫高距骨头。重者需做跖筋膜切断,足内在肌松解,将趾伸肌腱移位至距骨头,年龄较大者,甚至在跗骨间关节处需做楔形切除融合术来矫正畸形。

5.马蹄足

轻者可每日多次被动背屈;重者用石膏管型矫形;必要时做跟腱延长术和踝后关节囊切开术。

6.杵臼踝关节

一般不需治疗。有严重骨关节病而影响功能者,可做踝关节融合术。

7.跗骨联合

青少年期而有症状者,可先用保守治疗,包括用手法矫正畸形、鞋跟内侧垫高 3～5mm。症状严重者可用小腿行走石膏管型固定 4 周,以后用小腿支架和矫形鞋保护 3 个月。保守治疗无效而症状严重者,需手术治疗。若跟距桥为骨性,足跟外翻不超过 15%,则仅做距舟关节融合术。足跟外翻超过 15°而跟距桥是不完全者,可做三关节融合术。跟舟联合可做骨桥切除,将趾短伸肌填入分隔。已有骨性关节病者,需做三关节融合术。

8.垂直距骨

治疗较复杂。出生后应积极进行。年龄越大,软组织挛缩和骨骼畸形也越严重,畸形越固定,治疗也越困难,效果也越差。在婴儿期,可用反复手法矫形和屈膝 90°的长腿石膏管型固定,以拉松挛缩的软组织。每 3 天更换石膏一次,每次用手法将足前部扳至跖屈、内翻、内收位。将跟骨内翻,将其前端推向背屈位。2 月后再试行手法,将足前部跖屈、内翻,足后部也跖屈、内翻复位。复位成功经 X 线片证实后,自第一、二趾间穿细钢针经第一楔骨、舟状骨,固定于距骨上,并用长腿石膏管型固定 3 个月。复位失败者,于患儿满 3 个月后,做切开复位,松解足外侧、背侧和后方挛缩的肌腱、韧带、关节囊,然后按上法复位、固定。4 岁以上者,切开复位后做距骨下关节关节外融合术。年龄较大者,作三关节融合术。

9.距骨内翻

应在出生后一周内反复用手法矫形和石膏固定治疗。手法矫形时,先使足后部略下垂,将跟骨前结节推向内侧,然后一手压于骰骨处,另一手向外推第一跖骨头内侧,使足前部外展。先包足部石膏,使保持于矫正位,然后将石膏加到大腿,屈膝 90°。每两周更换石膏一次,每次进一步矫正畸形,直至足外侧缘变平或稍凹。第五跖骨基底摸不清楚,待足前部能主动内收和外展时可拆除石膏。矫形时应注意勿使足后部外翻,不能使用治疗马蹄内翻足的矫形鞋或夹板。1～2 岁以上者,难用手法矫正,需做跗跖关节囊切开术。经软组织松解后,再用上法矫治。8 岁以上者做距骨基底部截骨术。

10.裂足

需在 1～2 岁做矫形手术,做跖骨基底截骨,矫正足趾畸形,将两侧并拢。缝成并趾,以便穿鞋行走。

11.第一跖骨过短

治疗方法是将鞋垫于内侧延长,将体重均匀分布在跖骨头上。

12.第一跖骨内翻

幼儿可用手法扳正和石膏固定。

13.先天性拇外翻

对仅有畸形没有症状或症状较轻的患者可行保守治疗。轻、中度的拇外翻,第一、第二跖骨夹角小于 15°时,可采用跖骨头内侧骨赘切除,拇收肌腱切断或切除。拇收肌腱断端移位至跖骨头颈部外侧或采用跖骨头颈部截骨外移。如果第一、第二跖骨夹角大于 15%,一般更多采用第一跖骨干或基底截骨术。对于第一跖趾关节已有骨性关节炎的患者,年轻的患者,多采用第一跖趾关节融合术;年老患者,可采用 Keller 手术或人工关节置换术。且应告知患者手术可能存在活动受限、力量下降、残留不适感或术后复发等问题。

14.先天性拇内翻

15.多趾

为了改善外观,便于穿鞋,可在幼年时切除多趾。切除前应先摄 X 线片了解骨骼情况。若跖骨也多余,应自其基底部一并截除。一般切除最靠边缘的多趾。应保护邻趾的关节囊、肌腱和血管。

16.并趾

如不合并多趾,一般不会影响功能,不需手术矫形。若有多趾,则按多趾处理。

# 第八节　先天性膝关节畸形

先天性膝关节畸形是膝关节先天性结构和功能改变。膝关节是人体内最大、结构最复杂的关节,由股骨下端、胫骨上端和前方的髌骨组成。膝内翻、膝外翻系膝部向外、内的成角畸形。在儿童下肢畸形中比较多见。

膝内翻、膝外翻的成因有生理性和病理性两类。例如:佝偻病、外伤、炎症、先天性骨骺生长障碍性疾病(Blount 病)、肿瘤、脊髓灰质炎及脑瘫等,均可引起下肢力线性排列的紊乱,造成膝内翻、膝外翻畸形。有双侧膝内翻,约占 1/4,双侧膝外翻约占 60% 以上。其他为不对称性的单侧膝内翻或膝外翻。这种畸形,常为一些疾病的后遗症,因此可能同时伴有骨骼的扭转。神经和肌肉软组织病变,病情复杂。膝内翻的病变多表现在胫骨上端,而膝外翻病变多在股骨下端。

在新生儿及婴儿的下肢,包括胫骨和股骨,轻度或中度的向内弯曲是正常的。这可能是下肢在宫腔内体位的延续现象。下肢弯曲常伴有不同程度的胫骨扭转。儿童正常发育生长过程,如果不出现任何的干扰因素,随站立和运动的发育,下肢向内弯曲能够自动地获得矫正。2～3 岁间,下肢出现膝外翻,最终在 4～10 岁期间,此种碰膝现象也会自动矫正。

儿童不同时期的下肢力线性排列的生理演化有一定过程。也有人对正常儿童进行临床及X 线片检查,研究胫骨股骨夹角的发育,确定了下肢力线性排列的自然变化过程。男孩和女孩的变化相同。新生儿及 1 岁以内婴儿,存在明显膝内翻,胫骨股骨向内成角 15 度;1～2 岁,下肢变直,胫骨股骨角为 0 度;2～3 岁胫骨股骨向外成角(12 度),明显外翻,然后外翻逐渐变直;至 7 岁时接近成年人水平(男性膝外翻 7°,女性 8°);7 岁或 7 岁以上儿童,仍有 2% 存在相当程度的膝外翻。5 岁时膝外翻的发生率没有性别差异。膝外翻儿童的平均体重比无膝外翻者大。有人认为 7 岁前儿童的膝外翻可不做处理,除非其外翻程度非常严重或发现有原因时,如肾性佝偻病、骨折等造成不对称性骨骺损伤时,方可考虑治疗。

## 一、膝外翻(X 型腿)

### (一)发病原因

造成 X 型腿的主要原因有三种,一种是小儿的佝偻病,一种是先天的遗传,另外还有一少部分是因为软骨发育障碍、外伤、骨折等引起的后遗症。这种腿部的畸形不仅影响形与健美,对于人体健康也有较大的影响,膝外翻或内翻都破坏了膝关节的正常力的分布,使关节一侧所受的应力增大,对侧相对减少,同时由于下肢力线的改变,髌骨、股骨之间的摩擦增加。这样时间一长,还会引起膝关节行走时疼痛,关节的活动也受到影响,容易导致骨膝关节炎,对于这种腿形进行矫正,不仅能够增进体形的健美,还可以改善膝关节应力不平衡的状态。

### (二)疾病危害

正常的膝关节,压力是平均分布在关节面上的。而 X 型腿的人,由于膝关节外翻,身体重量就过多集中于膝关节外侧关节面上,同时下肢力线不良,髌骨及股骨之间的摩擦增多,易导致髌骨软化。过度的压力和摩擦力,会导致膝关节外侧软骨面磨损,胫骨平台塌陷,继发骨性关节炎。到年龄大了,就容易出现关节痛,影响到正常的行走活动。

**(三)诊断要点**

外形特点可直接明确,下肢全长 X 线片可确定外翻畸形的角度及程度。

**(四)治疗方法**

X 型腿的矫正方法包括:手术、夹板、绑腿、锻炼、矫正鞋垫等。对于佝偻病患儿,必须接受正规、系统的佝偻病治疗;同时注意小儿不要过早的学走路。

(1)手术适应于有骨性畸形的患者。通过手术截骨＋内固定矫形,可以马上恢复正常的肢体,力线及外观。

(2)严重的膝外翻畸形,一期新截骨＋内固定矫形可能会造成神经、血管紧张及牵拉,易出现相关并发症。故可采用外固定架辅助下截骨矫形,缓慢纠正畸形,避免神经、血管的并发症,手术也较微创。

(3)非手术矫正方法,其原理基本一致,都是通过松弛膝关节外侧副韧带,恢复膝关节内外侧的稳定结构。从而使胫骨内翻,达到矫正目标。非手术矫正方法,好处是费用低、风险小,缺陷则是主动治疗,见效慢,需要长期坚持。没有恒心就达不到矫正目的。

## 二、膝内翻(O 型腿)

以两下肢自然伸直或站立时,两足内踝能相碰而两膝不能靠拢为主要表现的畸形疾病。

**(一)发病机制**

缺钙和遗传是 O 型腿形成的两个基础,但更直接的原因,还是在于走姿、站姿、坐姿及一些运动。走路外八字脚、稍息姿势站立、长期穿高跟鞋、盘坐、跪坐、蹲马步等等,会给膝关节向外的力量,而这种力量会牵拉膝关节外侧副韧带,长期如此,就会导致膝关节外侧副韧带松弛。膝关节内外侧副韧带是膝关节内外侧角度的稳定结构。当外侧副韧带松弛的情况下,内侧副韧带偏大的力量就会牵拉小腿胫骨向内侧旋转,形成膝内翻。

**(二)病因**

造成宝宝 O 型腿的原因很多,如软骨营养障碍等,但以 D 族维生素缺乏性佝偻病为多,早期以多汗、易惊为主要症状,如不及时纠正,会影响骨骼发育。佝偻病患儿长到 1 岁左右,学站学走路时,腿部难以负荷身体的重量,就会导致下肢朝外侧弯曲而形成 O 型腿。

**(三)疾病危害**

正常的膝关节,压力是平均分布在关节面上的。而 O 型腿的人,由于膝关节内翻,身体重量就过多集中于膝关节内侧关节面上。过度的压力和摩擦力,会导致膝关节内侧软骨面磨损,胫骨平台塌陷,继发骨性关节炎。到年龄大了,就容易出现关节痛,影响到正常的行走活动。

**(四)诊断要点**

两下肢自然伸直或站立时,两足内踝能相碰而两膝不能靠拢,可直接明确,下肢全长 X 线片可确定畸形的角度。

**(五)治疗方法**

O 型腿的矫正方法包括:手术、正 O 仪器、夹板、绑腿、锻炼、矫正鞋垫等。

(1)手术适应于有骨性畸形的患者。通过手术截骨＋内固定矫形,可以马上恢复正常的肢体力线及外观。

(2)严重的膝内翻畸形,一期新截骨＋内固定矫形可能会造成神经、血管紧张及牵拉,易出现相关并发症。故可采用外固定架辅助下截骨矫形,缓慢纠正畸形,避免神经、血管的并发症,手术也较微创。

(3)非手术矫正方法,其原理基本一致,都是通过松弛膝关节内侧副韧带,恢复膝关节内外侧的稳定结构。从而使胫骨外翻,达到矫正目标。非手术矫正方法,好处是费用低、风险小,缺陷则是主动治疗,见效慢,需要长期坚持。没有恒心就达不到矫正目的。

(4)膝内翻矫正操

(1)八步矫正法。向后迈步走,注意要脚跟先着地,路线走直。每次走八步。

(2)锻炼腿部内侧肌肉的方法:双脚分开与肩同宽,双足稍内扣,膝关节内扣做下蹲和起立的动作。20次一组,每天做2～4组。不需要完全蹲下去即可。

(3)矫正股骨方向。平躺,双足曲起,小腿与大腿成45度,臀部抬起,使上身与大腿成一平面。

# 参考文献

[1]王文革.现代骨科诊疗学[M].济南:山东大学出版社.2021.

[2]王轩著.现代中医骨科理论与临床应用研究[M].长春:吉林科学技术出版社.2021.

[3]夏庆泉.骨科创伤与运动损伤治疗策略[M].郑州:北京名医世纪文化传媒有限公司.2021.

[4]王华.常见骨科疾病的诊治[M].北京:中国纺织出版社.2020.

[5]孟凡龙.现代实用骨科基础及临床诊疗[M].青岛:中国海洋大学出版社.2020.

[6]李溪.骨科诊疗技术与应用[M].广州:世界图书出版广州有限公司.2020.

[7]张钦明.临床骨科诊治实践[M].沈阳:沈阳出版社.2020.

[8]宰庆书.临床骨科疾病诊治基础与进展[M].云南科学技术出版社.2020.

[9]邹天南.临床骨科诊疗进展[M].天津:天津科学技术出版社.2020.

[10]潘月兴.实用骨科诊疗学[M].哈尔滨:黑龙江科学技术出版社.2020.

[11]杨坚.新编临床骨科疾病综合诊治学[M].南昌:江西科学技术出版社.2020.

[12]武远鹏.临床骨科疾病诊疗学[M].贵阳:贵州科技出版社.2019.

[13]宋敬锋.骨科疾病诊断与处理[M].哈尔滨:黑龙江科学技术出版社.2018.

[14]管廷进.创伤骨科诊疗学[M].天津:天津科学技术出版社.2018.

[15]孙海军.临床骨科诊治难点与对策[M].北京:科学技术文献出版社.2018.

[16]王世辉.临床骨科手术技巧与进展[M].武汉:湖北科学技术出版社.2018.

[17]郭亚.现代骨科手术与关节外科学[M].武汉:湖北科学技术出版社.2018.

[18]冯延冰.实用临床骨科疾病诊疗实践[M].北京:科学技术文献出版社.2018.

[19]公维斌.创伤骨科常见病诊断与处理[M].上海:上海交通大学出版社.2018.

[20]刘顺法,等.实用骨科疾病诊疗技术[M].长春:吉林科学技术出版社.2017.